Richard Hittleman's
Yoga-Meditation
Ein 30-Tage-Programm

Mosaik Verlag

Aus dem Amerikanischen von
Johannes F. und Christa Boeckel

Titel der amerikanischen Originalausgabe:
Richard Hittleman's 30 Day Yoga Meditation Plan
Verlag Bantam Books Inc., New York
Fotos: Thomas Burke
Illustration: Robert Carlon
Einbandgestaltung: Heidrun Nawrot
Layout: Paul Wollweber

 1981/54321
Gesamtherstellung Mohndruck Graphische Betriebe GmbH, Gütersloh
Printed in Germany · ISBN 3-570-01629-3

Inhalt

Einführung

Nichts in diesem Leben ist vergleichbar mit der Wirkung der Meditation. Die wahre Natur, unser Selbst, kann nur erfahren werden, wenn die Gedanken und alle Sinne zur Ruhe kommen und wir lernen, unsere Aufmerksamkeit nach *innen* zu lenken. In dieser Erfahrung (bezeichnet als Yoga, Selbstverwirklichung, *samadhi, nirvana,* das Himmelreich, Erleuchtung, Gotteserfahrung, universales Bewußtsein ebenso wie andere Ausdrücke, die alle versuchen, den Zustand der Verschmelzung mit dem Absoluten zu beschreiben) werden Friede, Wissen und Glück Wirklichkeit. Solange man sein Selbst nicht kennt und nicht weiß, wer man wirklich ist, werden Leiden, Angst, Enttäuschung, Unruhe und Unsicherheit die Oberhand haben; *ohne Selbsterkenntnis kann es keine Erfüllung geben.*

Das Selbst ist ewig und unveränderlich. Es überwindet die Dualität und ist ohne Eigenschaften (obwohl alle Eigenschaften und alle Dinge ihm innewohnen). Man kann es nicht von außen her erreichen oder erlangen, denn in der Weise, wie das Denken und die Sinne gewöhnlich funktionieren – gefangen und versklavt durch die Suche nach Befriedigung in einer illusorischen, äußeren Welt –, ist das Selbst verdunkelt und zeitweise vergessen. Das Ego, das »Ich«, ist besessen von dem Drang, etwas zu tun. Es will uns weismachen, daß wir durch seine Aktionen in der äußeren Dimension, die es konstruiert hat und behauptet, Erfüllung finden. So überzeugend sind die Versprechungen des Ego, daß wir uns verleiten lassen, uns mit seinen zahllosen Aktivitäten gleichzusetzen, unsere wahre Identität vergessen und mitgerissen werden auf seiner gnadenlosen Jagd nach Erfüllung. Je tiefer unser Gedächtnisschwund oder unsere Hypnose – Identifizierung mit dem Körper, dem Denken, der sinnlichen Wahrnehmung und ihren Aktivitäten –, desto größer die Verdunkelung des Selbst.

Was wir dann brauchen, ist die Beseitigung oder Auflösung der verdunkelnden Elemente, so daß das Selbst wiederauftauchen kann. Im Verlaufe dieses *Zur-Ruhe-Kommens der Gedanken* geschieht es, daß wir anfangen, die hypnotische Wirkung der Aktivität wahrzunehmen, und zu unserer Realität neu erwachen. Sind erst einmal die Gedanken und Sinne zur Ruhe gekommen, so kann das Bewußtsein in eine andere Richtung gelenkt werden: statt ständig nach außen zu fließen, wie es seine vorwiegende Beschäftigung mit äußerlicher Erfüllung mit sich bringt, ist es jetzt auf eine Reise nach innen gebracht, um sich zu vereinigen mit seiner Quelle (Yoga zu vollziehen). Die Anwendung solcher Techniken, die uns befähigen, das Bewußtsein nach innen zu lenken und unsere Identität mit unserem Selbst wiederzufinden, ist die Praxis der Meditation.

Das vorliegende Buch ist in der Hauptsache der Meditationspraxis gewidmet. Seine Voraussetzung ist, daß der Leser, nachdem er Einsicht erlangt hat in die trügerische Natur des Ego, die flüchtige, vergängliche Welt, die es projiziert, die Ruhelosigkeit und Sorge, hervorgebracht durch die unaufhörlichen Wünsche und die in ihrem Dienst unternommenen Aktivitäten, sein ewiges Versprechen einer Erfüllung, die nie Wirklichkeit wird, jetzt den Wunsch hat, sich aus seinen Fangarmen zu befreien, und bewußt Kontakt mit dem Selbst aufnimmt.

Wegen einer Anzahl weitverbreiteter Mißverständnisse ist es wichtig, daß der Leser sich im klaren ist, was Yoga-Meditation *nicht* ist. Erstens: Es ist nicht Gebet. Für viele Leute sind Gebet und Meditation austauschbare Begriffe. Aber Gebet ist die Artikulation eines bestimmten Gedankens, der gewöhnlich bittenden Charakter hat; es kann Ausdruck von Bitte, Reue oder Dank sein. Das hat mit Yoga-Meditation nichts zu tun. Zweitens: Die weite Verbreitung psychotherapeutischer Techniken hat dazu geführt, daß manche Leute Meditation für eine Methode der Selbstbeobachtung halten, wo es um eine Analyse der Persönlichkeit geht, und man versucht, seine Schwierigkeiten herauszufinden und die positiven und negativen Eigenschaften zu bestimmen, damit man in einer vollständigen, ganzheitlichen Weise seinen Aufgaben gerecht wird. Wiederum: solche Dinge sind nicht Teil einer Yoga-Meditation. Schließlich glauben viele junge Leute infolge maßloser Übertreibungen und Fehlinterpretationen, daß Meditation ein Vehikel ist, um damit eine Art Ton- und Lichtschau hervorzurufen, ein »Trip« ähnlich dem, der durch Drogen verursacht werden kann. Aber für den, der sich ernsthaft um Yoga-Meditation bemüht, sind das ganz und gar fremde Ziele. In unserer Meditationspraxis geschieht nichts, um bewußt Gedanken und Gefühle im Sinne eines Gebets zu aktivieren; keine Analyse wird unternommen, um das Ego zu stärken und zu verewigen (Selbstbeobachtung); keine erregenden Sensationen oder mystischen Erfahrungen werden absichtlich gesucht. Über solche oberflächlichen Auffassungen von Meditation gehen die Ziele der Yoga-Meditation weit hinaus; sie beziehen sich einzig und allein auf *Erleuchtung* und *Befreiung.* Es geht in diesem Buch um die Anwendung solcher Techniken, die dem Schüler helfen, diese Ziele zu erreichen.

Unter denen, die an Meditation Interesse zeigen, finden wir sehr verschiedene Reaktionen auf eine vorgegebene Technik: einige sind davon sehr angetan, andere können ihr wenig abgewinnen; für manche ist sie hochwirksam beim Erreichen eines bestimmten Zieles, für andere bringt sie nur minimale Ergebnisse. Ein *Mantra* scheint eine brauchbare Technik zu sein, aber bei der Anwendung kann sich ein *Yantra* als wirksamer erweisen. Der Schüler kann feststellen, daß er fähig ist, seine Gedanken zur Ruhe zu bringen, wenn er den Blick auf eine Blume richtet, aber ebenso kann er entdecken, daß der Grad der Ruhe bedeutend größer ist bei der abwechselnden Nasenatmung. Tiefenentspannung kann genau als das erscheinen, was wir benötigen, um neue Lebenskraft zu schöpfen, aber im Verlauf praktischer Übung kann die Visualisierung des weißen Lichts bessere Resultate hervorbringen. Der springende Punkt ist: diese Dinge muß jeder individuell selbst ausprobieren und feststellen. So wie natürliche Anziehungskraft und Empfänglichkeit in allem, was Menschen tun, entscheidende Faktoren sind, so sind sie auch bei der Ausübung der Meditation zu berücksichtigen. Deshalb ist dem Anfänger am besten gedient, wenn ihm *verschiedene klassische Techniken* nahegebracht werden und er darin eingeführt wird. Dann ist der Schüler von seiner Kenntnis her auch in der Lage, die Art der Meditationsübung zu bestimmen, zu der er sich hingezogen fühlt und für die er aufgeschlossen ist, kurz: die ihm »liegt«. Er bekommt auch das Gefühl, daß er fähig ist, bestimmte Techniken wirksam anzuwenden, und macht mit jeder seine Erfahrungen. Durch dieses Vorgehen wird er schließlich herausbekommen, welche der einzelnen Techniken am besten geeignet ist für seine persönliche Meditationspraxis.

Die eben erwähnte Mannigfaltigkeit von Techniken wird in diesem 30-Tage-Plan geboten. Ich habe in diesen Techniken mehr als 20 Jahre unterrichtet, und sie sind von ungezählten Millionen von Menschen viele Jahrhunderte benutzt worden, um die Ziele der Meditation zu erreichen. Das Hauptziel für den Anfänger ist die Ruhigstellung des normalen Tagesbewußtseins mit seinem Gedankenkreislauf – unsere gewöhnliche Geistesverfassung. (Ich gebrauche den Ausdruck »gewöhnlich« und »normal«, um zu unterscheiden zwischen dem Geist, der »denkt« – der Computer des Ego – und dem Universalgeist, der reines, unbedingtes Wissen und Erkennen ist.) Das Bewußtsein wird sich nicht nach innen wenden, solange die Erregung fortbesteht, die durch die gewöhnliche Geistesverfassung (von der die Sinne ein Teil sind) erzeugt wird. Erst wenn diese Erregung abklingt, fangen wir an, den Zustand jenseits des normalen Tagesbewußtseins wahrzunehmen. Das traditionelle Bild, das gebraucht wird, um diese Situation zu beschreiben, ist das eines Teiches, gefüllt mit reinem, klarem Wasser, in dem ein Aufruhr herrscht, vielleicht verursacht durch einen hineingeworfenen Stein. Das Wellengekräusel, das bei jeder Erregung des Wassers sich formt, hindert einen, auf den Grund des Teiches zu sehen; man sieht nur die Wellen. Aber wenn sie zur Ruhe gekommen sind, hat man klare Sicht bis auf den Grund. Die unaufhörliche Aktivität des Tagesbewußtseins, erzeugt durch die ständige Beschäftigung mit Umständen und Verhältnissen von etwas, das wie eine äußere Welt erscheint, ist den Wellen vergleichbar, die uns hindern, das zu sehen, was darunterliegt. Deshalb ist unsere erste Sorge, unseren gewöhnlichen Geisteszustand zu kontrollieren und zur Ruhe zu bringen. Während der Meditationsübung erreichen wir diese Kontrolle dadurch, daß wir bewußt das Feld unserer Aufmerksamkeit einschränken. Indem wir Gebrauch machen von den verschiedenen Techniken, konzentrieren wir die Gedanken auf einen *einzigen Punkt* und versuchen, während der angegebenen Zeit sie ausschließlich an diesem Punkt zu halten. Die ständige totale Fixierung des Geistes auf einen einzigen Punkt wird als »einpunktiger« Zustand bezeichnet, und seine Erreichung ist wesentlich für eine produktive Meditation.

Der *30-Tage-Plan* umfaßt neun Gruppen von Meditationstechniken; jede Gruppe besteht aus zwei oder mehr Techniken. Der Kurs ist progressiv in der Weise, daß dieselbe Technik jedesmal, wenn sie im Verlauf des Kurses wiedererscheint, ein wenig fortgeschrittener in der Ausführung ist. Für jeden der 30 Tage ist eine Technik vorgesehen, und die Reihenfolge, in der sie in unserem Lehrprogramm erscheinen, gibt dem Schüler die verschiedenartigsten Techniken und Praktiken an die Hand, die ihn auf der Basis des täglichen Übens erfahren lassen, welche Dynamik im Meditieren enthalten ist. Diese Anordnung unseres Kurses hilft ihm auch, sich schnell in einer Anzahl entscheidender Bereiche eine Befähigung anzueignen während des verhältnismäßig kurzen Zeitraums von 30 Tagen.

Das Programm bezieht die Körperhaltungen des Hatha Yoga *(asanas*)* mit ein. Der Leib und unsere gewöhnliche Geistesverfassung (das normale Tagesbewußtsein) sind ein Wesen. Sie üben einen direkten und ständigen Einfluß aufeinander aus. Ist der Geist in Unordnung, so manifestiert sich ein entsprechendes Un-Behagen im Körper. Das umgekehrte Phänomen tritt ebenfalls auf: ein Körper, der sich nicht wohl fühlt, veranlaßt den Geist, noch erregter zu sein, als er es in seiner ruhelosen Verfassung ohnehin schon ist. Weil die *asanas* nicht nur auf den physischen, sondern auch auf den feinstofflichen Leib eine unmittelbar beruhigende Wirkung haben, können sie dem Schüler eine große Hilfe sein, diesen ständigen einpunktigen Zustand, der für eine fruchtbare Meditation wesentlich ist, zu erreichen.

Die *asana*-Übungen, die in diesem Buch geboten werden, sind speziell als Einleitung zur täglichen Meditationspraxis gedacht und umfassen einen abgekürzten Hatha-Yoga-Kurs. Diejenigen Leser, die an einem eingehenderen Kurs in Hatha Yoga interessiert sind, sollten mein 28-Tage-Programm** heranziehen.

Gelegentlich begegnet mir jemand, der von dem Begriff Meditation angezogen wird, aber denkt, daß verschiedenste psychologische und philosophische Vorbereitungen nötig sind, ehe er mit der Praxis beginnen kann. Er stellt zahllose Fragen, was er denn vom Meditieren erwarten kann; er legt seine Pläne dar, was er gern erreichen will; er wünscht Sicherheiten und Garantien; er spricht von den vielen Schwierigkeiten (Mangel an Zeit, Selbstdisziplin, Möglichkeiten und ähnliche), die ihn abhalten, so etwas durchzuführen, er hat das Gefühl, daß er sich erst auf anderen Gebieten verbessern muß, ehe er mit Meditieren beginnen kann; mit detaillierten Vergleichen der verschiedenen Meditationssysteme sucht er seinen Intellekt zu befriedigen und ist beunruhigt über religiöse oder philosophische Konflikte, die sich ergeben können. Alle diese Fragen und Probleme sind völlig unnötig, bilden eine reine Zeitverschwendung und haben nichts mit der wirklichen *Praxis* der Meditation zu tun. Wenn Sie lernen wollen, was Meditation ist, müssen Sie meditieren. Jetzt ist es Zeit, damit anzufangen. Ihr Alter, Ihre Bildung, Ihr Glaube oder augenblicklichen Verhältnisse sind unwichtig. Wenn Sie die Anweisungen in diesem Buch lesen können, so können Sie auch meditieren. Ihre Erfahrungen im Verlauf der Praxis werden deutlich machen, was für eine Torheit es ist, zu zögern und die Sache aufzuschieben, während man gleichzeitig versucht, die Meditationserfahrung intellektuell schon vorauszunehmen.

Die nächsten Seiten informieren Sie über die einfachen Vorbereitungen, die für eine erfolgreiche Übung nötig sind. Lesen Sie sie sorgfältig durch und beginnen Sie mit dem Programm. Sie können während der nächsten 30 Tage nichts Besseres für sich tun, nichts, was Ihnen größeren Nutzen bringt.

* Sprich: àsanas. Die indischen Worte werden auf der drittletzten Silbe betont. (Anmerkung des Übersetzers.)

** Richard Hittleman, YOGA. Das 28-Tage-Programm. Mit 622 Fotos. Mosaik Verlag, München 1975.

Vorbereitung für die Praxis

● Jeder saubere, ruhige Ort drinnen oder draußen, der ausreichend gelüftet ist und vollkommen ebenen Boden hat, ist für *asanas* und Meditation geeignet. Es muß genügend Licht vorhanden sein – natürliches oder künstliches –, damit man das Buch ohne Schwierigkeiten lesen kann. Wenn Ihnen ein besonderes Zimmer nur für Ihre Übungen zur Verfügung steht, so richten Sie es nach und nach so her, daß die Raumgestaltung Ihnen hilft, mit den Gedanken und Gefühlen zur Ruhe zu kommen. Ein Teil des Raumes kann in entsprechender Weise mit Möbeln und Bildern ausgestattet werden. Aber was Sie auch immer hier für Vorkehrungen treffen, die Haupterfordernisse für den Übungsort sind, daß er sauber, eben und gut gelüftet ist und daß die Wahrscheinlichkeit, beim Üben gestört zu werden, gering ist.

● Die Übungszeit für jeden Lehrabschnitt beträgt etwa 20 Minuten. Der frühe Morgen ist eine gute Zeit für die Übung, aber mit Ausnahme der Zeit unmittelbar vor dem Schlafengehen ist jede Zeit recht. Im Yoga ist es üblich, jeden Tag etwa um die gleiche Stunde zu meditieren. Wenn Sie wollen, können Sie an einem Tag auch zweimal meditieren. Benutzen Sie dann die Meditationstechnik dieses Tages für beide Zeiten.

● Der spezielle, abgekürzte Hatha-Yoga-Kurs für dieses Programm schreitet in der Weise fort, daß in regelmäßigen Abständen von jeder Haltung eine etwas schwierigere Position eingeführt wird. Wir unterscheiden drei Schwierigkeitsgrade bei den Körperhaltungen und gebrauchen dafür die Ausdrücke »Grundstufe«, »Mittelstufe« und »Oberstufe«. Wenn es Ihnen nicht möglich ist, die fortgeschritteneren Stufen einer Körperhaltung an der Stelle auszuführen, wo sie im Kursprogramm erscheinen, so seien Sie deshalb nicht bekümmert. *Sie sollten sich niemals überanstrengen oder Unbehagen empfinden bei dem Versuch, irgendeine der Stufen zu erreichen.* Fortschritt im Hatha Yoga geschieht Schritt für Schritt, sanft und allmählich und nie gewaltsam. Wenn Ihr Körper bereit ist, wird er zur nächsten Stufe übergehen. Wenn Sie sich auf irgendeine Weise überanstrengen, um ein vorzeitiges Vorrücken herbeizuzwingen, werden Sie in Wirklichkeit jeden echten Fortschritt aufhalten. Deshalb kann es sein, daß Sie im Verlauf des Kurses von einigen *asanas* die fortgeschritteneren Stufen ausführen, aber von anderen nur die Grundübung. Seien Sie damit zufrieden. Fahren Sie einfach fort, allmählich schrittweise auf die schwierigeren Stufen hinzuarbeiten.
Hat man sie einmal gelernt, benötigt man für die Hatha-Yoga-Übungen nicht mehr als 10 Minuten Zeit. Auf der Anfangsstufe des Übens kann allerdings etwas mehr Zeit erforderlich sein. Wenn Sie erst einmal die Bewegungen gut ausführen können, kann es sein, daß Sie daran so viel Spaß haben und sie Ihnen so gut tun, daß Sie den Wunsch haben, die Zeit von 10 Minuten zu verlängern. Jedoch sind 10 Minuten täglich alles, was von Ihnen gefordert wird während der 30 Tage des Kurses. (Sollte wegen der körperlichen Auswirkungen der Hatha-Yoga-Übungen Besorgnis bestehen, so fragen Sie einen Arzt um Rat, bevor Sie mit der Praxis beginnen.) Sollten Sie einen anderen Hatha-Yoga-Übungsplan bisher benutzt haben, zum Beispiel mein 28-Tage-Programm, so bleiben Sie dabei. Jedes Hatha-Yoga-Übungsprogramm, das sich bei seiner täglichen Anwendung für Sie als wirksam erwiesen hat, erfüllt seinen Zweck. Setzen Sie dieses an die Stelle der Übungen, die in unserem 30-Tage-Programm geboten werden. Fügen Sie einfach die Meditationstechnik des Tages ans Ende der von Ihnen verwandten Übungen. Nur denken Sie daran, daß die Beobachtung des Atems, wie wir es in diesem Kursus lehren, stets der Meditation unmittelbar vorangehen muß.
Wenn Sie zweimal täglich meditieren wollen, so brauchen Sie die *asana*-Übungsreihe nur einmal auszuführen (es ist gleich, ob vor der ersten oder der zweiten Meditation). Wenn Sie aber eine Reihenfolge von *asana*-Übungen benutzen, die länger ist und mehr Zeit in Anspruch nimmt, als diejenige in diesem Buch, so können Sie diese auch zwischen den beiden Meditationen aufteilen. Doch denken Sie wieder daran, daß die Beobachtung des Atems jedesmal der Meditation vorausgehen muß.

● Lassen Sie wenigstens 90 Minuten nach den Mahlzeiten verstreichen, ehe Sie mit Hatha Yoga oder Meditationspraxis beginnen. Die Anwendung der Yoga-Ernährungsprinzipien ist immer ratsam. Man sollte sich über die Auswirkungen dessen, was man in sich aufnimmt, im klaren sein. Vermeiden Sie Nahrungsmittel, die aufregen, reizen und mancherlei Verdauungsbeschwerden verursachen. Ist der Körper in dieser Weise in Mitleidenschaft gezogen, so werden sich entsprechende Störungen auch im Gefühlsbereich und im Denken zeigen. Offensichtlich wird Meditation durch solche Bedingungen nicht gefördert.
Wenn wir von Störungen sprechen, müssen wir im gleichen Zusammenhang auch betonen, daß jeglicher Genuß irgendwelcher bewußtseinsverändernder Drogen unbedingt zu vermeiden ist. Es ist unmöglich, in der in diesem Buch vorgeschriebenen Weise zu meditieren, wenn man unter dem Einfluß einer Droge steht, gleichgültig, für wie harmlos diese Droge gehalten wird. Bestimmte Wirkungen auf das Bewußtsein durch verschiedene Drogen werden von den Konsumenten als »Erfahrung«, »Offenbarung« und sogar als »Erleuchtung« beschrieben. Aber das sind unechte Erfahrungen, Illusionen des gewöhnlichen Tagesbewußtseins, die bald verschwinden und keineswegs einem helfen, den Geist zur Ruhe zu bringen und in der notwendigen einpunktigen Weise zu konzentrieren. Schließlich machen Drogen schlapp, so daß man nicht einmal den Willen aufbringt, die notwendige Zeit und Energie der Meditationspraxis zu widmen. Folglich sind Drogen (und natürlich auch Alkohol) unvereinbar mit ernsthafter Meditation. *Von dieser Regel gibt es keine Ausnahme.*

● Übungskleidung sollte bequem sein und vollkommene Bewegungsfreiheit erlauben. Nirgends sollte der Körper eingeengt oder eingeschnürt sein. Legen Sie Ihre Armbanduhr ab, ebenso Schmuck, der schwer ist oder bei den Bewegungen der *asanas* stört. Eine Brille, die man zum Lesen braucht, kann notwendig sein, aber legen Sie sie immer ab, wenn sie für die *asana*- und Meditationspraxis nicht erforderlich ist.

● Eine Matte muß man haben. Sie sollte 1,70 bis 2,00 m lang sein, ungefähr 90 cm breit und so dick, daß sie nicht leicht rutscht oder sich in Falten legt. Diese Matte wird nur für Ihre Yoga-Praxis benutzt. Sie kann zwischen den Übungsstunden auf dem Boden des Übungsraums liegenbleiben, aber wenn die Möglichkeit besteht, daß sie von jemand berührt wird (beim Gehen, Saubermachen und dergleichen), dann legen Sie sie nach der Praxis beiseite. Falls nötig, waschen oder reinigen Sie sie.

● Ein Kissen von ungefähr 15 cm Sitzhöhe kann hilfreich sein. (Siehe Anweisungen für den Lotussitz.)

● Legen Sie sich am Meditationsort eine leise gehende Uhr hin, die leicht abgelesen werden kann. Tragen Sie sie nicht am Handgelenk.

● Es wird ständig nötig sein, das Buch zu Rate zu ziehen. Zuweilen werden Sie es in der Hand halten, und zuweilen muß es in der richtigen Entfernung aufgestellt sein, um für die Ausführung der *asanas* die Anweisungen zu lesen und die Fotos zu sehen oder um beim Meditieren den Blick auf das betreffende Symbol zu heften. In wenigen Tagen werden Sie herausgefunden haben, wo Sie das Buch für die verschiedenen Praktiken am besten lassen. Um seine Benutzung zu erleichtern und es nicht ständig in der Hand halten zu müssen, benutzen Sie Halteklammern, Briefbeschwerer, Buchständer, Pulte und andere Möglichkeiten. Probieren Sie damit.

● Dieser Kurs besteht aus einer Folge sorgfältig geplanter Stufen, die aufeinander aufbauen. Anwendung irgendwelcher anderer Meditationstechniken oder Verfahren in Verbindung mit diesem Buch wird mit seinem Plan in Konflikt kommen und die Erreichung seiner Ziele hindern.

● Am Ende der 30 Tage werden Sie angewiesen, Meditation als ständige Übung weiterzubetreiben, unter Verwendung einer begrenzten Anzahl von Techniken. Das bedeutet, aus den Techniken, mit welchen Sie während der 30 Tage gearbeitet haben, eine Auswahl zu treffen. In dieser Hinsicht werden eine kurze Zusammenfassung Ihrer Erfahrungen, die Sie damit gemacht haben, Anziehungskraft oder Reaktion darauf, und allgemeine Eindrücke von jeder Technik sich als wertvoll erweisen. Halten Sie deshalb Schreibmaterial an Ihrem Meditationsort bereit und notieren Sie unmittelbar nach jeder Meditation alles, was Ihnen wichtig erscheint. Das Niederschreiben dieser Notizen sollte nur ein oder zwei Minuten in Anspruch nehmen; Sie brauchen sich nicht übermäßig zu analysieren oder besondere Sorgfalt auf Ihren literarischen Stil zu legen. Wenn Sie das Empfinden haben, daß nichts Besonderes passiert ist, sollte das auch notiert werden.

● Wenn es gelegentlich einmal vorkommt, daß Sie in tiefer Meditation versunken sind, und Sie spüren, daß es notwendig ist, die Meditation jetzt zu beenden, so öffnen Sie einfach die Augen und machen Sie ein paar tiefe Atemzüge. Vermeiden Sie das plötzliche Abbrechen der Meditation. Wenn Sie sich durch irgend etwas, das von außen oder von innen kommt, während des Meditierens gestört fühlen, öffnen Sie die Augen und atmen Sie ruhig ein und aus. Wenn die Störung vorbei ist, nehmen Sie das Meditieren wieder auf.

● *Ich empfehle jedem, der sich um Meditation bemüht, dringend, keine Vorkommnisse oder Probleme aus der Meditationspraxis mit irgend jemand zu diskutieren.* Diskussionen über diese Dinge haben keinen Wert und vergeuden unsere Lebensenergie. Die Veränderung des Bewußtseins geschieht in der *Stille.* Haben Sie einmal ernsthaft mit der Meditationspraxis begonnen, so kommt ein Umwandlungsprozeß in Gang, der selbst dann vor sich geht, wenn Sie nicht gerade meditieren. In diesen Prozeß sollte man nicht eingreifen oder ihn gar stören durch nutzlose Diskussionen und Spekulationen des normalen Tagesbewußtseins.

● Setzen Sie alles daran, diesen Kurs in 30 *aufeinanderfolgenden* Tagen abzuschließen. Das Bewußtsein wird nur dadurch verändert, daß wir ständig den Geist nach innen lenken. Obgleich das Selbst unser natürlicher Zustand ist, erkennen wir diese Tatsache nicht ohne weiteres. Die erforderliche Anstrengung und Mühe wird in der täglichen Übung am besten eingesetzt. Von dem täglichen Üben geht auch der notwendige Impuls aus, um auf einer erweiterten Basis nach den einführenden 30 Tagen mit Meditieren fortzufahren. Wenn Sie nicht das tägliche Meditieren zu einer Gewohnheit machen und diese aufrechterhalten, wenn Ihre Meditation ungeregelt ist und von Ihrer Stimmung abhängt, wird der erforderliche Antrieb, um den Geist zur Ruhe zu bringen und ihn nach innen zu wenden, nur schwer sich einstellen.

● Erwarten Sie nicht bestimmte Resultate. Die Wohltaten, die uns die Meditation beschert, sind von äußerst feiner Natur und zeigen sich nicht in der Weise, die der Anfänger erwarten mag. Aber sie zeigen sich in jedem Fall, und nichts im Leben ist spürbarer. Was von Ihnen gefordert wird, ist, daß Sie geduldig und regelmäßig bei Ihrem Üben sind. Machen Sie sich klar, daß die kurze Zeit, die Sie der Meditation widmen, gut angewandt ist und Sie nichts Besseres für sich tun können, nichts, was Ihnen zu größerem Vorteil dient.
Hier noch einmal kurz zusammengefaßt eine Liste dessen, was für die Praxis benötigt wird. Über Einzelheiten und Bedingungen für den Übungsort geben vorstehende Seiten Auskunft.

▷ Geeignete Kleidung.
▷ Eine Matte.
▷ Ein Kissen ist freigestellt. Sie werden dies entscheiden, wenn Sie Ihre Erfahrungen mit dem Lotus-Sitz machen.
▷ Eine Uhr.
▷ Ein Notizbuch und Kugelschreiber oder Bleistift.
▷ Dieses Buch und was immer benötigt wird, um es aufgeschlagen leicht zu Rate zu ziehen.

Zum Gebrauch des Buches

1. Wenn Sie die nötigen Vorbereitungen, wie sie in dem vorangehenden Abschnitt beschrieben wurden, getroffen haben, setzen Sie sich auf Ihre Matte.

2. Nehmen Sie das Buch in die Hand und schlagen Sie den betreffenden Tag auf. Sie werden bemerken, daß jeder der 30 Tage in drei Abschnitte eingeteilt ist:

I. Allgemeine Information über die Meditationstechnik des betreffenden Tages.
II. Die Hatha-Yoga-Übungen.
III. Meditationspraxis.

Lesen Sie den ersten Abschnitt, der Ihnen die allgemeine Information gibt. Diese allgemeine Information erscheint zu Beginn der Übung und geht der Ausführung des Hatha-Yoga-Programms voraus, weil die eigentliche Meditationspraxis unmittelbar auf die *asanas* und die Atembeobachtung folgen soll. Wir möchten nicht, daß die Meditationspraxis länger aufgehalten wird, als nötig ist, um die Anweisungen für den Gebrauch der Meditationstechnik zu lesen. Nach dem Lesen des ersten Abschnitts werden Sie wissen, mit welcher Art von Meditation Sie es an diesem Tage zu tun haben.

3. Sehen Sie sich kurz alle Fotos der Hatha-Yoga-Übungen dieses Tages an. In der ersten Übungswoche wird schon ein kurzer Blick auf diese Fotos eine Hilfe sein, Sie auf die *asanas* vorzubereiten. Später dient dies als schnelle Erinnerung, was an diesem Tage auszuführen ist, und der Körper stellt sich unbewußt darauf ein.

4. Führen Sie die Hatha-Yoga-Übungen so gut aus, wie Sie es nur irgend vermögen. Schenken Sie allen Anweisungen sorgfältige Beachtung. Achten Sie besonders auf langsame, anmutige, unangestrengte Bewegungen. Die Fotos und Anweisungen im Buch werden Sie ständig zu Rate ziehen, darum finden Sie für das Buch den rechten Platz. An jedem Tag enden die Übungen mit der Atembeobachtung, wonach Sie zur Meditationspraxis übergehen.

5. Studieren Sie die Anweisungen und Illustrationen für die Meditationspraxis. Wenn möglich, prägen Sie sich die Anweisungen, die in Einzelabschnitte unterteilt sind, beim ersten Lesen ein. Auf diese Weise müssen Sie nicht durch mehrmaliges Lesen immer wieder Ihr Meditieren unterbrechen. Wenn Ihnen am Anfang solch Einprägen schwerfällt, so lesen Sie die Anweisungen immer, wenn Sie an einen Punkt kommen, wo dies nötig ist. Wahrscheinlich werden Sie in wenigen Wochen die Fähigkeit entwickeln, die Anweisungen für die ganze Meditationspraxis beim ersten Lesen zu behalten. Aber weil Sie bei den *asanas* wie bei der Meditation stets absolut sicher sein müssen, wie Sie vorzugehen haben, ist es das kleinere Übel, Ihre Übung an der Stelle zu unterbrechen, wo Sie unsicher sind, und die Anweisungen nachzulesen, als zu versuchen, ununterbrochen zu meditieren und möglicherweise dabei etwas falsch zu machen.

6. Meditieren Sie genau nach Anweisung. Bei den meisten Techniken wird es nötig sein, im Buch nachzusehen; es sollte darum entsprechend plaziert sein. Die Meditation jeden Tages erfordert eine Zeit von 10 Minuten. Diese 10 Minuten sind unterteilt in mehrere Abschnitte. Die erforderliche Zeit für jeden Abschnitt ist genau in den Anweisungen angegeben. Jedoch würden wir es gern vermeiden, daß die Meditation immer wieder unterbrochen wird, weil man zur Uhr schauen muß, um sich zu vergewissern, wieviel Zeit verstrichen ist. Wenn auch genaue Zeiten für die einzelnen Meditationsabschnitte angegeben sind und auf vielen Meditationsfotos eine Wand- oder Taschenuhr erscheint, sollten Sie die angegebene Zeit deshalb am besten nur als ungefähr auffassen. Sie entwickeln ein Zeitgefühl, so daß Sie ziemlich genau wissen, wann zwei Minuten, fünf Minuten und so fort um sind. Während der ersten Meditationsübungen werden gelegentliche Blicke auf die Uhr (die dementsprechend etwa einen Meter entfernt auf dem Boden liegen sollte) helfen, eine solche Fähigkeit zu erlangen. Es geht einfach darum, daß man ein Gefühl für die verschiedenen Zeitabschnitte bekommt, und das kann gewöhnlich schnell erreicht wer-

den. Haben Sie erst einmal ein Zeitgefühl für die angegebenen Minuten entwickelt, so können Sie ohne die Uhr auskommen.

Wir müssen ebenfalls betonen, daß die in die Fotos eingefügten Zeichnungen – solche, die des Meditierenden innere Bilder veranschaulichen, wie das der Kerzenflamme, des weißen Lichts, der yantras und des Bildes der vollkommenen Gesundheit – nur *Annäherungen* sind. Diese Abbildungen wollen dem Übenden einen *ungefähren* Eindruck vermitteln, wie sich die Bilder bei geschlossenen Augen zeigen. Indessen gibt es Unterschiede unter den Übenden in der Weise, wie diese Bilder erscheinen, und wir sollten es nicht wichtig nehmen, ob die Bilder, die zustande kommen, in Größe und Intensität von den Beispielen auf den Fotos abweichen. Wichtig ist, daß die allgemeine *Form* des Bildes mit der Darstellung übereinstimmt und daß Sie lernen, sich diese Form während des betreffenden Meditationsabschnitts *ständig* zu vergegenwärtigen. Der erwünschte Grad der Intensität wird durch die Übung kommen. Irgendeine Farbe oder Schattierung in Schwarz oder Weiß, in der sich ein Bild zeigt, ist zufriedenstellend.

7. Am Schluß der Meditation nehmen Sie Ihr Schreibzeug zur Hand (das Sie vor Beginn der täglichen Übung am Meditationsort bereitgelegt haben) und notieren alles, was Ihnen im Zusammenhang mit der Meditation wichtig erscheint.

Hatha Yoga

GRUNDSTUFE ÜBUNGSREIHE A

Am 1., 4., 7. und 10. Tag zu benutzen

Ehe Sie mit den Hatha-Yoga-Übungen beginnen, vergewissern Sie sich, daß Sie sorgfältig den Abschnitt »Vorbereitung für die Praxis« studiert haben. Geben Sie besonders darauf acht, die Bewegungen langsam, rhythmisch, anmutig und ohne Anstrengung auszuführen.

Dehnung der Brust

1 Stehen Sie mit geschlossenen Fersen, Arme seitwärts. Nun verschränken Sie die Finger hinter dem Rücken und heben *langsam* die Arme hinten so hoch, wie es ohne Überanstrengung möglich ist. Der Rumpf soll dabei nicht nach vorn gebeugt werden.

2 *Langsam,* ohne Anstrengung, beugen Sie sich nach rückwärts, nur einige Zentimeter. Sie brauchen nicht über die abgebildete Stellung hinauszugehen. Schauen Sie nach oben. Halten Sie die Arme nach hinten gestreckt und die Knie durchgedrückt. Bleiben Sie bewegungslos in dieser Stellung etwa 5 Sekunden oder Herzschläge lang. Zählen Sie im Rhythmus des Herzschlags oder des Sekundenzeigers bis 5.

3 Beugen Sie sich *langsam* nach vorn, aber nicht weiter als bis zur abgebildeten Stellung. Halten Sie Ihre Arme über dem Rücken hoch. Der Nacken ist entspannt und schlaff, die Stirn zielt auf die Knie. Bleiben Sie in dieser Stellung bewegungslos 10 Sekunden lang.
Lassen Sie die Hände verschränkt und richten Sie sich *sehr langsam* wieder auf. Nach einer kurzen Pause wiederholen Sie das Rückwärts- und Vorwärtsbeugen. Richten Sie sich dann gerade auf, lösen Sie die Hände und setzen Sie sich in einer anmutigen, harmonischen Bewegung wieder auf die Matte.

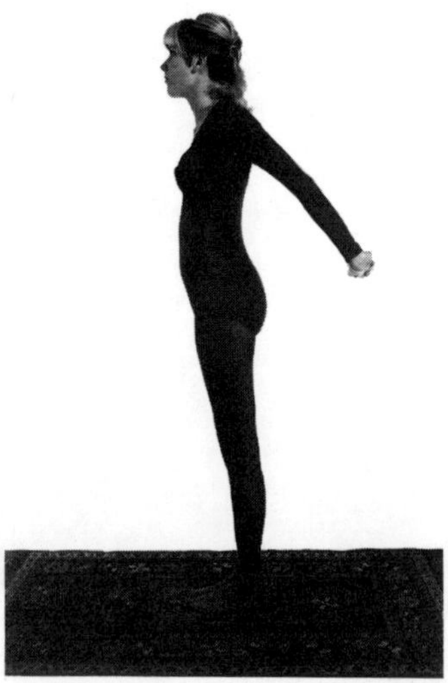
1

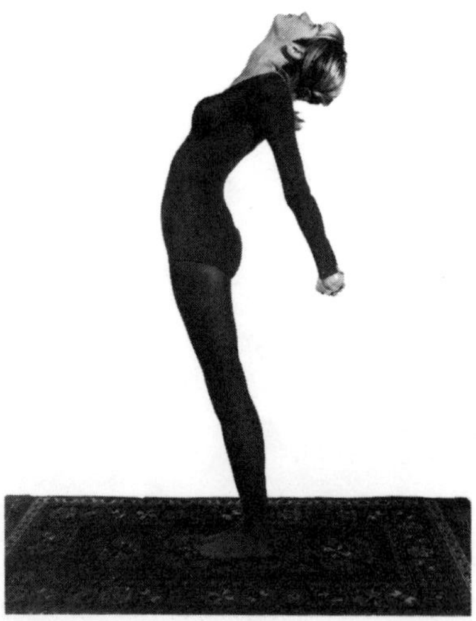
2

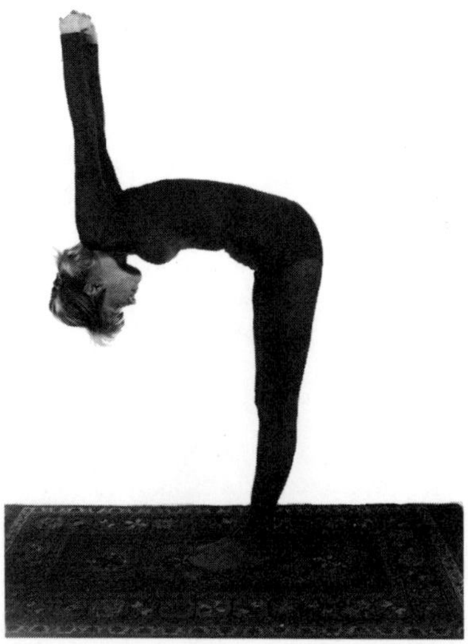
3

Knie- und Oberschenkelstreckung

4 Im Sitzen umschließen Sie mit verschränkten Händen die Füße, die so eng wie möglich aneinandergelegt sind, Ferse auf Ferse, Ballen auf Ballen. (Der Oberkörper bleibt während der ganzen Übung aufrecht.)

5 Ziehen Sie die Füße zu sich heran und versuchen Sie dabei, die Knie einige Zentimeter tiefer nach unten zu bringen. Bleiben Sie bewegungslos bis 10 in dieser Stellung. Lockern Sie den Griff der Hände, die die Füße weiter umschließen, und lassen Sie die Knie zur Stellung in der Abb. 4 zurückkehren. Wiederholen Sie das gleiche dreimal.
Lösen Sie die Hände und begeben Sie sich, wieder mit einer anmutigen, harmonischen Bewegung, in eine liegende Stellung. Bauch und Stirn ruhen auf der Matte.

4

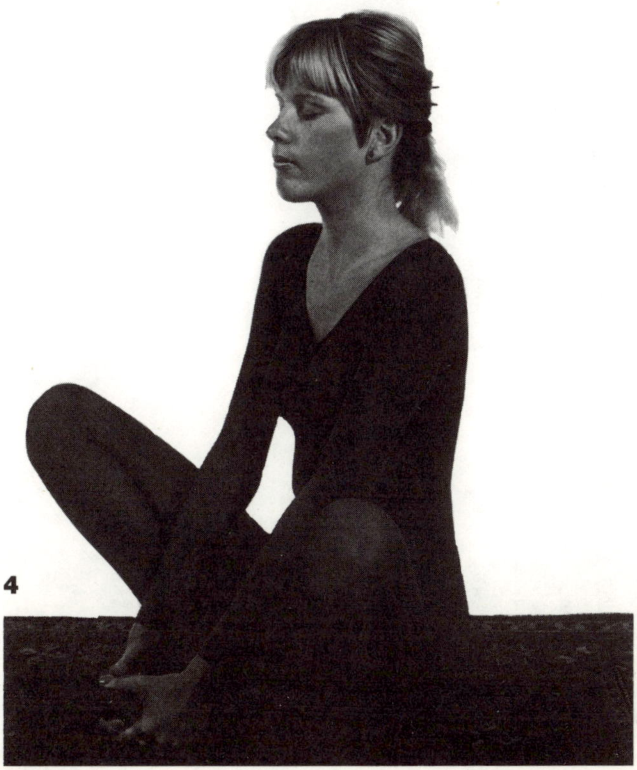

5

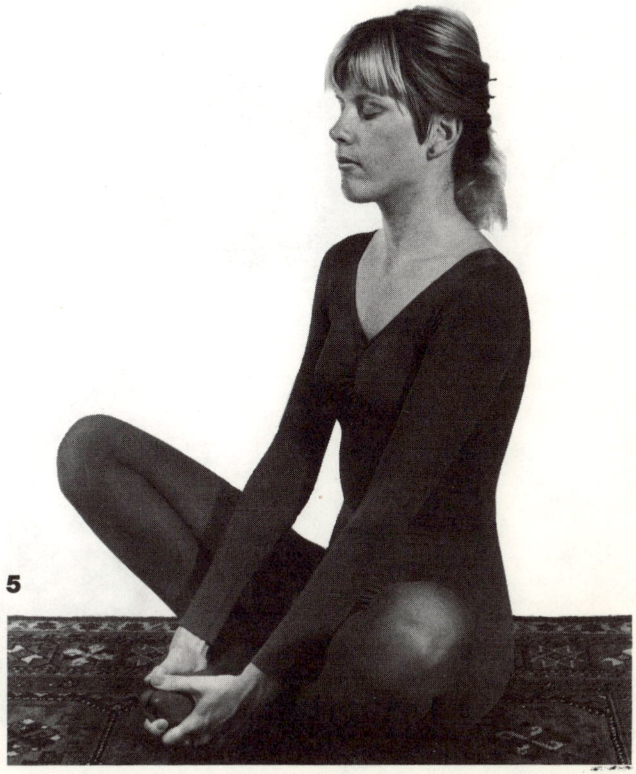

Kobra

6 Die Stirn ruht zunächst noch am Boden. Die Arme ziehen Sie zu sich heran, so daß die Ellbogen sich in Schulterhöhe befinden und die Hände wie abgebildet unterhalb der Schultern zu liegen kommen. Achten Sie darauf, daß die Finger geschlossen sind und auf die gegenüberliegende Hand zeigen.
Ganz langsam fangen Sie an, den Kopf zu heben und nach hinten zu beugen. Mit den Händen stemmen Sie sich vom Boden ab und heben auf diese Weise auch den Oberkörper.

7 Ganz langsam heben Sie den Oberkörper weiter vom Boden ab. Der Kopf liegt im Nacken und die *Wirbelsäule ist gut durchgebogen.* Heben Sie den Oberkörper ungefähr so hoch, wie die Abbildung zeigt. Bleiben Sie 10 Sekunden bewegungslos in dieser Stellung, wobei Sie darauf achten sollten, daß Sie vom Nabel ab, also Unterkörper und Beine, entspannt sind.
Ganz langsam gehen Sie zurück und senken den Oberkörper, bis die Stirn wieder den Boden berührt. Ruhen Sie ein wenig aus und wiederholen Sie das ganze dreimal. Mit der Stirn auf der Matte entspannen Sie dann völlig alle Muskeln.

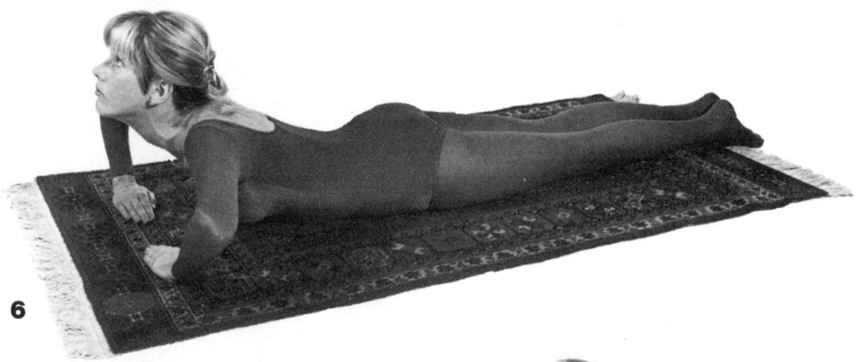
6

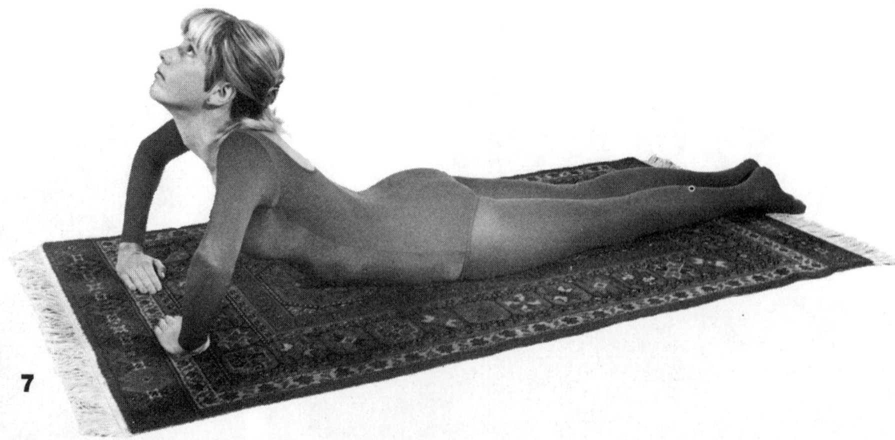
7

Kopfdrehung

8 Sie bleiben auf dem Bauch liegen, heben den Kopf und stützen die Ellbogen auf dem Boden auf. Mit verschränkten Händen umklammern Sie fest den Hinterkopf. Drücken Sie ganz langsam und sacht mit den Händen den Kopf hinunter, bis das Kinn die Brust berührt. Bleiben Sie so für 20 Sekunden.

9 Verändern Sie die Stellung der aufgestützten Arme nicht. Drehen Sie den Kopf ganz langsam nach links und legen Sie das Kinn in die linke Hand. Packen Sie mit der rechten Hand fest den Hinterkopf. Drehen Sie mit Hilfe beider Hände den Kopf, wiederum ganz langsam, so weit wie möglich nach links. Bleiben Sie bewegungslos in dieser Stellung für 20 Sekunden.

10 Lassen Sie die Stellung der aufgestützten Arme unverändert. Drehen Sie den Kopf ganz langsam nach rechts und legen Sie das Kinn in die rechte Hand. Umgreifen Sie mit der linken Hand fest den Hinterkopf. Mit Hilfe beider Hände drehen Sie ganz langsam den Kopf so weit wie möglich nach rechts.Die Ellbogen bleiben auf dem Boden. Verbleiben Sie unbeweglich in dieser Stellung für 20 Sekunden.

Wiederholen Sie die drei Bewegungen.
Mit dem Kinn auf der Matte und parallel zum Körper ausgestreckten Armen ruhen Sie aus.

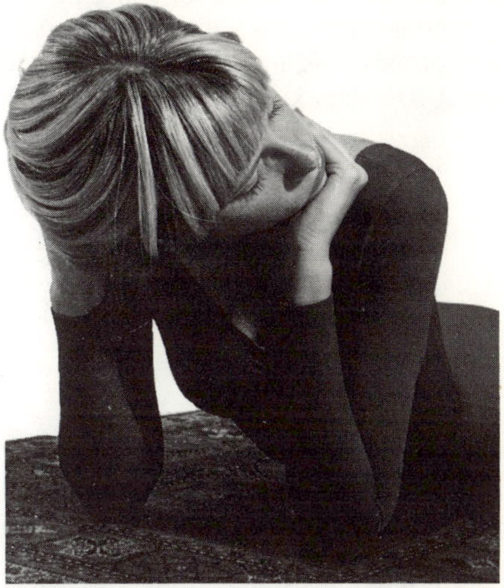

9

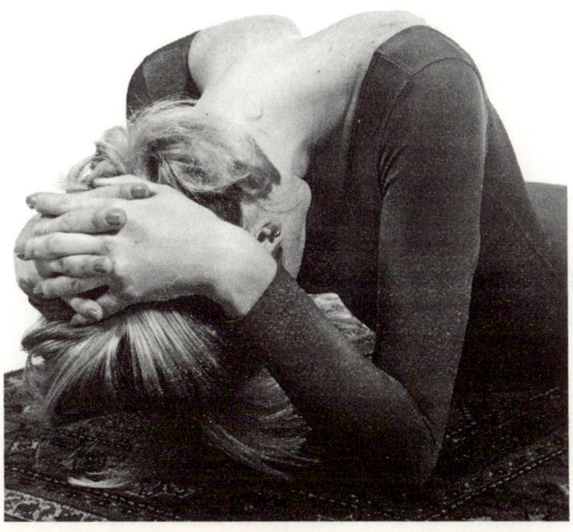

8

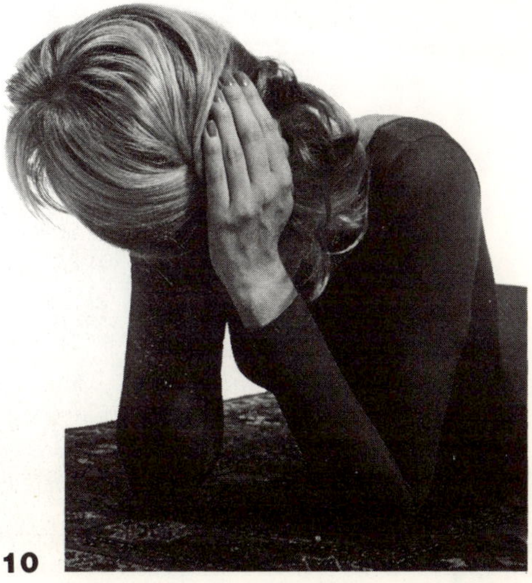

10

Bogen

11 Lassen Sie das Kinn am Boden, umfassen Sie die Füße wie auf der Abbildung.

12 Langsam und vorsichtig heben Sie nur den Kopf. Ziehen Sie fest an den Füßen, wodurch sich Oberkörper und Knie einige Zentimeter vom Boden abheben. Kopf hochhalten, Knie so fest wie möglich aneinander. Normal atmen und in der Haltung bewegungslos für 10 Sekunden bleiben.

Lassen Sie die Knie zum Boden hinunter, aber halten Sie die Füße weiter fest. Ruhen Sie einige Augenblicke so aus und wiederholen Sie dann die Übung dreimal. Nach der dritten Wiederholung lassen sie die Füße los und senken Sie sie langsam zu Boden. Mit der Wange auf der Matte liegen Sie ausgestreckt da und entspannen sich.

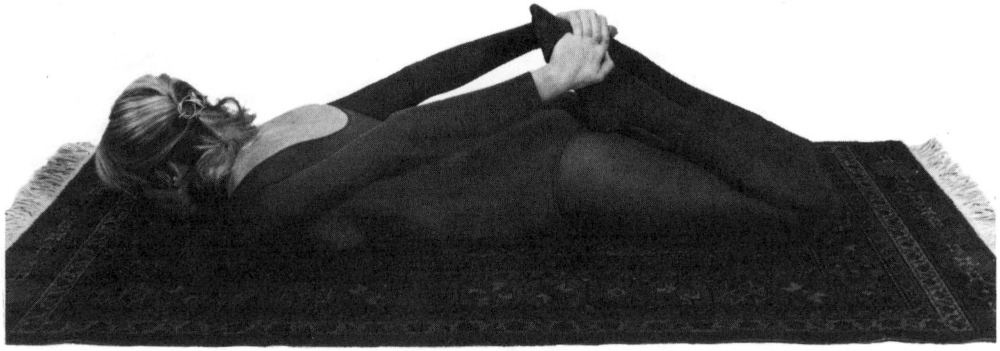

11

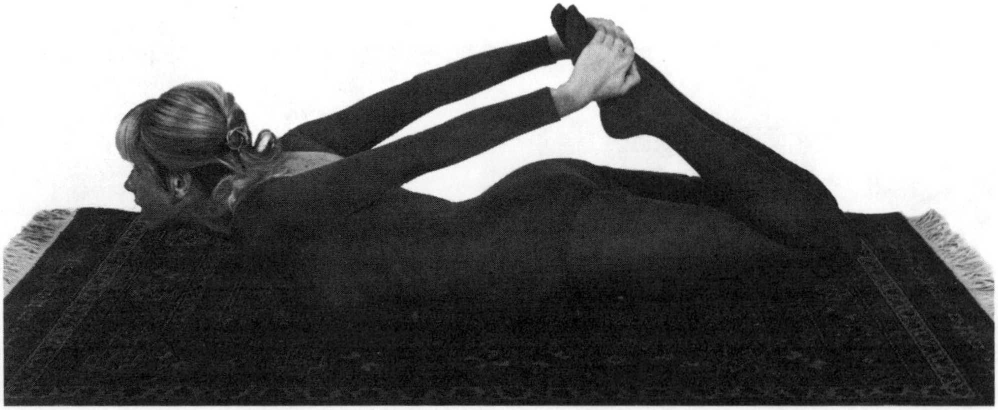

12

Schneidersitz und Lotussitz

Sie können eine der drei nachfolgend beschriebenen Sitzhaltungen für die Praxis der *Atembeobachtung* benutzen und für alle Meditationsübungen, bei denen Sie angewiesen werden, sich im Lotussitz hinzusetzen. Es sind klassische Haltungen, die schon seit undenklichen Zeiten zur Ausübung der Meditation gebraucht werden. Ihr Wert liegt darin, daß sie es dem Lernenden ermöglichen, wenn er sie erst einmal beherrscht, während der ganzen Dauer der Meditation fest, ruhig und aufmerksam zu sitzen.

Obwohl es offensichtlich ist, daß der Volle Lotus eine weiter fortgeschrittene Haltung ist als der Halbe Lotus und daß der Lotussitz eine größere Geschmeidigkeit erfordert als die einfache Sitzhaltung, werden wir diese drei Haltungen nicht in eine Grund-, Mittel- und Fortgeschrittenenstufe einteilen. Vom allerersten Tag der Übungen an benutzen Sie bitte von den drei Haltungen jene, die Sie ohne Anstrengung oder größere körperliche Beschwerden einnehmen können (die Erfahrung geringer Beschwerden macht am Anfang des Übens mit dem Lotussitz jeder durch).

Wenn Sie mit der einfachen Sitzhaltung, dem Schneidersitz, anfangen wollen, so üben Sie weiter auf die Erlernung des Halben Lotussitzes hin. Falls Sie mit dem Halben Lotus anfangen wollen, so arbeiten Sie daran, den Vollen Lotus zu erreichen. Durch regelmäßiges und geduldiges Üben werden Sie die Geschmeidigkeit erlangen, die zur Ausführung der weiter fortgeschrittenen Haltungen nötig ist.

Für jede der drei Sitzhaltungen ist ein Kissen, das eine Sitzhöhe von ca. 12 cm haben sollte, von Nutzen, um die Knie besser zum Boden bringen zu können. Versuchen Sie die Haltungen mit und auch ohne Kissen, und wenn Sie finden, daß Ihnen das Kissen hilft, legen Sie es in den Übungsbereich, bevor Sie Ihre Hatha-Yoga-Übungen machen, da es unmittelbar nach Beendigung der Atembeobachtung gebraucht wird. (Die in diesem Buch abgebildeten Meditierenden benutzen Kissen für die Sitzhaltungen mit gekreuzten Beinen. Zu keinem der anderen sitzenden *asanas* wird aber ein Kissen verwendet.)

Falls Sie während der Meditation in der Haltung mit gekreuzten Beinen anfangen, Beschwerden irgendwelcher Art zu spüren, die sich als Ablenkung erweisen, versuchen Sie nicht, diese auszuhalten. Strecken Sie die Beine aus und massieren Sie eine Zeitlang leicht die Knie, Schenkel und Füße. Nehmen Sie dann wieder die Haltung mit gekreuzten Beinen ein und fahren Sie mit der Übung fort. Natürlich wird das Ausstrecken und Bewegen der Beine Ihre Meditation unterbrechen; daher ist es wichtig, mit der Zeit die Fähigkeit zu entwickeln, ohne körperliche Beschwerden für die ganze Zeit der Meditation die Sitzhaltung beizubehalten.

Einfache Sitzhaltung (Schneidersitz)

13 Sitzen Sie mit ausgestreckten Beinen da.

14 Kreuzen Sie in der Knöchelgegend die Füße und ziehen Sie die Beine so nah wie möglich an sich heran. Oberkörper und Kopf sind aufgerichtet und doch entspannt.

Die Hände ruhen mit den Handrücken auf den Knien (oder Schenkeln), die Daumen berühren die Zeigefinger, die Innenfläche der Hände ist nach oben gerichtet. Es besteht ein leichter Druck in dem Kontakt des Daumens mit dem Zeigefinger, und dieser Druck wird, solange Sie in dieser Position sitzen, beibehalten. Diese Hand- und Fingerhaltung ist ein *mudra*.

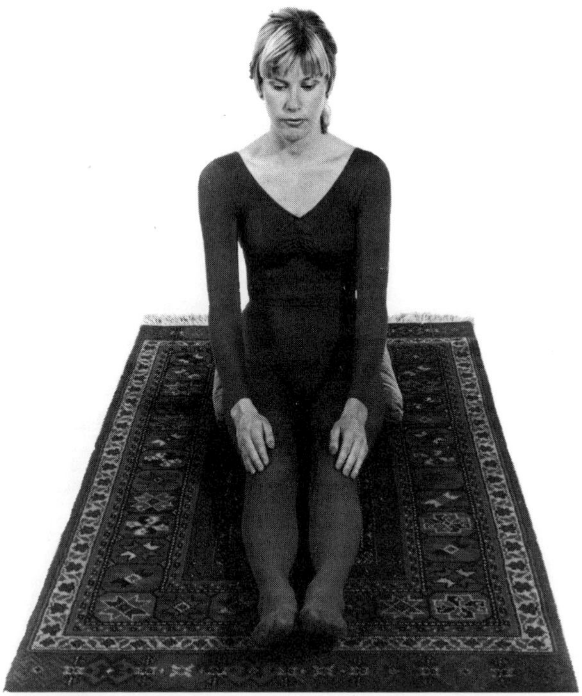

13

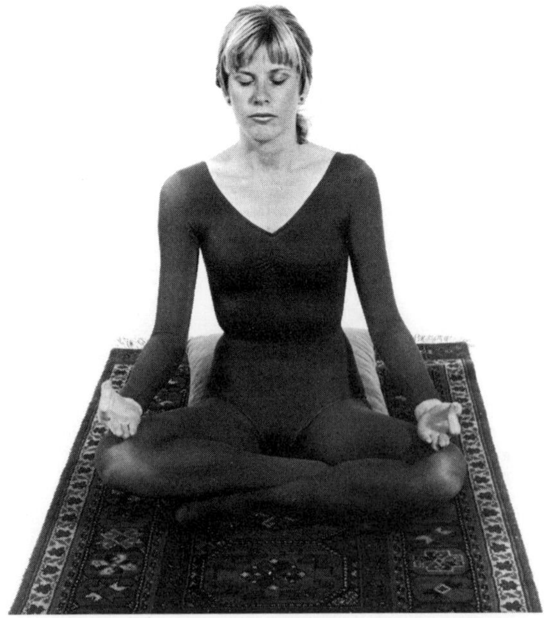

14

Halber Lotus

15 Sitzen Sie mit ausgestreckten Beinen.
Ziehen Sie den linken Fuß so nah an sich heran, daß die Ferse sich etwa unterhalb des Schambeinknochens befindet.

16 Legen Sie den rechten Fuß, so hoch es geht, auf den linken Oberschenkel. Die rechte Ferse sollte ganz in der Nähe der Leistengegend sein. Oberkörper und Kopf sind aufgerichtet und doch entspannt.
Führen Sie das *mudra* aus, wie es bei der einfachen Sitzhaltung gegeben ist. (Der Anfänger kann den Halben Lotus so ausführen, daß er zuerst seinen rechten Fuß auf den linken Oberschenkel legt, wie oben angegeben, und dann, wenn es ihm unbequem wird, diese Position wechselt und nun seinen linken Fuß auf den rechten Oberschenkel legt. Dennoch sollte er sich darauf konzentrieren, die traditionelle Haltung zu vervollkommnen, bei der der rechte Fuß oben liegt.)

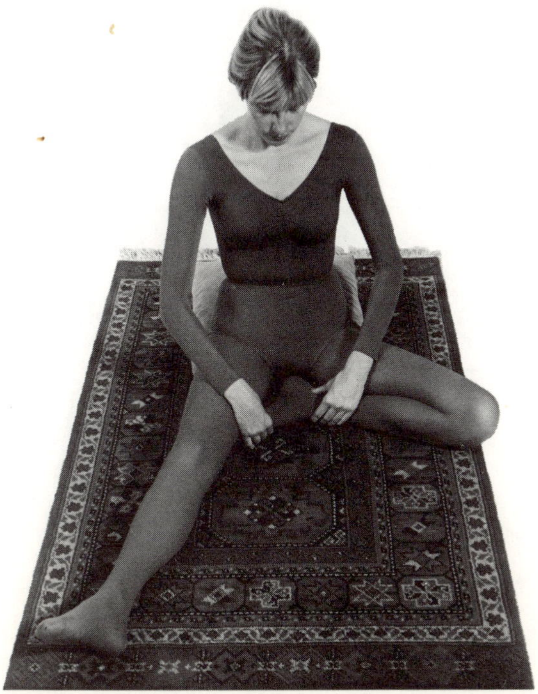

15

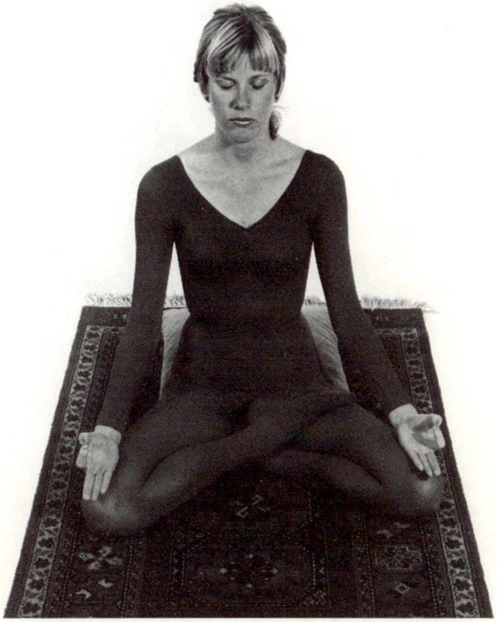

16

Voller Lotus

17 Sitzen Sie mit ausgestreckten Beinen.
Legen Sie den rechten Fuß so hoch wie möglich auf den linken Oberschenkel.

18 Legen Sie den linken Fuß so hoch wie möglich auf den rechten Oberschenkel. In der vollendeten Haltung des Vollen Lotus drücken beide Fersen gegen die Leiste. Oberkörper und Kopf sind aufgerichtet und doch entspannt. Lassen Sie die Hände auf den Knien oder Oberschenkeln ruhen und führen Sie das *mudra* aus, wie bei der einfachen Sitzhaltung angegeben.
(Wenn am Anfang die Beine noch nicht geschmeidig genug sind, kann man diese Stellung auch umkehren. Dennoch ist es die oben angegebene Haltung, um deren Vervollkommnung man sich bemühen sollte.)

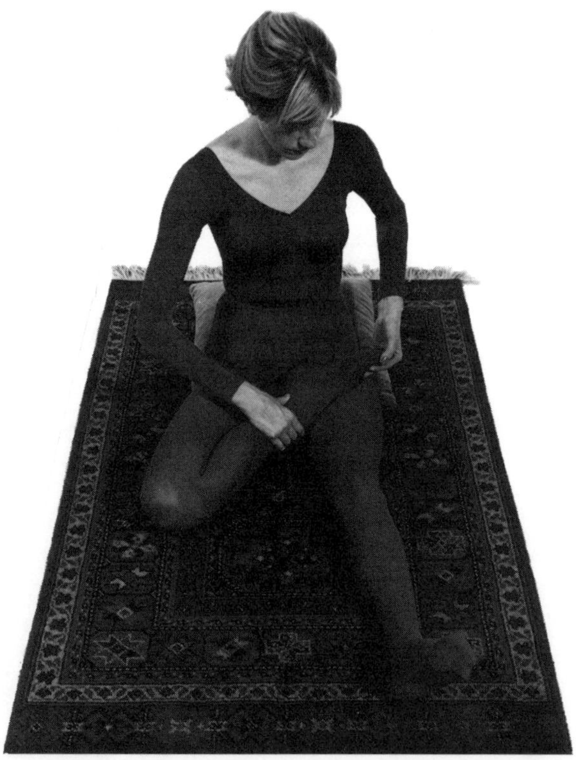
17

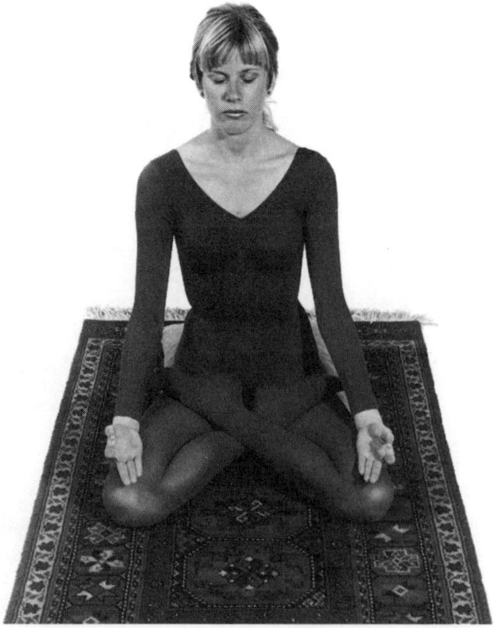
18

Die Beobachtung des Atems

Diese Methode beruhigt den Geist und die Sinne und bereitet Sie für die Meditationsübung vor, die folgt. Indem Sie den Vorgang des Atmens wahrnehmen, werden Sie sich der Ursache bewußt, die verantwortlich ist für die Erschaffung, Erhaltung und letztendlich die Beendigung Ihres Lebens auf Erden. *Die Beobachtung des Atems geht jeder täglichen Meditationsübung unmittelbar voran.*

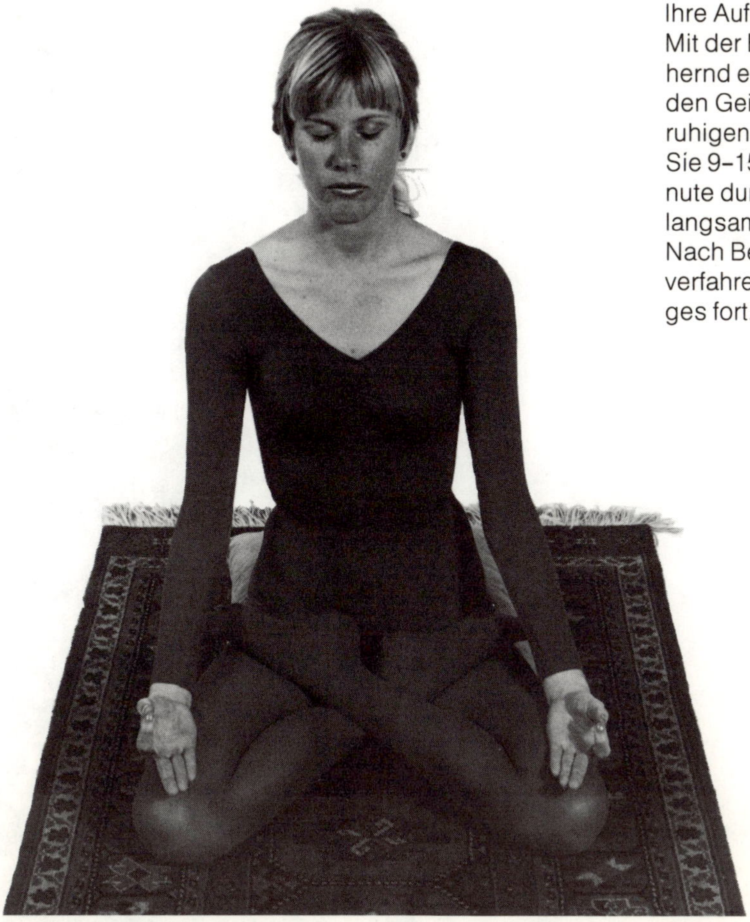

19

19 Nehmen Sie eine der drei Sitzhaltungen mit gekreuzten Beinen ein. Richten Sie die Aufmerksamkeit auf Ihre Atmung. Schließen Sie jegliche Gedanken und Sinneseindrücke aus und richten Sie Ihr Bewußtsein völlig auf den Atmungsprozeß. Folgen Sie dem Luftstrom, wie er in die Nase und die Lungen ein- und ausströmt. Werden Sie sich völlig des Rhythmus der Einatmung und Ausatmung bewußt. Wann immer diese Bewußtheit durch einen Gedanken, ein Geräusch oder etwas Ähnliches unterbrochen wird, lassen Sie die Störung weggehen, verabschieden Sie sie wie einen ungebetenen Gast und wenden Sie die Aufmerksamkeit wieder dem Atem zu. Sooft Sie auch abgelenkt werden, müssen Sie Ihre Aufmerksamkeit wieder dem Atem zuwenden. Mit der Beobachtung des Atems fahren Sie annähernd eine Minute lang fort - gerade lang genug, um den Geist und die Sinne zurückzuziehen und zu beruhigen. Gemäß dem Rhythmus Ihrer Atmung führen Sie 9-15 Ein- und Ausatmungen während einer Minute durch. (Wenn die Atmung beobachtet wird, verlangsamt sich gewöhnlich auch der Atemrhythmus.) Nach Beendigung dieses 1-Minute-Vorbereitungsverfahrens setzen Sie die Meditationsübung des Tages fort.

Hatha Yoga

GRUNDSTUFE ÜBUNGSREIHE B

Am 2., 5., 8. und 11. Tag zu benutzen

Gehen Sie noch einmal sorgfältig den Abschnitt »Vorbereitung für die Praxis« durch, ehe Sie mit den Hatha-Yoga-Übungen beginnen. Bei der Ausführung der Übungen geben Sie besonders darauf acht, daß Sie jede Bewegung »auskosten«, indem Sie sie langsam, rhythmisch, mit Anmut und ohne Anstrengung vollziehen.

rishi-Stellung

20 In stehender Haltung heben Sie langsam die Arme, bis sich die Hände kurz unter der Augenhöhe befinden. Fixieren Sie den Blick auf die Handrücken und drehen Sie ganz langsam den Oberkörper und die Arme um 90 Grad nach links.

21 Sehen Sie sich die Abbildung an. Die rechte Hand bewegt sich langsam abwärts an der Innenseite des rechten Beines entlang und umgreift fest die rückwärtige Partie knapp unterhalb des rechten Knies. Der linke Arm geht hinter Sie in die abgebildete Position, und der Blick folgt der linken Hand.
Bleiben Sie bewegungslos in dieser Stellung für 10 Sekunden.
Richten Sie langsam den Oberkörper wieder auf und bringen Sie gleichzeitig die Arme zurück zu der ausgestreckten Stellung in Augenhöhe. Drehen Sie den Oberkörper nach rechts und führen Sie genau die gleichen Bewegungen auf der rechten Seite aus. Folgen Sie der obigen Anleitung, wobei Sie nur die Wörter »rechts« und »links« austauschen. Führen Sie die Bewegungen dreimal auf jeder Seite aus, abwechselnd links – rechts. Nach der letzten Wiederholung lassen Sie die Arme langsam seitwärts sinken und entspannen sich.

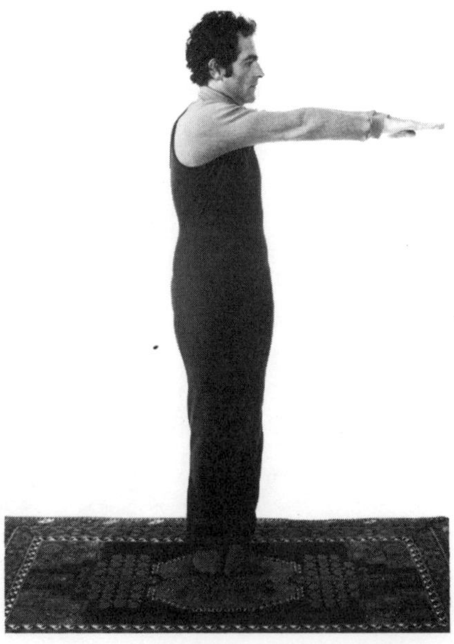

20

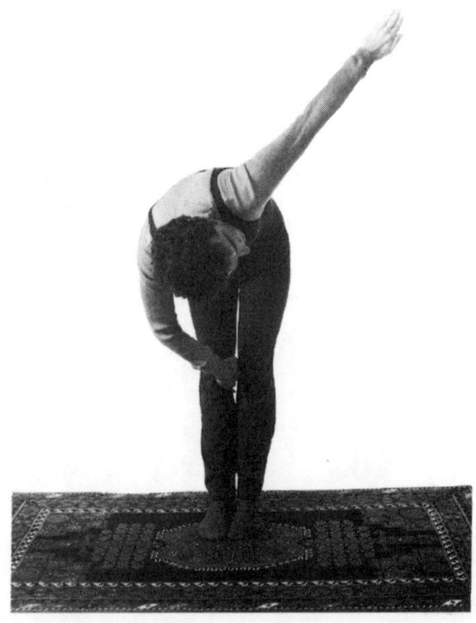

21

Gleichgewichtsübung

22 Heben Sie in langsamer, harmonischer Bewegung den linken Arm, bis er gerade nach oben zeigt. Verlagern Sie das Körpergewicht auf das linke Bein. Beugen Sie das rechte Knie und heben Sie den rechten Fuß so weit, daß die rechte Hand ihn fassen und halten kann.

23 Sehen Sie nach oben und ziehen Sie gleichzeitig Ihren rechten Fuß noch 3–5 cm höher hinauf, so daß Sie ein leichtes Ziehen im unteren Teil Rückens spüren. Versuchen Sie in dieser Stellung Ihr Gleichgewicht zu halten und so ruhig wie möglich für 5 Sekunden auf einem Bein zu stehen.
In langsamer, harmonischer Bewegung lassen Sie den erhobenen Arm sinken und setzen den Fuß wieder zurück auf den Boden.
Nun heben Sie den rechten Arm und führen genau die gleichen Bewegungen mit dem linken Bein aus. Bleiben Sie in dieser Stellung wieder für 5 Sekunden.
Führen Sie diese Übung dreimal abwechselnd auf jeder Seite durch.

Nach der letzten Wiederholung lassen Sie sich anmutig auf der Matte nieder und nehmen eine sitzende Stellung ein.
(Falls Sie an irgendeinem Punkt während der Bewegungen das Gleichgewicht verlieren, machen Sie eine kurze Pause und fangen Sie von neuem an. Wenn es Ihnen unmöglich ist, das Gleichgewicht zu halten oder wiederzuerlangen, fahren Sie nach drei Versuchen mit der nächsten *asana*-Übung fort. Die Fähigkeit, das Gleichgewicht zu halten, wird langsam, aber sicher durch wiederholte Versuche entwickelt.)

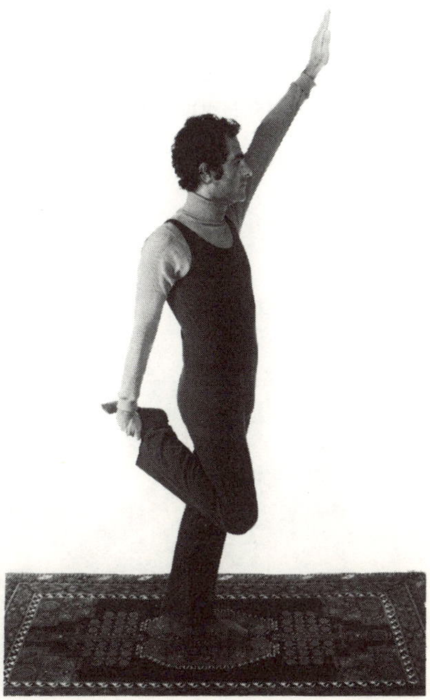
22

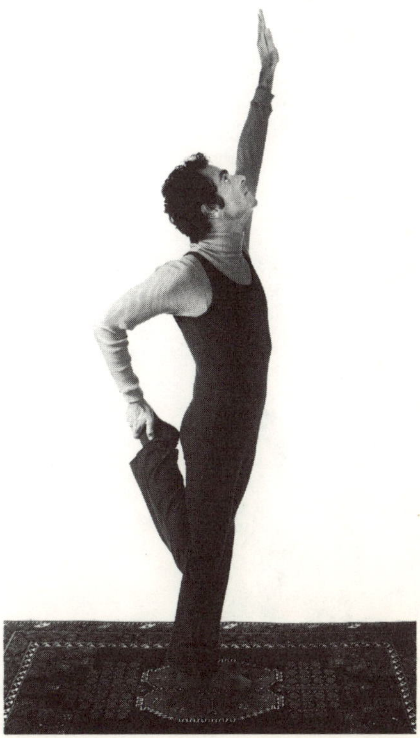
23

Abwechselndes Strecken der Beine

24 Setzen Sie sich und strecken Sie beide Beine aus. Umfassen Sie den rechten Fuß und legen Sie ihn so hoch wie möglich mit der Ferse an der Innenseite des linken Oberschenkels an. Die rechte Fußsohle liegt an (nicht unter) dem linken Schenkel.
In einer sehr langsamen Bewegung heben Sie die Arme über den Kopf. Blicken Sie nach oben.

25 In sehr langsamer Bewegung und mit ausgestreckten Armen beugen Sie sich nach vorne und umgreifen mit beiden Händen fest die linke Wade. Senken Sie das rechte Knie soweit wie möglich zum Boden. Die Rückseite des linken Knies muß den Boden berühren.
Ziehen Sie an der linken Wade und beugen sie sich, wieder in sehr langsamer Bewegung, mit dem Oberkörper so weit hinunter, wie es ohne Anstrengung möglich ist. Die Ellbogen sind nach außen abgewinkelt, und mit der Stirn zielen Sie auf die Knie. Bleiben Sie bewegungslos in dieser Stellung für 10 Sekunden.
Lassen Sie die Wade los und heben Sie langsam den Oberkörper zu aufrechter Stellung.
Heben Sie langsam die Arme nach oben und wiederholen Sie die Bewegungen. Führen Sie die Übung dreimal aus.
Nach der letzten Wiederholung richten sie den Oberkörper auf, lassen die Hände auf den Schenkeln ruhen, strecken das rechte Bein aus und legen den linken Fuß mit der Ferse an die Innenseite des rechten Oberschenkels an, und nun führen Sie die Streckübung mit dem rechten Fuß dreimal durch.
Nach der letzten Wiederholung strecken Sie das linke Bein aus (so daß nun beide Beine ausgestreckt sind) und lassen die Hände auf den Oberschenkeln ruhen.

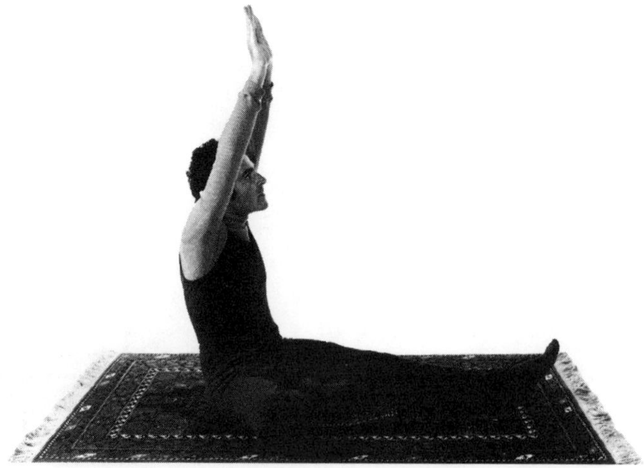
24

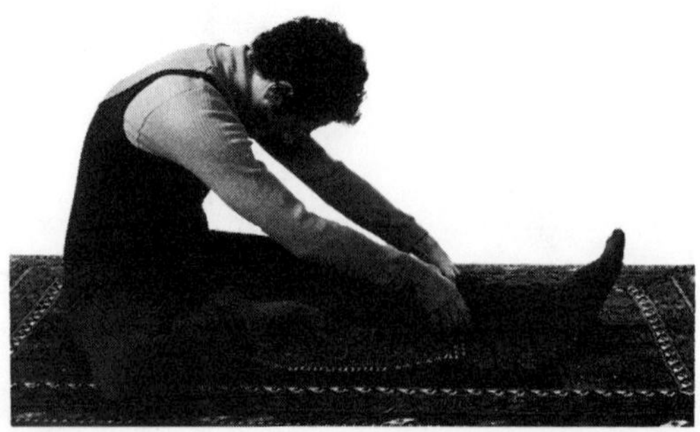
25

Rückwärtsbeuge

26 Setzen Sie sich auf die Fersen. Knie sind geschlossen.

27 Legen Sie die Hände zu beiden Seiten auf den Boden. Die Arme sind nah am Körper. Bewegen Sie sich langsam mit den Händen ein kleines Stück rückwärts. Beachten Sie die Fingerstellung: sie sind nicht gespreizt, sondern geschlossen und zeigen vom Körper weg nach hinten. Langsam schieben Sie den Oberkörper hoch und neigen den Kopf nach hinten, aber bleiben auf den Fersen sitzen mit geschlossenen Knien. Halten Sie diese Stellung bewegungslos inne für 10 Sekunden.
Heben Sie den Kopf, entspannen Sie den Oberkörper und ruhen Sie einen Augenblick aus, aber behalten Sie die Armstellung mit den aufgestützten Händen bei.

Und nun noch einmal langsam den Oberkörper aufwärts schieben, wobei sich die Wirbelsäule durchbiegt, und den Kopf wie zuvor nach hinten neigen, aber auf den Fersen sitzenbleiben mit geschlossenen Knien. Diese Stellung bewegungslos für 10 Sekunden innehalten.
Nehmen Sie den Kopf zurück, lassen Sie den Oberkörper sinken und bringen Sie langsam Hände und Oberkörper nach vorne bis zur Ausgangsstellung von Abb. 26.
Lösen Sie sich von den Fersen ab, bringen Sie die Beine nach vorn und strecken Sie sie aus.

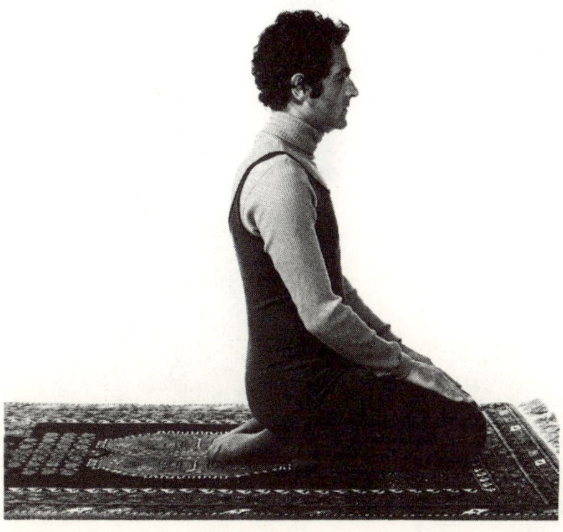

26

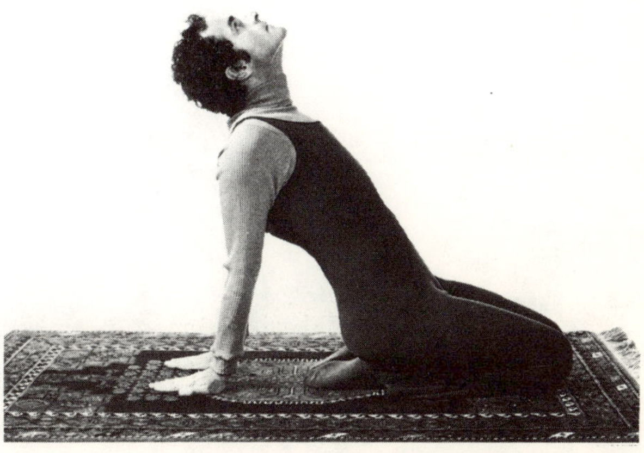

27

Die Drehung

28 Die Beine sind ausgestreckt.
Schlagen Sie das linke Bein über das rechte und stützen Sie die linke Hand hinter Ihrem Rücken fest auf dem Boden auf.
Mit dem rechten Arm greifen Sie über das linke Bein nach dem rechten Knie.

29 Ganz langsam drehen Sie Oberkörper und Kopf soweit wie möglich nach links. Verharren Sie in dieser Stellung bewegungslos für 10 Sekunden.
Die Stellung der Hände bleibt unverändert, während Sie langsam den Oberkörper nach vorne drehen, so daß Sie wieder die Stellung von Abb. 28 einnehmen. Entspannen Sie sich einen Augenblick. Dann wiederholen Sie die Rumpf- und Kopfdrehung und versuchen dabei, soweit wie möglich nach links zu kommen. Führen Sie in dieser Weise 3mal die Drehung nach links durch.
Nach der letzten Wiederholung drehen Sie sich wieder nach vorne, strecken das linke Bein aus und schlagen das rechte Bein über das linke, dann stützen Sie die rechte Hand hinter dem Rücken fest auf dem Boden auf und führen 3mal die gleichen Drehbewegungen nach rechts aus. (Vergessen Sie nicht, mit dem Oberkörper auch den Kopf mitzudrehen.)
Nach der letzten Wiederholung drehen Sie sich nach vorne, strecken das rechte Bein aus und nehmen dann die Sitzstellung mit gekreuzten Beinen ein.

28

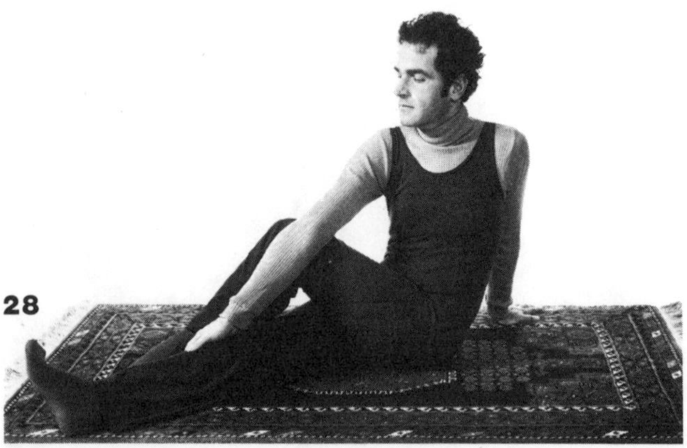

29

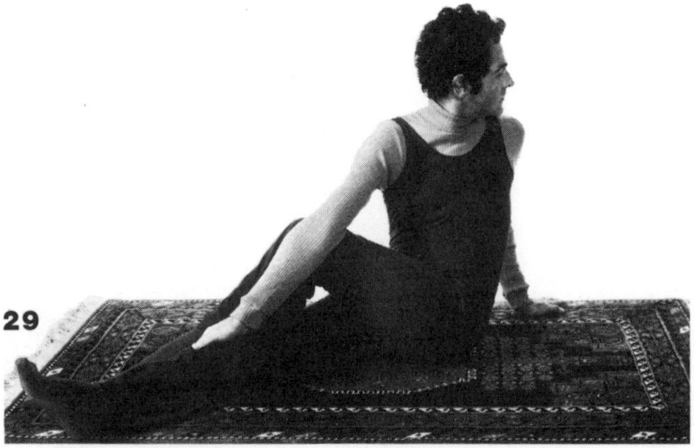

Beobachtung des Atems

30 Sitzen Sie in der Stellung mit gekreuzten Beinen und beobachten Sie den Atem eine Minute lang, wie auf Seite 25 beschrieben.

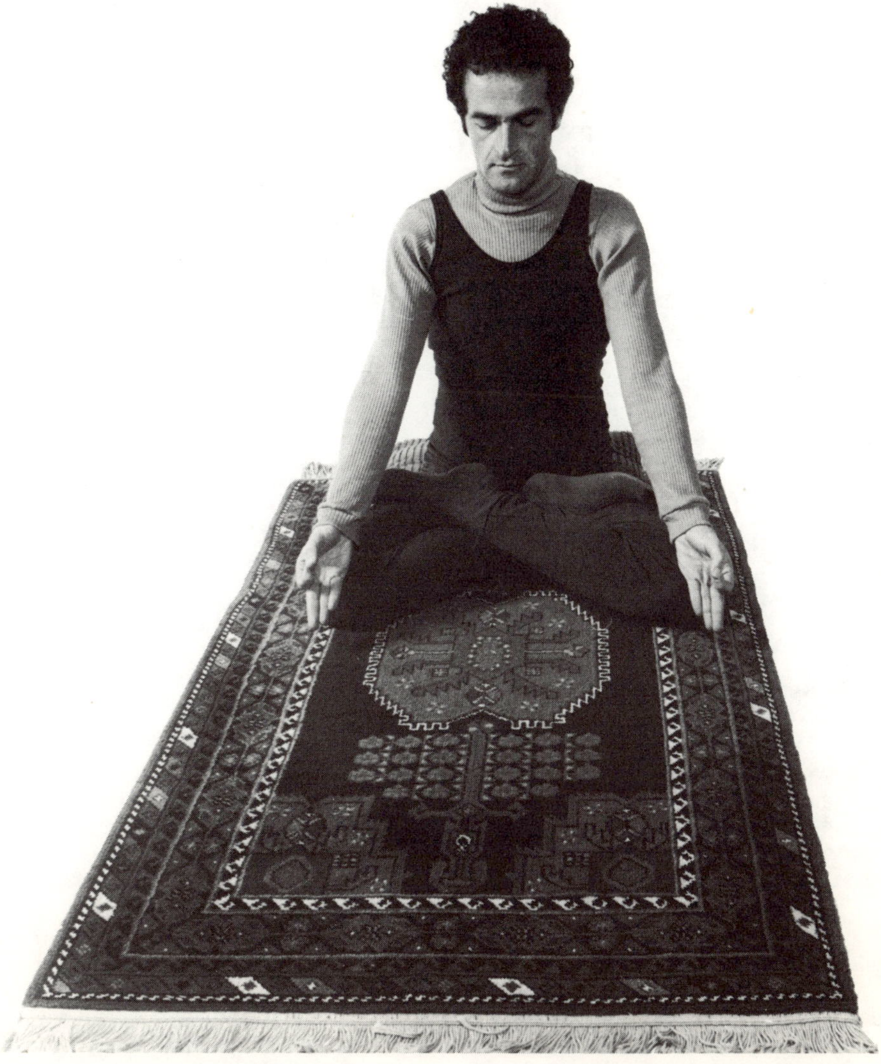

30

Hatha Yoga

GRUNDSTUFE ÜBUNGSREIHE C

Am 3., 6., 9. und 12. Tag zu benutzen

Gehen Sie noch einmal sorgfältig den Abschnitt »Vorbereitung für die Praxis« durch, ehe Sie mit den Hatha-Yoga-Übungen beginnen. Bei der Ausführung der Übungen geben Sie besonders darauf acht, daß Sie jede Bewegung »auskosten«, indem Sie sie langsam, rhythmisch, mit Anmut und ohne Anstrengung vollziehen.

Dreieck

31 Stellen Sie sich mit gespreizten Beinen hin, die Beine ungefähr 60 cm auseinander. Heben Sie die Arme anmutig bis zur Schulterhöhe. Die Handflächen weisen nach unten.

32 Mit ausgestreckten Armen beugen Sie sich langsam nach links und umfassen mit der linken Hand das linke Bein knapp unter dem Knie. Indem Sie auf das Bein einen Zug ausüben, neigen Sie den Oberkörper seitwärts ungefähr so weit herunter, wie auf der Abbildung gezeigt. Den rechten Arm (mit durchgedrücktem Ellbogen) ziehen Sie in der gleichen Bewegung mit, bis er sich etwa wie auf der Abbildung in vertikaler Stellung über dem Kopf befindet. Bleiben Sie so für 10 Sekunden.
Richten Sie sich langsam wieder auf bis zu der Stellung auf Abb. 31.
Führen Sie nun die gleichen Bewegungen nach rechts aus. Machen Sie die Übung 3mal nach jeder Seite, immer abwechselnd links und rechts. Nach der letzten Wiederholung lassen Sie die Arme sinken, schließen anmutig die Beine und lassen sich zu einer sitzenden Haltung auf der Matte nieder.

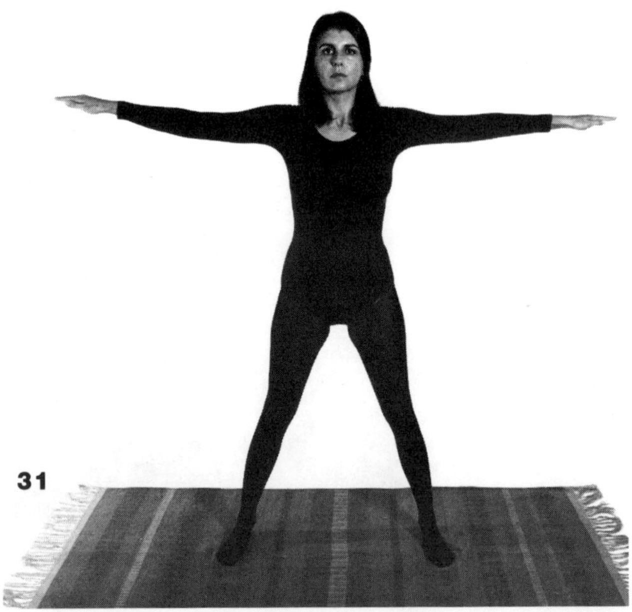
31

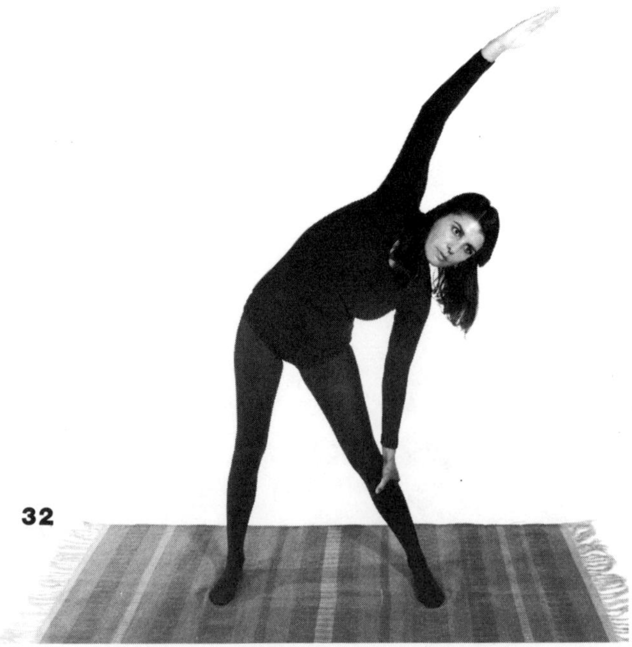
32

Strecken des Rückens

33 Strecken Sie beide Beine lang aus. Heben Sie langsam die Arme über den Kopf und schauen Sie nach oben.

34 In einer sehr langsamen Bewegung beugen Sie sich mit ausgestreckten Armen nach vorn hinunter und umfassen fest beide Waden. Die Knie sind durchgedrückt.
Indem Sie an den Beinen ziehen, bringen Sie in einer sehr langsamen Bewegung den Oberkörper so weit hinunter, wie es ohne Anstrengung möglich ist. Die Ellbogen sind dabei nach außen gebogen. Bleiben Sie in dieser Stellung bewegungslos für 10 Sekunden.
Lassen Sie die Waden los und richten Sie sich langsam wieder auf. Heben Sie langsam die Arme und wiederholen Sie die Bewegungen. Führen Sie die Übung 3mal aus.
Nach der letzten Wiederholung richten Sie den Oberkörper wieder auf. Die Hände ruhen auf den Oberschenkeln, und langsam legen Sie sich mit dem Rücken auf den Boden.

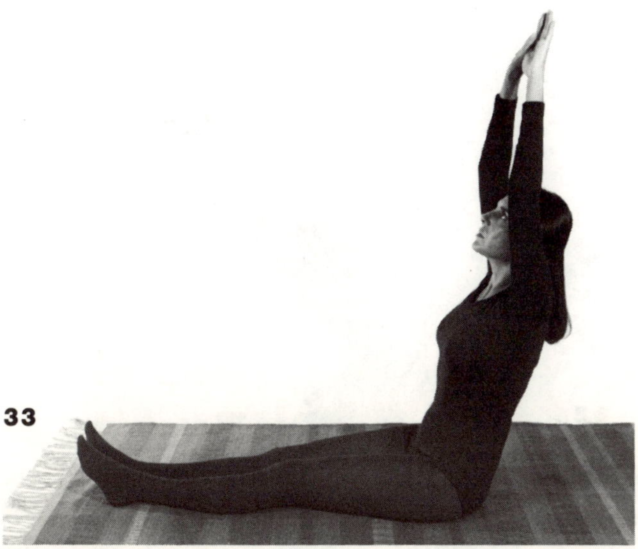

33

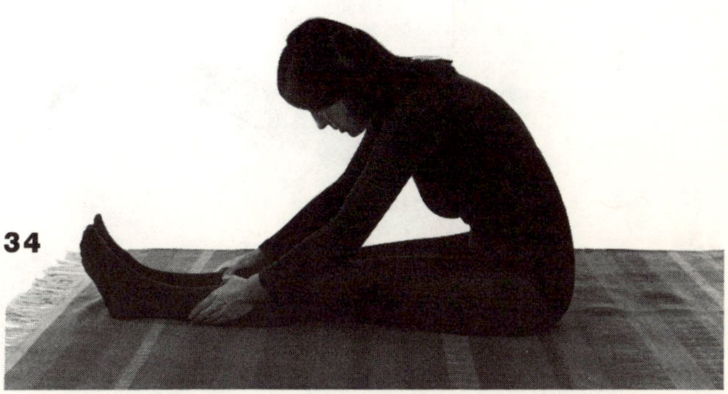

34

Schulterstand (Kerze)

35 Sie liegen völlig entspannt, die Hände haben Sie mit der Innenfläche auf den Boden gelegt, und nun spannen Sie Bauch- und Beinmuskeln an.
Pressen Sie die Handflächen gegen den Boden heben Sie, mit durchgedrückten Knien, die Beine langsam vom Boden ab und bringen Sie sie mit einem gewissen Schwung anmutig nach hinten über den Kopf.

36 Stützen Sie die Hüfte mit den Händen ab und recken Sie sich mit Oberkörper und Beinen bis zu der abgebildeten Stellung hoch. Entspannen Sie den Körper, so gut es geht, und atmen Sie normal. Die Stellung sollten Sie 1–2 Minuten beibehalten. Vielleicht möchten Sie eine Uhr benutzen, um die Zeit zu kontrollieren. Für diesen Fall stellen Sie die Uhr so auf, daß Sie aus Ihrer Stellung die Zeit leicht ablesen können. Falls es Sie zu sehr anstrengt oder Sie irgendwelche Beschwerden verspüren, so verkürzen Sie die Dauer der Übung. Wenn es Ihnen nicht möglich ist, die Hüfte vom Boden abzuheben, dann heben Sie einfach nur die Beine an und halten Sie diese die festgesetzte Zeit über in die Höhe. In einigen Fällen kann es helfen, wenn man die Beine mit viel Schwung nach hinten über den Kopf schwingt, daß die Hüften vom Boden loskommen, und man nun mit den Händen die Hüften abstützen kann. Am Schluß gehen Sie vom Schulterstand zum Pflug *asana* über.

35

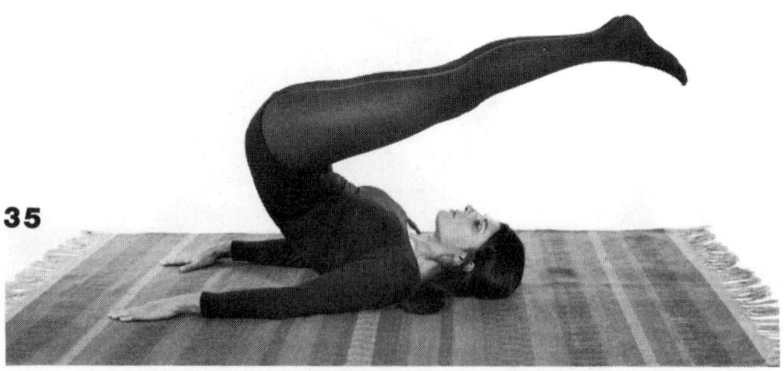

36

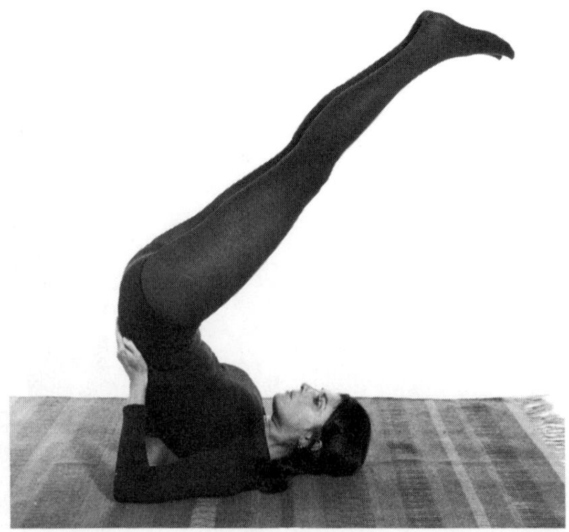

Pflug

37 Aus dem Schulterstand senken Sie langsam die Beine hinter dem Kopf auf den Boden zu. Die Knie bleiben durchgedrückt. Wenn die Beine nur noch einen geringen Abstand vom Boden haben, können Sie sich mit den Handflächen am Boden abstützen.

38 Lassen Sie die Beine weiter sinken (mit durchgedrückten Knien), bis ungefähr die Stellung wie auf der Abbildung erreicht ist. Versuchen Sie, normal zu atmen. Wenn die abgebildete Stellung noch zu schwierig ist, senken Sie die Beine lediglich so weit, wie es Ihnen ohne Beschwerden möglich ist, und üben Sie weiter auf die schwierigere Stellung hin. Versuchen Sie, diese Stellung möglichst 1 Minute lang innezuhalten, ohne sich viel zu bewegen. Gehen Sie aus der Pflugstellung heraus, indem Sie die Knie beugen und die Fersen an das Gesäß bringen. Rollen Sie langsam und mit soviel Selbstkontrolle wie möglich den Oberkörper Wirbel für Wirbel ab, wobei Sie mit dem Hinterkopf möglichst am Boden bleiben, so daß der Oberkörper sich nicht in einer Schaukelbewegung vom Boden abhebt. Wenn die Hüfte den Boden berührt, lassen Sie die Füße langsam am Boden entlangrutschen, bis die Beine ausgestreckt sind. Entspannen Sie sich eine Zeitlang in dieser ausgestreckten Lage und gehen Sie dann in den Sitz mit gekreuzten Beinen über.

37

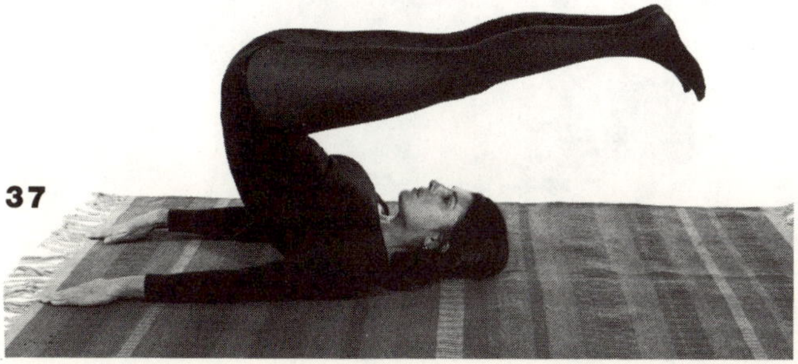

38

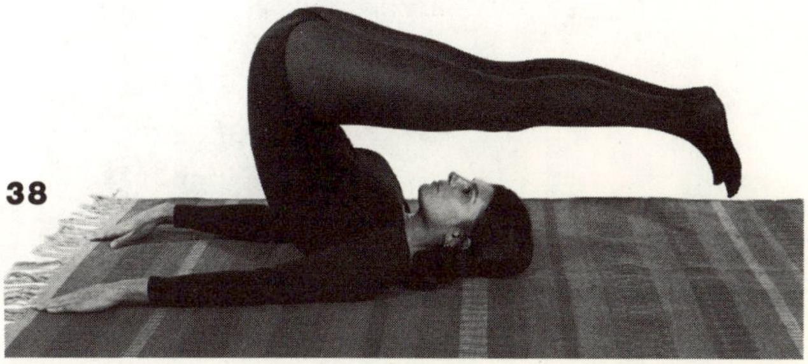

Kopf- und Nackenrollen

39 Im Schneidersitz (oder im Lotussitz) schließen Sie die Augen. Langsam lassen Sie den Kopf soweit wie möglich nach vorn sinken und entspannen dabei die Nackenmuskeln. Verweilen Sie in dieser Stellung reglos für 10 Sekunden.
Mit einer sehr langsamen Bewegung rollen und drehen Sie den Kopf ganz nach links. (Nicht einfach nur den Kopf zur Seite neigen, sondern ihn in langsamer, übertriebener Bewegung rollen und drehen.) Augen bleiben geschlossen. Verharren Sie wieder in dieser Stellung, ohne sich zu rühren, für 10 Sekunden.

40 Sehr langsam rollen und drehen Sie den Kopf ganz nach hinten. Bleiben Sie so für 10 Sekunden.
Sehr langsam rollen und drehen Sie den Kopf ganz nach rechts. Bleiben Sie so 10 Sekunden.
Sehr langsam rollen und drehen Sie den Kopf in die nach vorn geneigte Ausgangsposition. Wiederholen Sie noch einmal die ganze Übung mit den vier Positionen.
Nach Beendigung bleiben Sie im Schneidersitz, halten die Augen geschlossen und heben den Kopf, so daß Sie aufgerichtet sitzen.

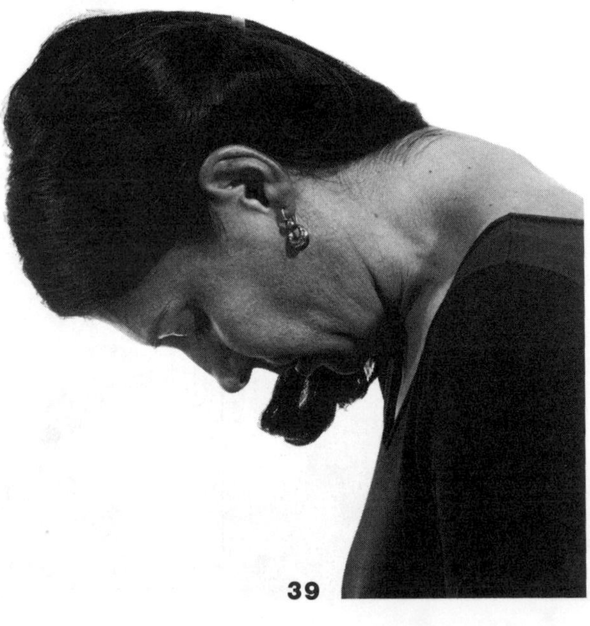

39

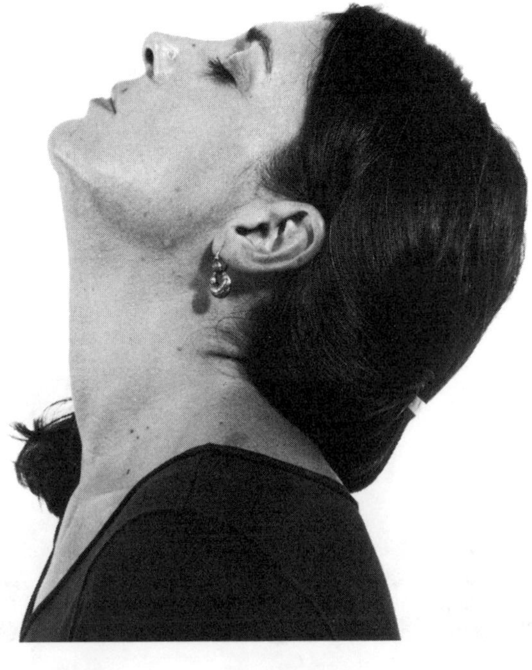

40

Beobachtung des Atems

41 Sitzen Sie mit gekreuzten Beinen und beobachten Sie eine Minute lang den Atem, wie auf Seite 25 (Übung Nr. 19) beschrieben.

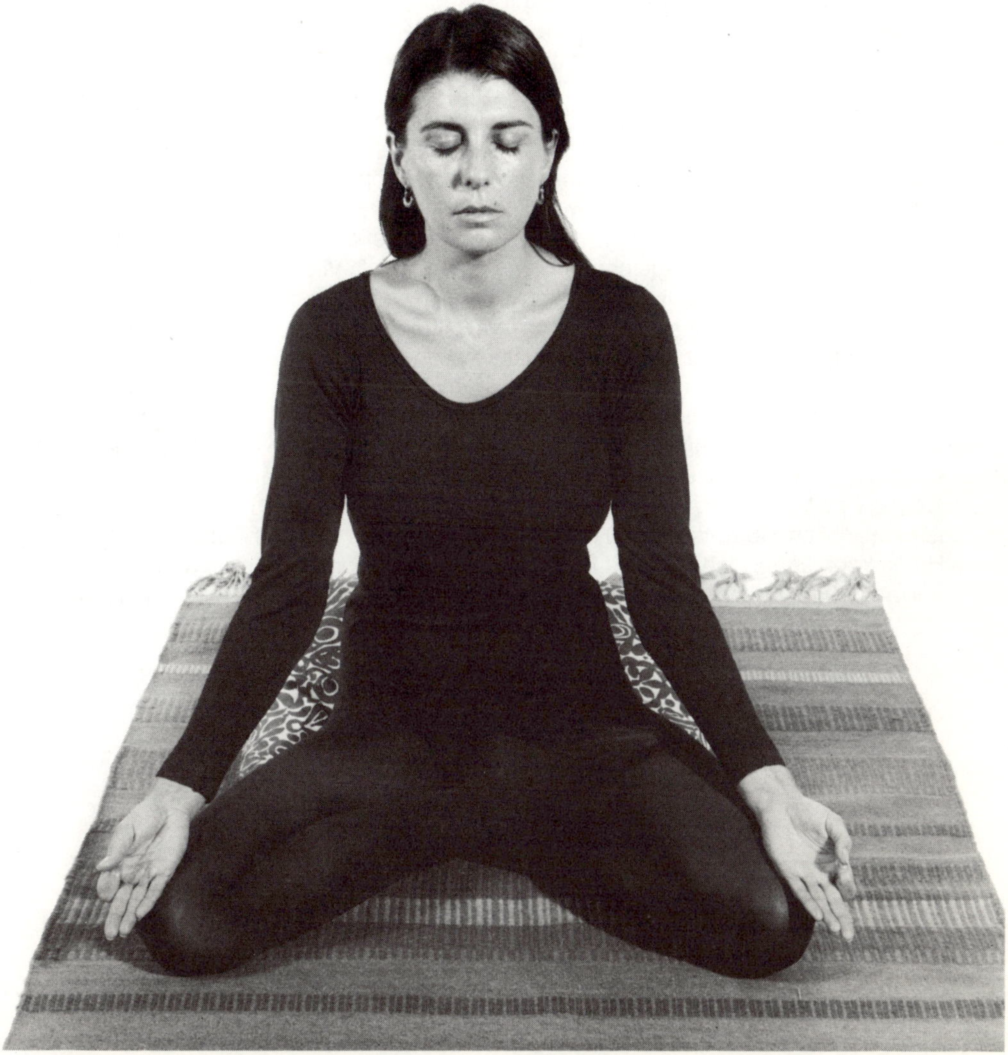

41

Das Gefühl der tiefen Entspannung

Es ist allgemein bekannt, daß der Geist einen großen Einfluß auf den Körper hat. Verschiedene Zustände, die sich im Körper zeigen, können oft direkt auf besondere gedankliche Vorbilder zurückgeführt werden. Aber das trifft auch für das Gegenteil zu: Das körperliche Befinden und der Rhythmus des Atmens beeinflussen unmittelbar die Gefühle und die Art und Weise, wie der Verstand funktioniert. Ein Mensch, der von Ängsten, Nervosität und Depressionen geplagt wird, kann oft diese und dadurch verursachte Zustände eliminieren, wenn er empfindsam wird in bezug auf Spannungen und Verspannungen im Körper und lernt, wie er damit umzugehen hat und sie »loswerden« kann.

Obwohl Meditation nicht mit Entspannung gleichgesetzt werden sollte, stimmt es, daß eine produktive Meditation nicht erfolgreich durchgeführt werden kann, wenn der Körper nervös, angespannt, unruhig oder erregt ist. Sogar geringe Muskelkontraktionen, die häufig unbeachtet bleiben, können den freien Fluß der erforderlichen Energie *(prana)* erschweren oder verhindern. Um diese hemmenden Zustände auszuschalten, führen wir unmittelbar vor jeder Meditationsübung eine Übung mit den Hatha-Yoga-*asanas* durch. Und heute sollen Sie zusätzlich zu dieser Anwendung des Hatha Yoga üben, sich nicht nur freiwillig in einen Zustand völliger Entspannung zu versetzen, sondern sich auch ganz des *Gefühls* dieser totalen Entspannung bewußt zu werden. Das bewußte Gefühl dieses Zustands ist eine eminent wichtige Erfahrung; es ist eine Erfahrung, die nur eine relativ geringe Anzahl von Menschen je hatte. Die Wichtigkeit dieses Gefühls für Yoga- und Meditationsschüler liegt in der Tatsache, daß, einmal erkannt, einmal lokalisiert, es mit zunehmender Häufigkeit kontaktiert werden kann. Schließlich wird der entspannte Zustand der *natürliche* Zustand für den Schüler, in dem er wirksam sein kann. Die Vorteile dieses Zustands bezüglich der körperlichen und geistigen Gesundheit sind offensichtlich. Was nicht so offensichtlich für den Anfänger scheint, ist dies, daß eine beträchtliche Menge von *prana,* Lebenskraft, Vitalität, die sonst gewöhnlich zerstreut ist und in eingefahrenen Verhaltensmustern von Spannungszuständen vergeudet wird, nun zu einer geistigen Konzentration gesammelt werden kann, was hilft, den einpunktigen Zustand zu erlangen, der ein wesentlicher Bestandteil der Meditation ist.

Jedesmal, wenn diese Übung angewandt wird, wird die Erfahrung eines tieferen Zustands des »Loslassens« gemacht. Es gibt ein fortschreitendes Abwerfen von Lasten des Körpers und des Geistes, welches in Verbindung mit anderen Übungen, die wir anwenden, in einen unbeschreiblichen Zustand von Leichtigkeit und Freiheit führt.

Anweisungen

Führen Sie das Hatha-Yoga-Übungsprogramm der Grundstufe Übungsreihe A auf Seite 15 durch

Aus dem Schneider- oder Lotussitz strecken Sie langsam die Beine nach vorne aus.
Lassen Sie sich langsam mit dem Rücken auf den Boden niedersinken. Die Arme sind ausgestreckt und ein wenig ab vom Körper, wie auf der Abb. 42 gezeigt. Die Innenseite der Hand zeigt nach oben. Schließen Sie die Augen. Atmen Sie normal.
Lassen Sie Ihren Körper schlaff werden. Alle Muskeln sind gelockert.
Konzentrieren Sie sich ganz auf die Füße; sollten sie irgendwie angespannt sein, so entspannen Sie sie. Nehmen Sie Ihre Waden und Knie bewußt wahr und entspannen Sie auch hier völlig. Stellen Sie nun fest, ob alle Muskeln in den Oberschenkeln und im Gesäß entspannt sind.
Lenken Sie nun langsam Ihre Aufmerksamkeit hin zu Ihrem Unterleib, und nun zu Ihrem Zwerchfell, dann zu Ihrer Brust. Sobald Sie sich dieser Körperteile bewußt werden, vergewissern Sie sich, daß es keine Muskelanspannungen gibt.
Nun wenden Sie Ihre Aufmerksamkeit Ihren Fingern zu, dann den Unterarmen, Oberarmen und Schultern. Spüren Sie den Zustand jedes einzelnen Gliedes, halten und stützen Sie keines, so daß es völlig erschlafft.
Stellen Sie nun fest, ob sich Ihr Nacken in einer bequemen Lage befindet; wenn nicht, berichtigen Sie die Lage. Zum Schluß entspannen Sie das Kinn und das Gesicht. Verbleiben Sie in diesem entspannten Zustand.
Abb. 42 zeigt den Körper in einem Zustand der Entspannung, aber keiner totalen. Gewöhnlich fahren wir fort, unbewußt bestimmte Muskeln anzuspannen. Häufig bleiben beim ersten Versuch der Tiefenentspannung verschiedene Muskelkontraktionen unbeachtet. Deswegen ist es vorteilhaft, wenn man zunächst einen allgemeinen Zustand der Entspannung erreicht hat, nun die Übung der Tiefenentspannung zu wiederholen und die »Feinabstimmung« vorzunehmen. Bei der zweiten Ausführung wird man die kleinste Verspannung entdecken und die entsprechenden Muskeln entspannen. (Abb. 43 zeigt den völlig entspannten Zustand.)

42 Bei den ersten Versuchen, sich zu entspannen, kann es der Aufmerksamkeit häufig entgehen, daß in gewissen Bereichen Spannungen fortbestehen. Die Pfeile zeigen Punkte auf, wo Kontraktionen häufig vorhanden sind und auch unbeachtet bleiben, während man die Tiefenentspannung praktiziert.

43 Völlige Entspannung. Da, wo noch Spannungen vorhanden waren, sind die betreffenden Muskeln entspannt worden. Das Bewußtsein bleibt ständig auf das *Gefühl* dieses Zustands konzentriert.

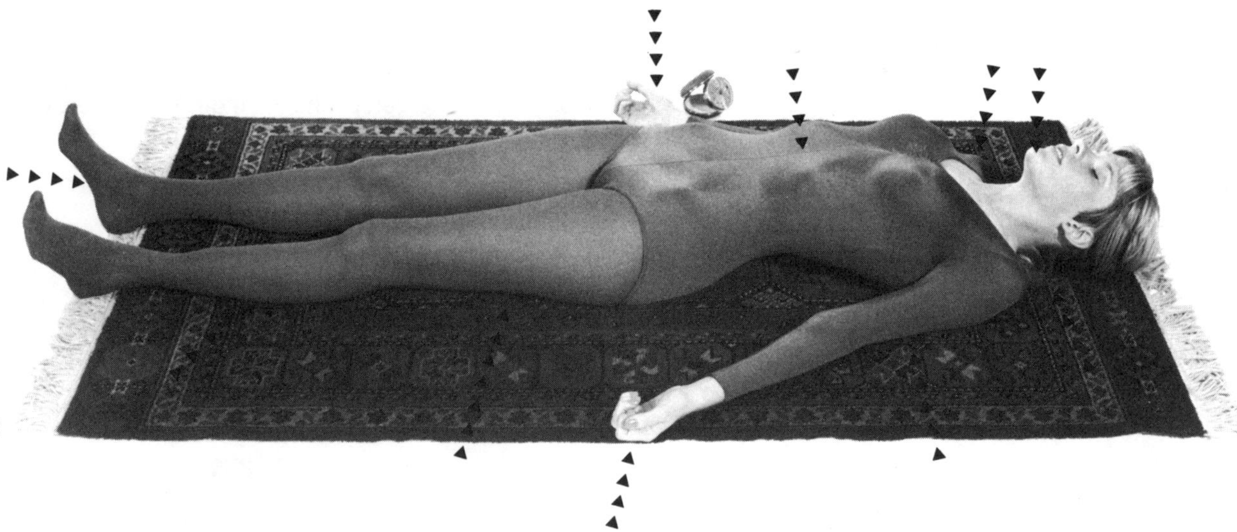

42

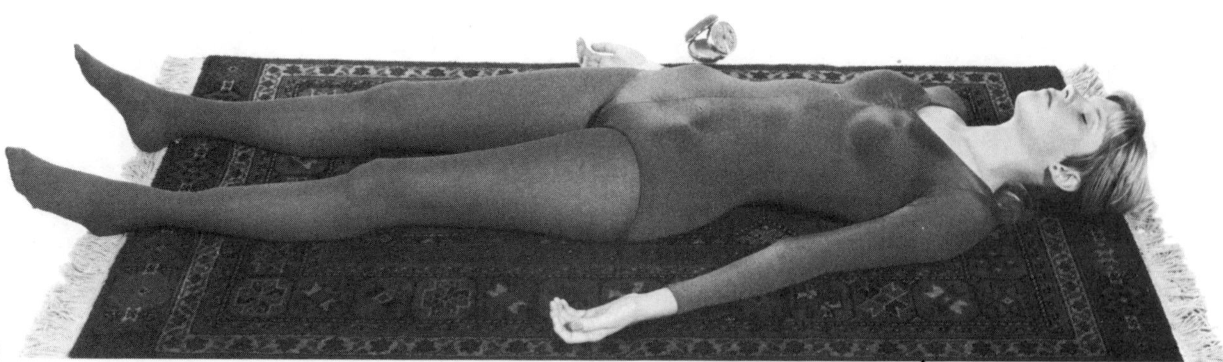

43

Lenken Sie noch einmal Ihr Bewußtsein auf Ihre Füße und fahren Sie genauso fort wie zuvor. Versuchen Sie schon bei der ersten Ausführung mit Ihrer Aufmerksamkeit, die sich nun nacheinander auf jeden einzelnen Bereich konzentriert, jeden Muskel, der noch gespannt ist, mag es noch so geringfügig sein, zu entdecken und dann zu entspannen.
Wenn Ihre Aufmerksamkeit sich zum zweitenmal auf den Gesichtsbereich konzentriert, sind schon ungefähr 5 Minuten vergangen und Ihr Körper sollte sich in tief entspanntem Zustand befinden. Während der nächsten 5 Minuten werden Sie sich des Gefühls dieses Zustands bewußt. Der Kern oder »Same« dieser Meditationsübung ist das totale *Gewahrwerden des Gefühls, ganz tief entspannt zu sein.* Wann immer Sie feststellen, daß Ihr Alltagsbewußtsein wieder einmal umherschweift und anfängt, allen möglichen Gedanken nachzugehen, wenden Sie sich auf der Stelle von all solchen Ablenkungen ab und kehren Sie Ihre Aufmerksamkeit wieder dem Gefühl zu. Sooft auch Ihr Bewußtsein abschweift, muß es sanft, aber fest zu dem Gefühl des entspannten Zustands zurückgebracht werden.
Wenn ungefähr 5 Minuten verstrichen sind, öffnen Sie die Augen. Richten Sie langsam den Oberkörper auf und nehmen Sie eine sitzende Stellung ein.
Damit sind die Meditationsübungen für heute beendet. (Machen Sie sich Notizen über das, was Ihnen interessant, bedeutungsvoll, und wichtig erscheint.)

(Die morgige Meditationsübung erfordert eine Kerze und einen Halter. Halten Sie beides für die morgige Stunde bereit.)

2. Tag

Kerze (1)

Die letzte Stufe, die der Yoga-Schüler sucht – die des reinen Bewußtseins und des uneingeschränkten Wissens – wird in der metaphysischen Literatur mit solchen Ausdrücken wie »erleuchtet«, »verklärt«, »der Geist ist voll Licht«, »das Licht durchdringt den Schleier der Unkenntnis« beschrieben. Das Element des *Lichts* wird wiederholt auf den Zustand der Selbstverwirklichung angewandt. Die Art des Lichts, die in Frage kommt, kann nicht genau beschrieben werden, da es in seiner Leuchtkraft und Intensität alles, was uns durch äußere Sicht bekannt ist, übertrifft. »Heller als die hellste Sonne«, ist ein häufig verwendeter Satz.Denn dieses innere Licht erhebt, klärt und reinigt das Bewußtsein, seine Erzeugung ist von größter Wichtigkeit für den Yoga-Schüler. Unser *30-Tage-Plan* enthält verschiedene Übungen, in denen Licht zum Samenkorn und Keim der Meditation wird. Die heute benutzte Kerze ermöglicht die erste solcher Übungen.

Die Kerzenflamme hat gewisse Eigenschaften, die besonders wertvoll sind für diese Übung. Erstens wirkt sie auf die Augen beruhigend und anziehend, und die Augen können sie mit Leichtigkeit fixieren. Zweitens ist es aufgrund des Eindrucks, den sie auf der Netzhaut hinterläßt, verhältnismäßig einfach, ihr Bild zu bewahren. Somit dient die Flamme nicht nur als ein hervorragendes Mittel der Einführung in die Visualisierung, sondern auch als die wirkende Kraft, wodurch »der Geist mit Licht erfüllt wird«.

Die heutige Meditation erfordert eine angezündete Kerze. Stellen Sie die Kerze (mit Halter) und Streichhölzern in die Nähe Ihres Meditationsplatzes, bevor Sie mit dem heutigen Hatha-Yoga-Programm anfangen.

Anweisungen

Führen Sie das Hatha-Yoga-Übungsprogramm der Grundstufe Übungsreihe B auf Seite 27 durch

Öffnen Sie die Augen.
Zünden Sie die Kerze an und stellen Sie sie ungefähr 1 Meter entfernt von dem Platz, wo Sie sitzen, auf. Nehmen Sie die Sitzhaltung mit gekreuzten Beinen ein.
Richten Sie den Blick direkt auf die Flamme und halten Sie ihn dort stetig für 2 Minuten (blinzeln oder zwinkern Sie, wenn nötig). Sowohl der Blick als auch die Aufmerksamkeit müssen völlig auf die Flamme gerichtet sein. Wenn der Blick zwar dort fixiert bleibt, die Aufmerksamkeit jedoch abschweift, wird die Übung nicht den gewünschten Erfolg bringen (Abb. 44).
Wenn die 2 Minuten verstrichen sind, schließen Sie die Augen und legen Sie die Hände mit der Innenfläche auf die Augen. (Die Kerze bleibt angezündet, siehe Abb. 45.)
Halten Sie mit zugehaltenen Augen das Abbild der Flamme fest. Es ist gewöhnlich von gelblich-weißer Farbe, jedoch ist jede Farbe zufriedenstellend, in der es erscheint. Konzentrieren Sie sich 3 Minuten lang völlig auf das Abbild und lassen Sie nicht die Kerze flackern. Wenn das Bild verblaßt oder wenn sie es ganz verlieren, verdeutlichen Sie es wieder durch einen intensiveren Versuch der Vergegenwärtigung. Jedesmal, wenn das Bild verblaßt, bringen Sie es zurück; jedesmal, wenn Sie merken, daß Ihre Aufmerksamkeit abschweift, lenken Sie sie sanft, aber bestimmt zurück, so daß sie völlig und ausschließlich mit dem Bild beschäftigt ist. (Sollte Ihnen das Bild ganz entfallen sein und sollten Sie es auf keine Weise rekonstruieren können, öffnen Sie für eine kurze Zeit die Augen und heften Sie den Blick auf die Flamme. Dann halten Sie die Augen wieder mit den Händen zu und wiederholen die Übung.)

Wenn die 3 Minuten verstrichen sind, öffnen Sie die Augen. Sollten Sie in den Beinen Beschwerden verspüren, so strecken Sie sie langsam aus, massieren Sie die Knie leicht für ein paar Augenblicke und nehmen Sie dann wieder den Schneidersitz oder Lotussitz ein.

2. Tag

Wiederholen Sie den Vorgang: Blicken Sie in die Flamme für weitere 2 Minuten; halten Sie die Augen zu und behalten Sie das Bild der Flamme für zusätzliche 3 Minuten. Beachten Sie, daß während dieses Vorgangs der Vergegenwärtigung nichts weiter getan werden soll, als Ihre Fähigkeit in einpunktiger Konzentration dadurch zu fördern, daß Ihr Bewußtsein sich völlig und ausschließlich mit dem Bild beschäftigt.
Wenn die 3 Minuten des Visualisationsvorgangs verstrichen sind, öffnen Sie die Augen und strecken Sie langsam die Beine aus. Löschen Sie die Flamme.
Damit ist die Meditationsübung für heute beendet. (Machen Sie Ihre Notizen.)

44 Zwei Minuten lang ist die ganze Aufmerksamkeit auf die Flamme gerichtet.

45 Die Augen werden zugehalten, und das Bild wird 3 Minuten lang erinnert.

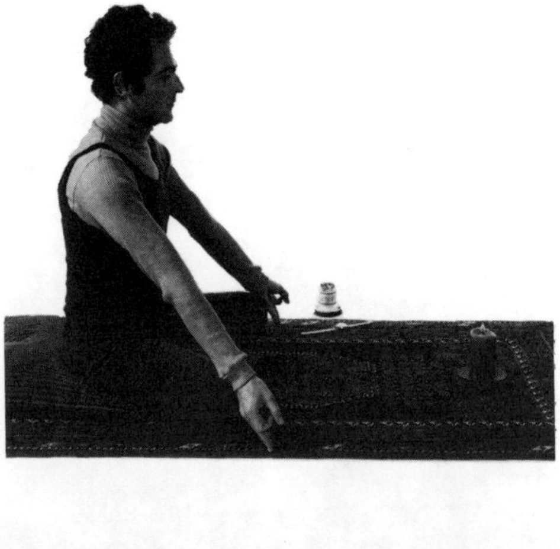

44

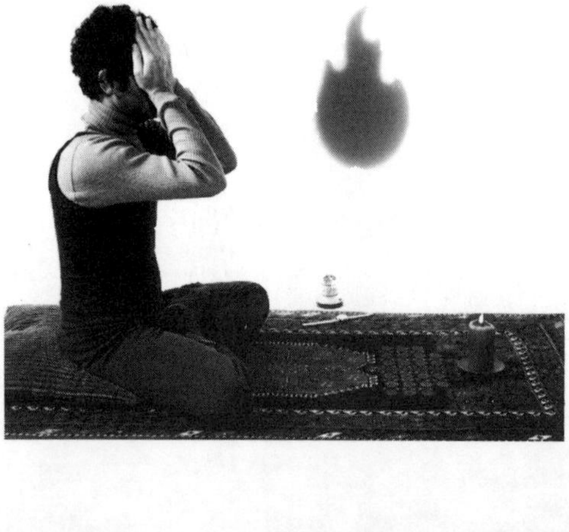

45

Weißes Licht (Revitalisierung)

Prana (Lebenskraft) ist das subtile Mittel, wodurch das Leben des Körpers aufrechterhalten wird. Je mehr *prana* in den Körper eintritt und dort verbleibt, desto höher ist die Lebensqualität. Eine Verminderung des *prana* bedeutet eine Verminderung der Vitalität und eine Verschlechterung der Lebensqualität; ohne *prana* gibt es kein Leben. Während Nahrung, Wasser und Licht Hauptquellen des *prana* sind, ist Luft die wesentlichste, die Urquelle. (»Das Leben ist im Atem.«) Während des Atmungsvorgangs sammelt sich *prana* in bestimmten körperlichen Zentren, besonders im Sonnengeflecht *(solar plexus),* von wo aus es sich fortwährend auf den ganzen Organismus verteilt. Wenn wir einen körperlich und gefühlsmäßig negativen Zustand erleben (Anspannung, Streß, Krankheit, Schmerz, Depression, Erschöpfung und dergleichen), ist es möglich, vorübergehend das Volumen an *prana* zu vergrößern (durch tiefe Atmung), den *solar plexus* direkt anzuzapfen – das Hauptzentrum zur Speicherung des *prana* – und von dort dieses *prana* zu dem Bereich hinzudirigieren, wo es für therapeutische Zwecke gebraucht wird. Obwohl der Fluß des *prana* für das äußere Auge unsichtbar ist, kann es von dem inneren Auge gesehen werden, eine zarte Vision von einem weißen Licht großer Intensität. Die Vergegenwärtigung und Lenkung dieses weißen Lichts in Verbindung mit einer bestimmten Atemmethode ist die heutige Meditationsaufgabe. An diesem 3. Tag legen wir besonderen Wert auf den Gebrauch des weißen Lichts, das Strömen des *prana,* um eine allgemeine Revitalisierung des Organismus zu erlangen. An einem der folgenden Tage werden wir das weiße Licht zur Heilung anwenden. Tausende von Yogaschülern haben sehr schnell gelernt, mit Leichtigkeit diese höchst wirksame Methode anzuwenden. Häufig erzielt man damit schon beim erstenmal hervorragende Ergebnisse.

46 Das weiße Licht *(prana).*

Anweisungen

Führen Sie das Hatha-Yoga-Übungsprogramm der Grundstufe Übungsreihe C auf Seite 35 durch

Bleiben Sie in der Sitzstellung mit gekreuzten Beinen. Schließen Sie die Augen.
Das Hauptzentrum zur Speicherung der Lebenskraft ist der *solar plexus* (das Sonnengeflecht). Es befindet sich knapp oberhalb des Nabels, unterhalb der Rippen. Während der Atmung sammelt sich *prana* in diesem Gebiet an. Unser Ziel ist heute, eine größere Zufuhr an Lebenskraft zum Kopf hinzulenken, um eine Beruhigung und eine allgemeine Revitalisierung zu erzielen.

Legen Sie alle zehn Fingerspitzen leicht an den *solar plexus*. Atmen Sie tief aus.
Ganz langsam tief und vollständig einatmen. Während des Einatmens stellen Sie sich das Strömen des *prana* als ein helles weißes Licht vor (Abb. 46). Es strömt durch die Nasenlöcher ein, bewegt sich abwärts zu der Region des *solar plexus* und geht in die Fingerspitzen über, wo es verbleibt. Das ist die ständige Vorstellung während des ganzen langsamen Einatmens (Abb. 47).

47 Der Lauf des *prana* während des langsamen Einatmens.

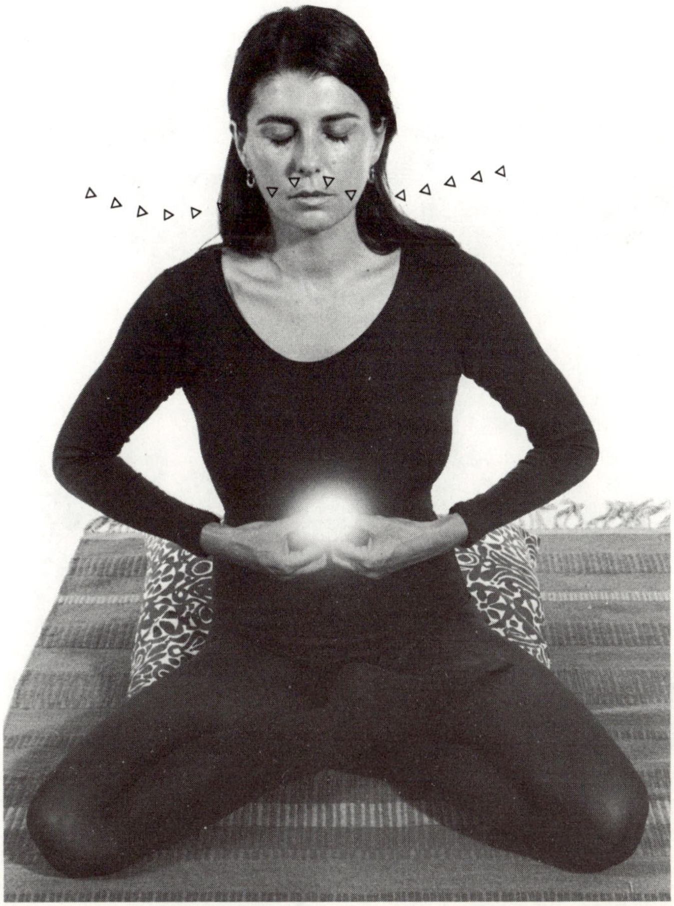
47

Wenn das Einatmen beendet ist, *Atem anhalten* und die zehn Fingerspitzen vom Sonnengeflecht auf das »dritte Auge« verlegen – auf die Stirn zwischen den Augenbrauen.
Ganz langsam tief und völlig ausatmen. Stellen Sie sich während des Ausatmens vor, daß *prana* – das weiße Licht – von den Fingerspitzen in den Kopf einströmt und ihn mit Lebenskraft überflutet. Das ist die beständige Vorstellung während des ganzen *langsamen* Ausatmens (Abb. 48).

Wenn die Vorstellung des weißen Lichts, wie es in den Kopf strömt, stetig und stark ist, werden Sie ein angenehmes Prickeln und eine Wärme im ganzen Kopf verspüren. Dieses Gefühl kann sich über den ganzen Körper ausbreiten.

48 *Prana* wird während des langsamen Ausatmens in den Kopf geleitet.

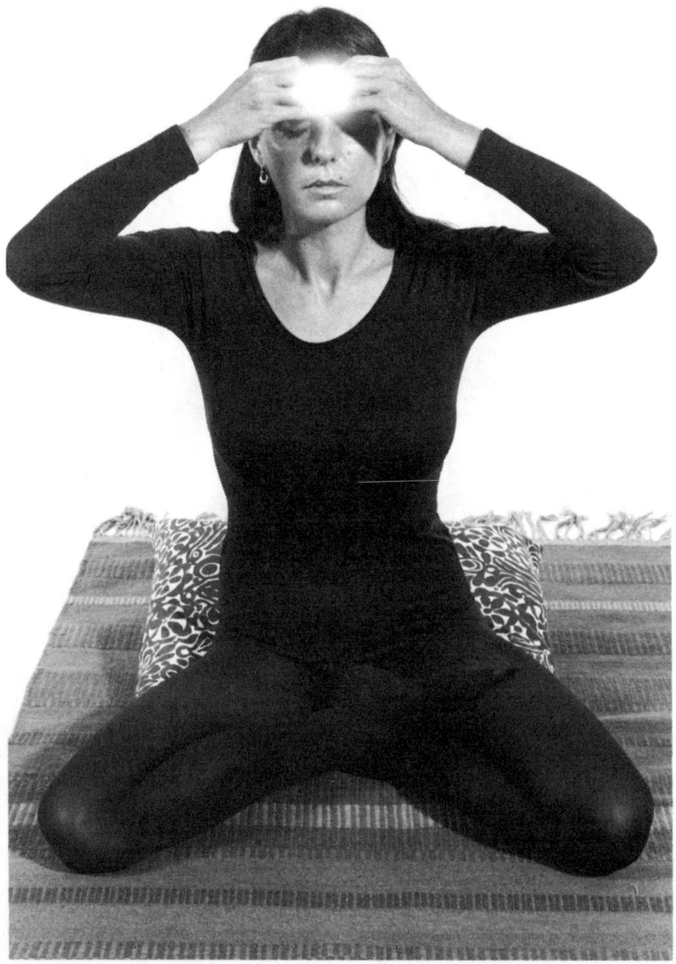

48

Wenn das Ausatmen beendet ist, *stellen Sie die Atmung für einen Augenblick ein,* während Sie langsam die Fingerspitzen zu dem *solar plexus* zurückführen.
Fangen Sie wieder mit dem Einatmen an und wiederholen Sie den Vorgang.
Während der Übungszeit von 10 Minuten können Sie die Übung ungefähr 20mal wiederholen. Ihre Aufmerksamkeit muß natürlich völlig auf die Visualisierung des weißen Lichts gerichtet sein. Wenn das Licht lange braucht, um sich zu manifestieren, machen Sie standhaft weiter; es wird kommen und sich zeigen. Wenn das weiße Licht verblaßt oder sich ganz verliert, bringen Sie es zurück durch einen intensiven Versuch, es sich vorzustellen. Läßt Ihre Aufmerksamkeit nach, lenken Sie diese sanft, aber bestimmt auf das Bild zurück.

Wenn die 10 Minuten der Visualisierungsübung verstrichen sind, halten Sie die Augen noch geschlossen. Lassen Sie die Hände (in der Haltung des *mudra*) auf den Knien ruhen und verbringen Sie eine kurze Zeit damit, sich bewußt zu werden, was in Ihnen vorgeht (Abb. 49).
Öffnen Sie die Augen und strecken Sie langsam die Beine aus.
Damit ist die Meditationsübung für heute beendet. (Machen Sie sich Notizen.)

49 Die vermehrte Zufuhr an Lebenskraft verbleibt im Kopf (und kann im ganzen Körper verspürt werden).

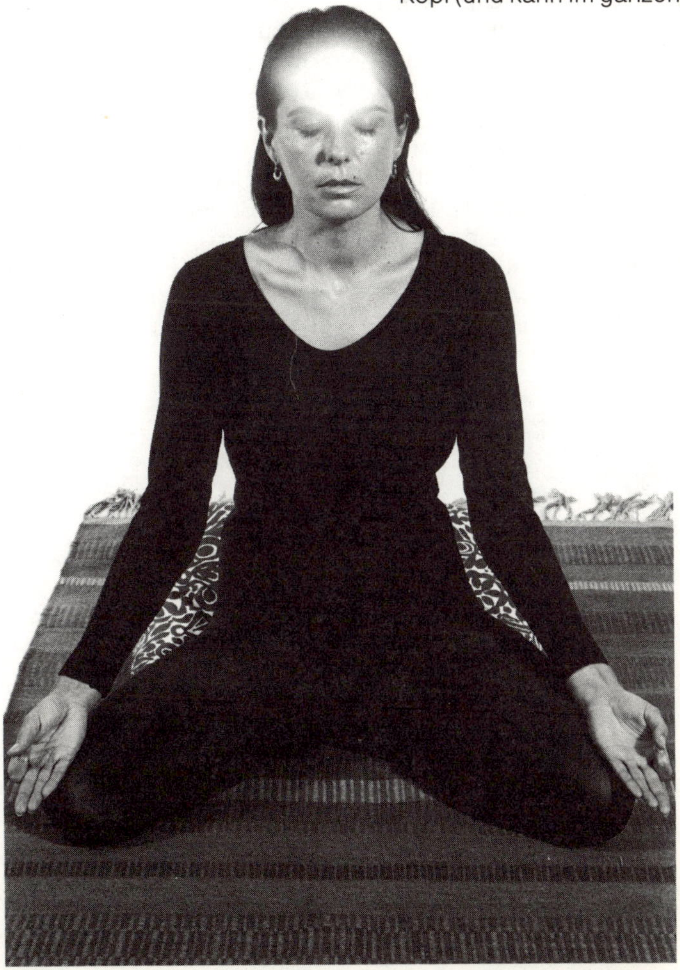

49

Yantra (1)

Dem flüchtigen Beobachter scheinen *yantras* wenig mehr zu sein als interessante Bilder, von denen ihm manche durch den vielfältigen Gebrauch, den man davon macht, vertraut sein mögen. Für den Yogaschüler hingegen sind Yantras von größter Bedeutung: *Es sind mystische Symbole der höheren Bewußtseinsebene.* Wenn der Meditierende Yantras in der vorgeschriebenen Art vergegenwärtigt, kommt er in Einklang mit den darin verkörperten Schwingungen. Indem er diese gleichgestimmten Schwingungen anschlägt und vernimmt, wird sein Bewußtsein zu jenen Ebenen hingezogen, von denen Yantras graphische Repräsentanten sind. Durch fortwährendes Üben neigt das Bewußtsein dazu, immer länger in dieser verdünnten Atmosphäre zu verbleiben, wo das intensive, helle Licht ihm erleuchteten Weitblick schenkt und jene dunklen Schichten durchdringt, die ihm seine eigene, wahre Natur verdunkeln. Somit wird durch jeden Kontakt mit den höheren Ebenen das Bewußtsein geläutert und das Verständnis des eigenen Seins vergrößert.

Viele Yantras sind universell; sie werden für Meditation nicht nur im Yoga, sondern in veränderter Form auch für esoterische Praktiken weltweit gebraucht.
Sechs Yantras werden in diesem 30-Tage-Kurs gebraucht. Einfache Formen erscheinen bei den ersten Übungen, und wenn der Lernende die Fähigkeit der Vergegenwärtigung entwickelt hat, werden schwerere Symbole eingeführt. Bei der praktischen Übung nimmt der Schüler das Yantra zunächst durch äußere Konzentration auf und vergegenwärtigt es sich dann innerlich.
Jedes Yantra übermittelt seine eigene einzigartige Form von Energie, Erleuchtung und Läuterung. Durch regelmäßiges Üben wird der Meditierende empfindsam und nimmt feinfühlig wahr, welchen Wert ein bestimmtes Yantra in Beziehung zu seiner persönlichen Entwicklung hat.

Der Punkt in der Mitte des Kreises, der sich im umgekehrten Dreieck befindet, ist das Yantra für die heutige Meditationsübung.

Anweisungen

Führen Sie das Hatha-Yoga-Übungsprogramm der Grundstufe Übungsreihe A auf Seite 15 durch

Verbleiben Sie in der Sitzhaltung mit gekreuzten Beinen.
Öffnen Sie die Augen.
Stellen Sie das Buch so auf, daß Sie gut und bequem hineinschauen können (Abb. 50). Wenn Sie aus dem Schneider- oder Lotussitz herausgehen mußten, um die Lage des Buches zu berichtigen, nehmen Sie die Sitzhaltung vor Beginn der Meditationsübung wieder ein.
Heften Sie den Blick auf Abb. 51.
Halten Sie den Blick unerschütterlich 2 Minuten lang aus. Sowohl der Blick als auch die Aufmerksamkeit müssen völlig auf die Figur fixiert bleiben. Wenn der Blick zwar fixiert bleibt, aber die Aufmerksamkeit abwandert, wird die Übung nicht den erwünschten Erfolg bringen.

Fangen Sie mit dem oberen Teil des Kreises an. Richten Sie nun langsam die Augen im Uhrzeigersinn auf die ganze Kreisbahn. Wenn Sie den Punkt 360 Grad erreicht haben, bewegen Sie die Augen zur Kreismitte hin und beobachten Sie nun den Punkt. Wiederholen Sie diesen Vorgang, der 2 Minuten dauern soll.
Nun schließen Sie die Augen und vergegenwärtigen sich genau die gleiche Figur 3 Minuten lang. Gestatten Sie Ihrer Aufmerksamkeit keinerlei Ablenkung; keinen Gedanken sollten Sie zulassen. Sobald das Bild verblaßt oder Sie bemerken, daß Ihre Aufmerksamkeit abschweift, rekonstruieren Sie die Figur durch den Aufbau eines Kreisumfangs im Uhrzeigersinn und das Plazieren des Punktes in der Kreismitte. Jede Farbe, in der das Yantra erscheint, ist zufriedenstellend.

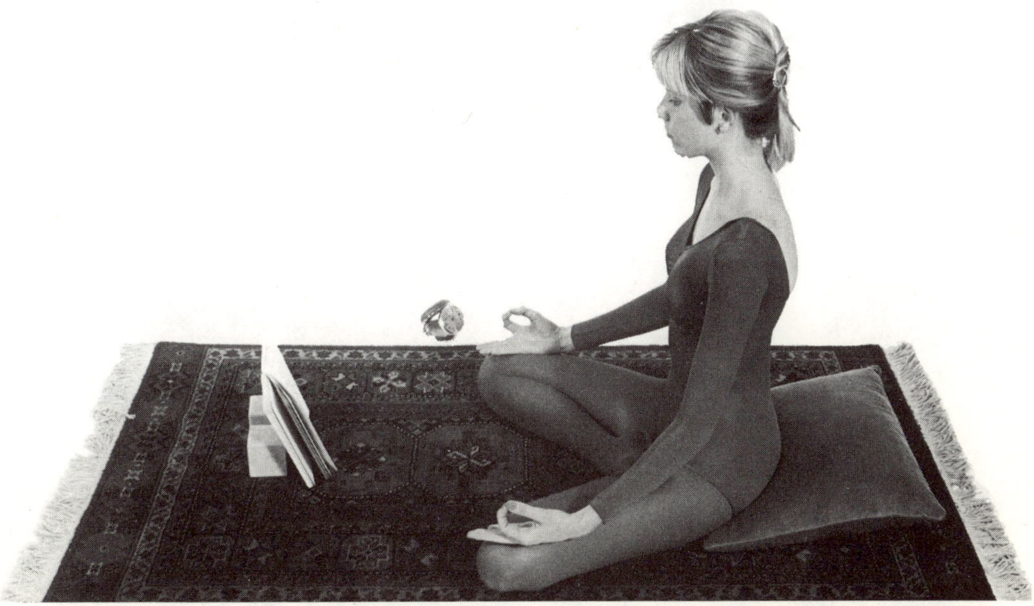

50

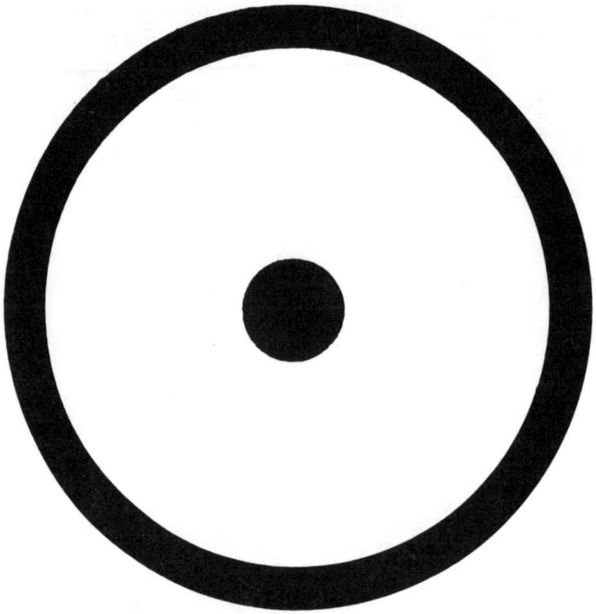

51 Yantra 1: Der Punkt im Kreis

Wenn die 3 Minuten verstrichen sind, öffnen Sie die Augen. Sollten Sie Beschwerden in den Beinen verspüren, dann strecken Sie die Beine aus und massieren Sie die Knie leicht für kurze Zeit. Dann nehmen Sie wieder den Schneider- oder Lotussitz ein.
Heften Sie den Blick auf Abb. 53. Nun ist der Kreis von einem umgekehrten Dreieck umgeben. Heften Sie Ihren Blick 2 Minuten lang darauf.
Wenn die 2 Minuten verstrichen sind, schließen Sie die Augen und vergegenwärtigen sich genau die gleiche Figur 3 Minuten lang. Wieder lassen Sie keine Abschweifung Ihrer Aufmerksamkeit zu. Wenn das Bild verblaßt, rekonstruieren Sie es, indem Sie das umgekehrte Dreieck aufbauen (an dem unteren Punkt anfangen und im Uhrzeigersinn die drei Seiten gedanklich nachziehen), dann den Kreis im Uhrzeigersinn, und dann den Punkt.

Falls während der ersten Versuche die Visualisierung unmöglich bzw. extrem schwach ist, verstärken Sie das Bild, indem Sie die Augen öffnen und die Figur im Buch einen Augenblick betrachten. Dann schließen Sie wieder die Augen und machen einen erneuten Versuch. Indem Sie das ständig wiederholen, wird sich Ihre Fähigkeit, ein geistiges Bild zu schauen, entwickeln.
Wenn die 3 Minuten verstrichen sind, öffnen Sie die Augen und strecken langsam die Beine aus.
Damit ist die Meditationsübung für heute beendet. (Machen Sie sich Notizen.)

52 Die einfache (links) und schwierigere Form des Yantras werden nacheinander vergegenwärtigt.

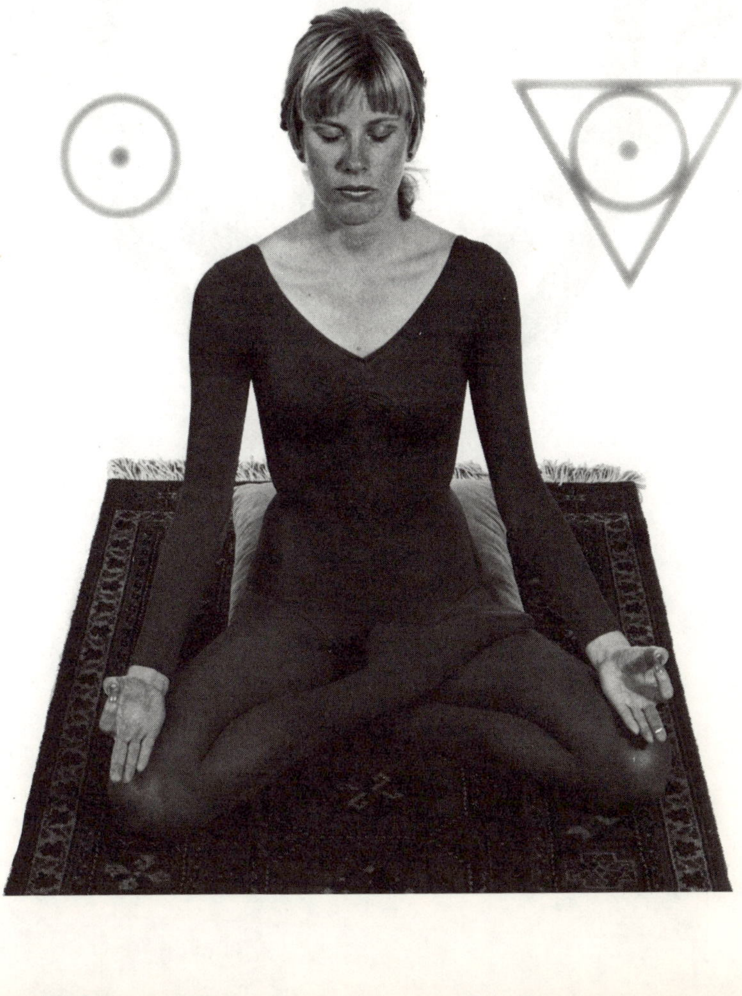

52

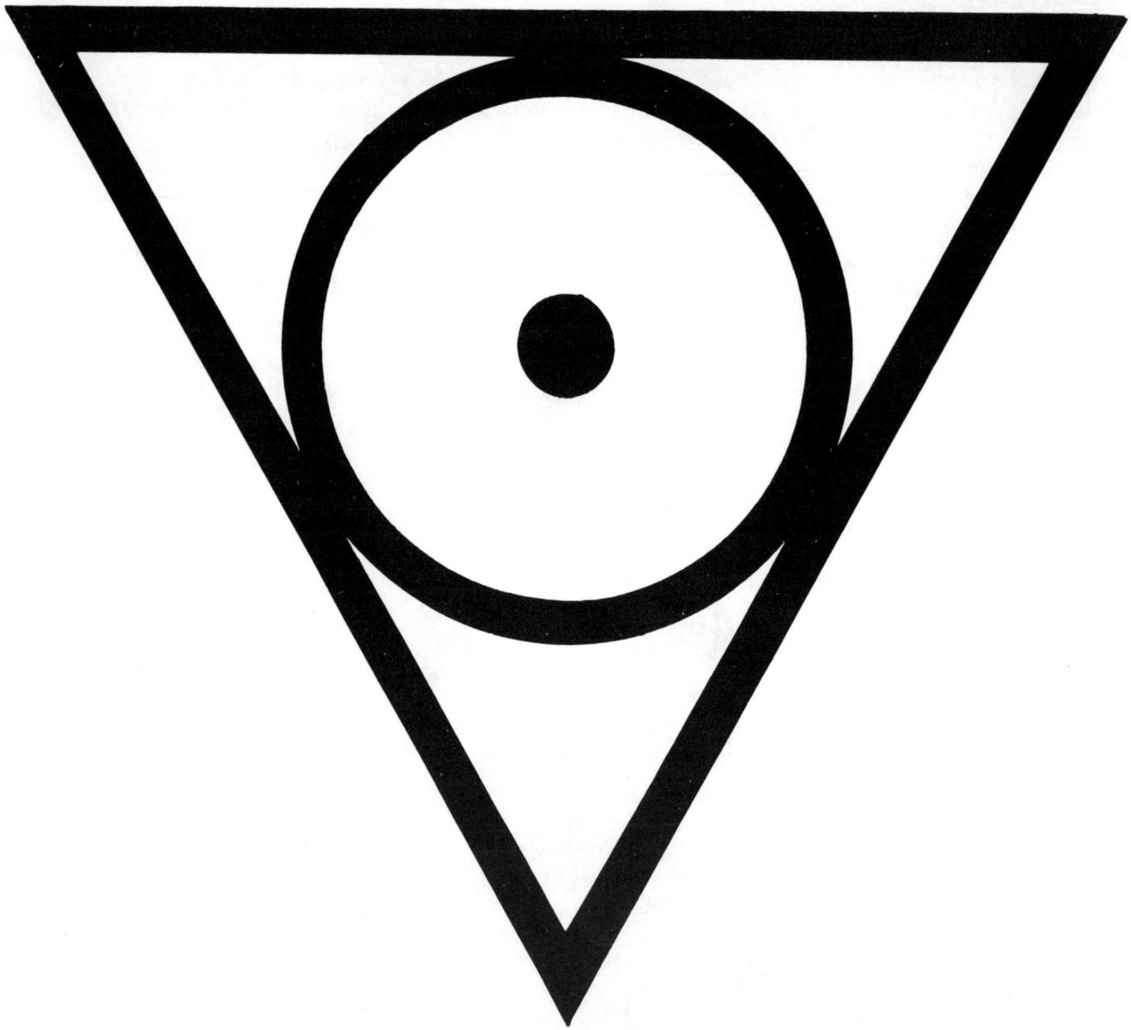

53 Das grundlegende Yantra, eingeschlossen von einem auf den Kopf gestellten Dreieck.

Abwechselndes Atmen durch die Nase (1)

Überall in der äußeren Welt stößt man auf Erscheinungen des »Positiv-Negativ«-Prinzips: im Aufbau des Atoms, in der Zelle, bei der Polarität der Erde, in der Beziehung zwischen Sonne und Mond, in der Existenz von Mann-Frau. In jenen Dimensionen der Existenz, die wir stufenweise durch unser inneres Licht erfassen, tritt das gleiche »Positiv-Negativ«-Phänomen auf. Und genau wie in der äußeren Welt, wie wir sie kennen, immer ein Gleichgewicht in diesem »Positiv-Negativ«-Verhältnis erhalten bleiben muß, so muß in unseren zarten, ätherischen Körpern bei dem ständigen Zusammenspiel des Positiv-Negativ-Strömens von *prana* ein Gleichgewicht erhalten werden. Es wurde schon in dem Text über das weiße Licht (3. Tag) erwähnt, daß eine Verminderung oder Unausgeglichenheit im Zustrom des *prana* für physische, emotionale und geistige Störungen verantwortlich ist.
Der Wert des abwechselnden Atmens durch die Nase liegt für den Meditationsschüler in der Tatsache, daß es *eine automatische Beruhigung des Geistes* zur Folge hat. Um den Geist und die Sinne gründlich zu entspannen, braucht man nichts anderes zu tun, als die Übungen genau auszuführen. Diese Entspannung ist das natürliche Ergebnis eines zumindest zeitweiligen Zustands des Gleichgewichts in dem Positiv-Negativ-Verhältnis von *prana,* das in den Körper durch die Atmung eintritt. In diesem zutiefst entspannten und ruhigen Zustand des Geistes und der Sinne stößt man auf eine bemerkenswerte Einsicht: Der Schüler fängt an zu erfassen, daß seine wahre Natur, das, was er wirklich *ist,* jenseits des Positiv-Negativ-Zustands liegt, jenseits jeglicher Dualität. Diese Wahrheit kann nur in völliger Stille erfahren werden. Um es mit Worten des großen Lehrmeisters von Yogapraktiken Patanjali zu sagen: »Wenn die Bewegungen des Geistes eingeschränkt werden können, ist Yoga verwirklicht.« Wir können diese Einschränkung fördern, indem wir die Unruhe ausschalten, die entsteht, wenn die positiven und negativen Kräfte nicht im Gleichgewicht sind. Das abwechselnde Atmen durch die Nase ist derartig wirksam, daß wir 4 der 30 Meditationsübungen dieser Methode widmen. In jeder der drei nachfolgenden Übungen wird der Atemrhythmus von dem der heutigen Übung modifiziert, da die Tiefe der Entspannung und der inneren Ruhe stufenweise durch diese Modifikationen vergrößert werden kann.

Anweisungen

Führen Sie das Hatha-Yoga-Übungsprogramm der Grundstufe Übungsreihe B auf Seite 27 durch

54 bis 55 Bleiben Sie im Schneidersitz oder Lotussitz mit der linken Hand in der *mudra*-Stellung. Halten Sie die Augen halb geschlossen (nur durch einen Spalt sollte Licht von unten eindringen).

Legen Sie den Daumen der rechten Hand leicht an den rechten Nasenflügel und den Ringfinger und den kleinen Finger leicht an den linken Nasenflügel. Zeige- und Mittelfinger bleiben zusammen und liegen leicht an der Nasenwurzel (dem Bereich des »dritten Auges«).
Langsam und mit so wenig Geräusch wie möglich atmen Sie durch beide Nasenlöcher tief aus.

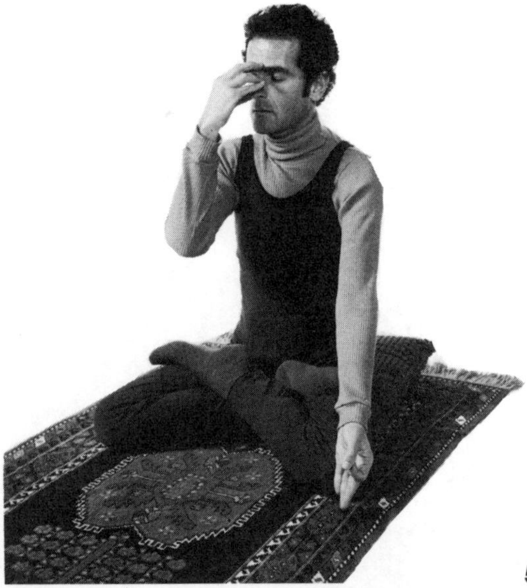

54

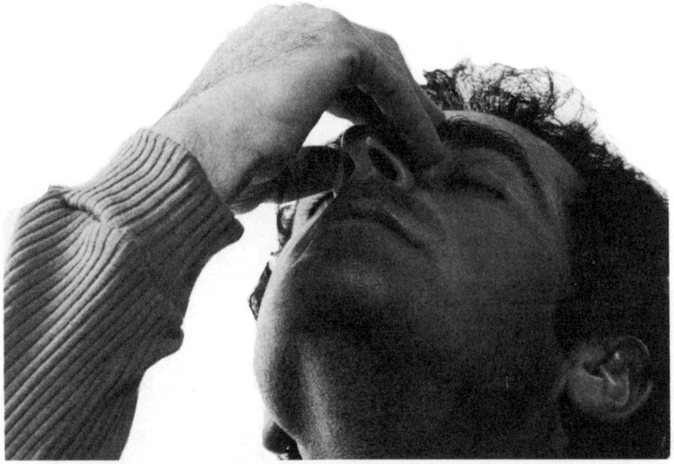

55

56

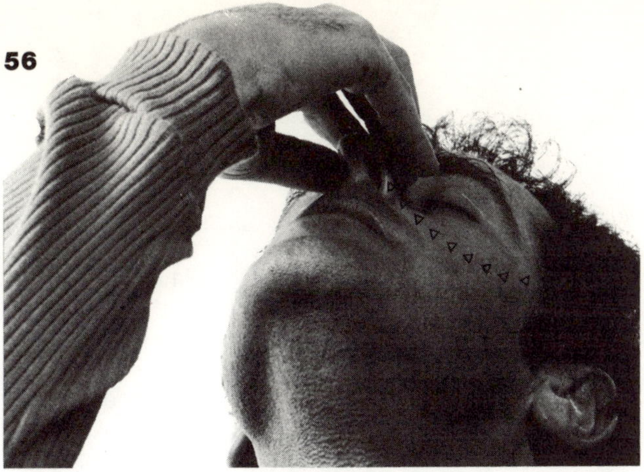

57

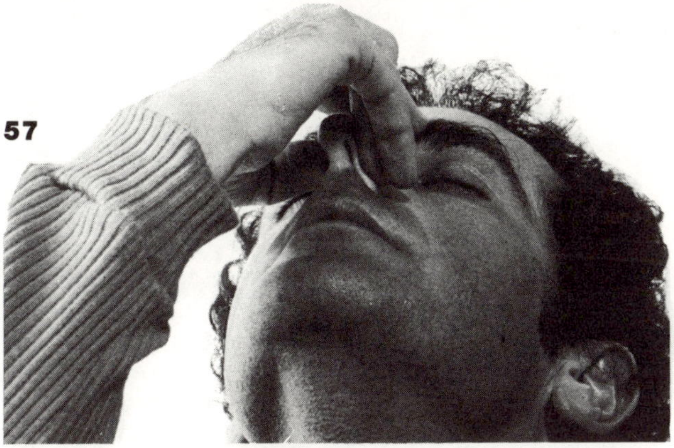

58

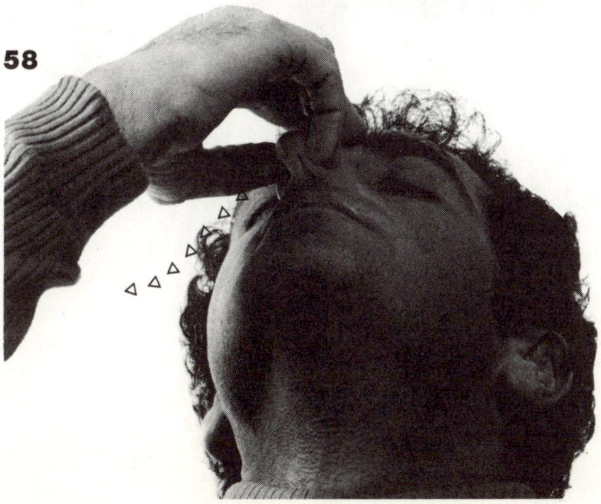

56 Sobald das Ausatmen beendet ist, schließen Sie durch Andrücken des Daumens das rechte Nasenloch. Langsam und ruhig atmen Sie tief durch das linke Nasenloch ein und zählen dabei gleichmäßig bis 8.

57 Das rechte Nasenloch bleibt geschlossen, und nun halten Sie auch das linke Nasenloch zu, so daß beide verschlossen sind. Halten Sie den Atem an, während Sie dabei gleichmäßig bis 4 zählen.

58 Geben Sie den rechten Nasenflügel frei (der linke bleibt geschlossen) und atmen Sie langsam, tief und ruhig aus, wobei Sie gleichmäßig bis 8 zählen.

59

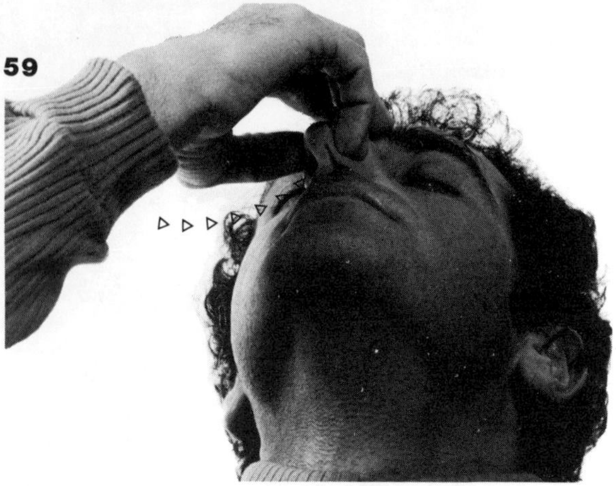

59 Wenn Sie völlig ausgeatmet haben, machen Sie keine Pause, sondern atmen Sie sofort durch das *rechte* Nasenloch wieder ein (das gleiche Nasenloch, durch das Sie gerade ausgeatmet haben). Tief und ruhig atmen Sie durch das rechte Nasenloch ein und zählen dabei gleichmäßig bis 8. Das linke Nasenloch bleibt geschlossen.

60

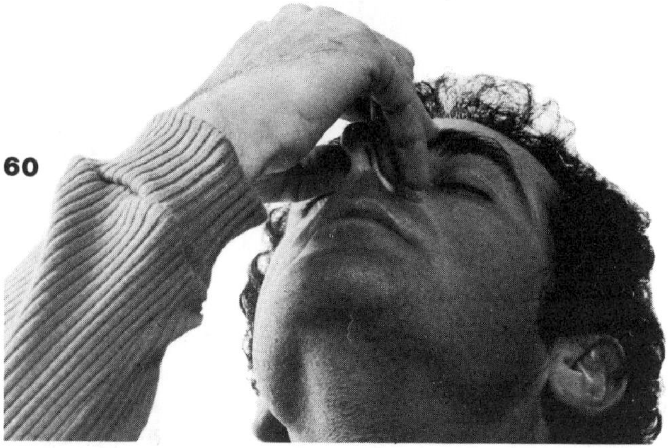

60 Das linke Nasenloch bleibt weiter geschlossen, und nun halten Sie das rechte ebenfalls zu, so daß beide geschlossen sind. Behalten Sie die Luft einen Augenblick tief in den Lungen und zählen Sie dabei gleichmäßig bis 4.

61

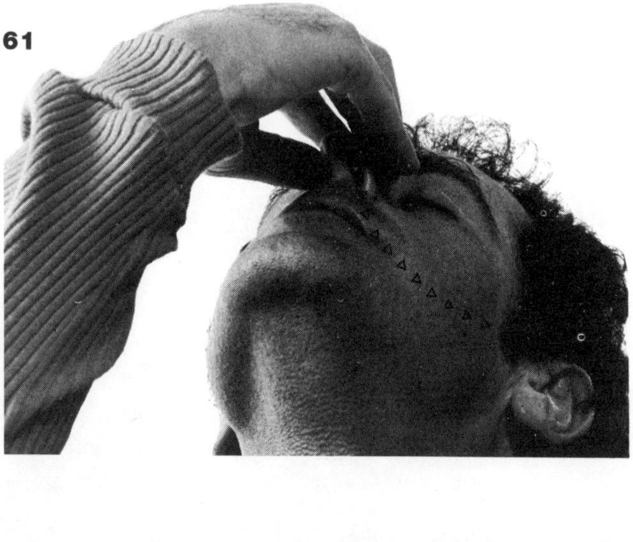

61 Geben Sie das linke Nasenloch frei (das rechte bleibt verschlossen) und atmen Sie langsam, tief und ruhig aus, während Sie gleichmäßig bis 8 zählen.

Nun haben Sie wieder den Ausgangspunkt erreicht. Jedesmal, wenn Sie wieder zum Ausgangspunkt kommen, haben Sie einen vollen Rundgang der abwechselnden Nasenatmung ausgeführt.
Machen Sie ohne Pause weiter und beginnen Sie die nächste Runde mit einem tiefen, ruhigen Einatmen durch das linke Nasenloch, wobei Sie gleichmäßig bis 8 zählen, während das rechte Nasenloch verschlossen bleibt.
Machen Sie 7 Runden.

62 Nehmen Sie Ihre rechte Hand herunter und lassen Sie sie (in der *mudra*-Stellung) auf dem rechten Knie (oder Oberschenkel) ruhen.

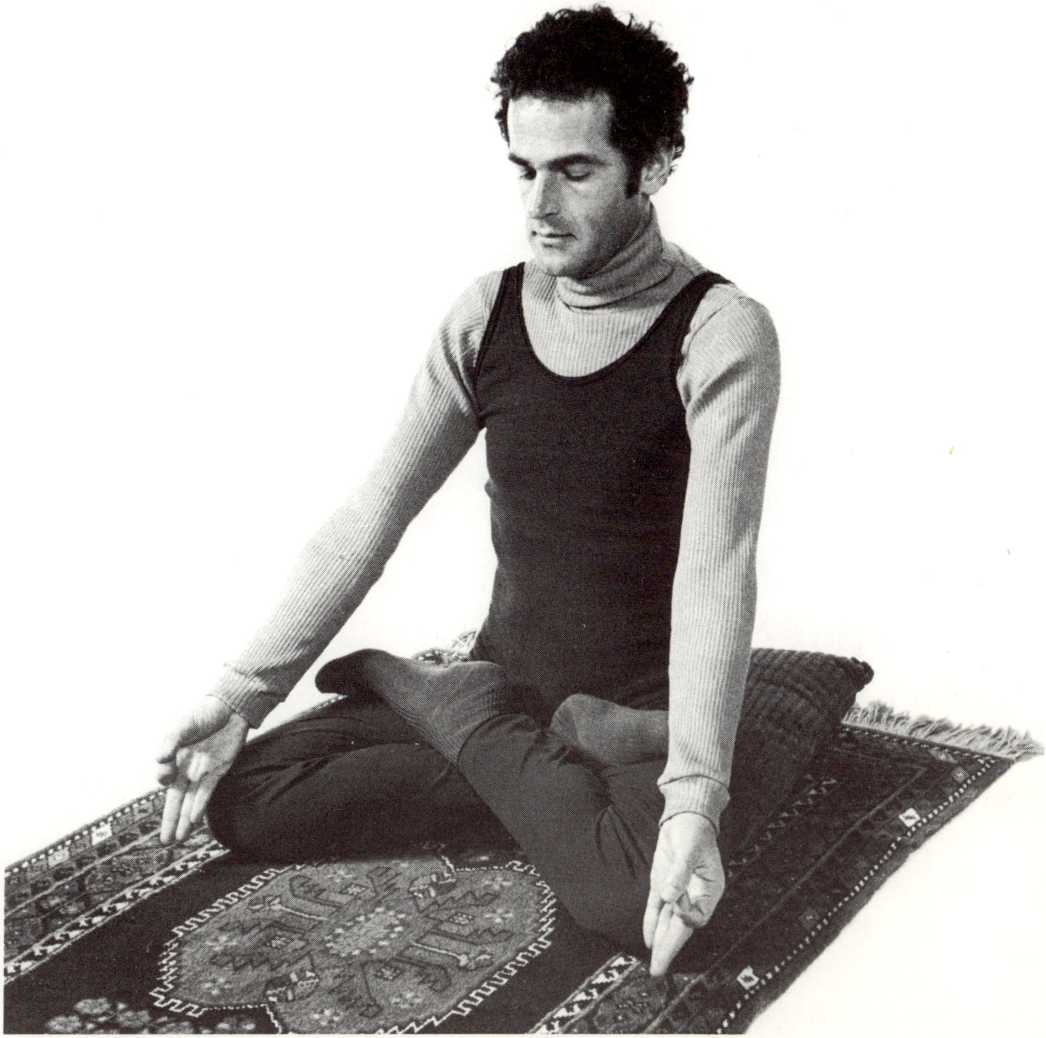

62

Zusammenfassung

links einatmen	bis 8 zählen
Luft anhalten	bis 4 zählen
rechts ausatmen	bis 8 zählen

ohne Pause

rechts einatmen	bis 8 zählen
Luft anhalten	bis 4 zählen
links ausatmen	bis 8 zählen

Damit ist eine Runde beendet. Beginnen Sie ohne Pause die nächste.
Vermeiden Sie Zischen, Pfeifen und andere Geräusche beim Ein- und Ausatmen. Atmen Sie, so ruhig es geht, ein und aus. Stellen Sie sich die Atmung als einen Vorgang vor, der mehr im Hals, als in der Nase stattfindet.

Das Zählen ist gleichmäßig und kontinuierlich; es wird nie unterbrochen. Wenn Sie einmal mit dem Zählen angefangen haben, lassen Sie es andauern wie ein Metronom, stetig und rhythmisch.
Während der ganzen Übung muß Ihre Aufmerksamkeit völlig auf das Zählen gerichtet sein. Es darf jedoch nicht automatisch werden, wobei Ihre Aufmerksamkeit abschweifen kann. Eine völlige Konzentration auf das Zählen in Verbindung mit der Atmung ist der Kern dieser Meditationsübung.
Nach Beendigung der 7 Runden bleiben Sie eine Zeitlang still sitzen und werden den heiteren, gehobenen Zustand Ihres Bewußtseins gewahr (Abb. 62).
Öffnen Sie die Augen und strecken Sie langsam die Beine aus.
Damit ist die Meditationsübung für heute beendet. (Machen Sie sich Notizen.)

OM (1)

Ein *mantra* ist eine besondere Folge von Sanskrit-Buchstaben und -Silben. Gerade so, wie Yantras *Symbole* höherer Ebenen des Bewußtseins sind, sind Mantras die *Töne* dieser Ebenen. Was das Yantra durch Form optisch bewirkt, das bewirkt das Mantra durch eine Folge von Tönen. Der Schüler intoniert das Mantra (hörbar oder innerlich) entsprechend dem vorgeschriebenen Rhythmus und der Zahl der Wiederholungen, so daß er die Schwingungen in sich aufnehmen kann. Sein Ziel ist Yoga (Vereinigung), Verschmelzung mit dem Ton, den es hervorbringt.

Die meisten Mantras, die laufend benutzt werden, sind uralter Herkunft. Das größte Mantra, das von allen Schülern zu ihrem großen Nutzen intoniert werden kann, ist der Laut A–U–M. Der ewige Kreislauf von Tag und Nacht des Brahma – der Kreislauf der Schöpfung, Erhaltung, Zerstörung und des Schweigens – ist repräsentiert im A als dem ersten dieser Laute (die Schöpfung), U ist der Laut der Erhaltung und M repräsentiert die Zerstörung. Die genaue Aussprache ist »Oh–Mmm«. Darum ist Brahma, das absolute Selbst, das Wesen dieses höchsten, allumfassenden Mantras. OM ist das Wort, das die Schwingungen hervorbringt, welche Dinge formen, erhalten und zerstören. OM ist der universelle Laut, der allen Erscheinungen zugrunde liegt, großen und kleinen, und er wird im Zustand des Schweigens vernommen. Beim Intonieren dieses höchsten Mantras nimmt der Schüler seinen Platz ein im Konzert mit dem ewigen Kreislauf. (»... das Wort war bei Gott, und Gott war das Wort.«)
Das Mantra OM ist ein klassischer Gegenstand der Meditation und von grundlegender Bedeutung. Seine Intonation verleiht das Gefühl großer Ruhe und Erhebung.

Anweisungen

Führen Sie das Hatha-Yoga-Übungsprogramm der Grundstufe Übungsreihe C auf Seite 35 durch

Bleiben Sie im Schneidersitz oder Lotussitz. Die Augenlider sind halb geschlossen.
Atmen Sie tief aus.
Atmen Sie tief und ruhig ein und zählen Sie dabei bis 4 (annähernd gleich Sekunden).
Wir wollen nun OM intonieren. Mit fester, ruhiger, beherrschter Stimme bringen Sie den Laut »Oh« aus der *hinteren* Mundhöhle hervor. (Die Lippen formen ein »o«. Siehe Abb. 63.) Die Ausführung sollte annähernd 2 Sekunden dauern (zählen Sie innerlich 1 – 2).
Ohne Unterbrechung fahren Sie fort mit dem »Oh«-Laut, aber nun lassen Sie den Laut *vorn* entstehen, der bei dieser Bewegung nach vorn einen leicht nasalen Charakter bekommt. (Die Lippen bleiben in O-Form. Siehe Abb. 64.) Auch dieser zweite Laut dauert etwa 2 Sekunden.
Ohne Unterbrechung pressen Sie nun die Lippen zusammen und bringen den Laut »Mmmm« hervor (Abb. 65). Dieser Laut sollte starke Resonanz haben, wie das Summen einer Biene, und Sie sollten die Schwingungen durch Kopf und Brust spüren. Dafür brauchen Sie 4 Sekunden.
Halten Sie die Lippen geschlossen und atmen Sie völlig aus, während Sie noch einmal bis 2 zählen, so daß Ihre Lungen nun leer sind.
Ohne Unterbrechung atmen Sie dann wieder tief und ruhig ein und zählen dabei bis 4.

63 Der »Oh«-Laut kommt aus der Tiefe der hinteren Mundhöhle. Lippen sind in »O«-Form.

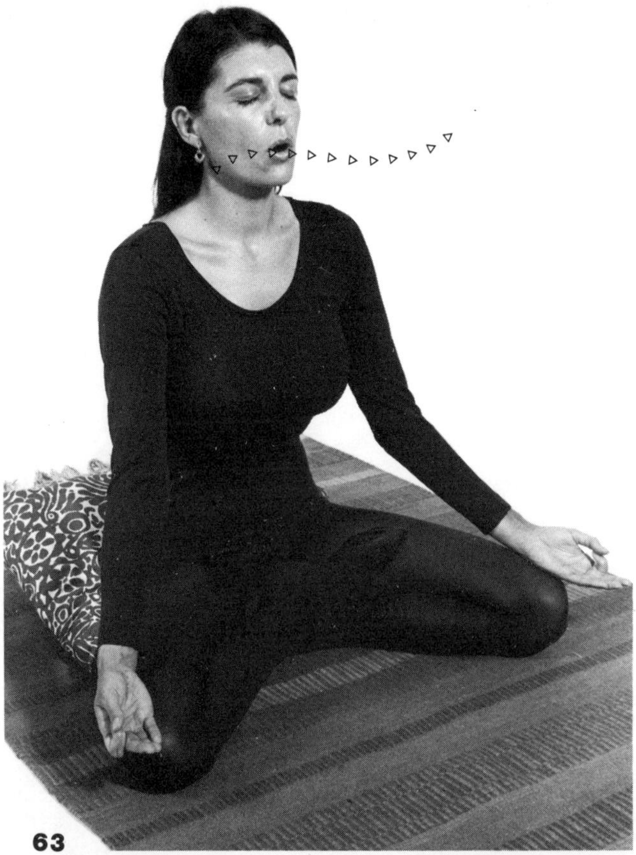

63

64 Der »Oh«-Laut wird in den vorderen Mund verlegt und bekommt eine leicht nasale Qualität; Lippen bleiben in »O«-Form.

65 Lippen geschlossen; starke Schwingungen des »Mmmm« durch Kopf und Brust.

66 Die Aufmerksamkeit ist auf das gerichtet, was in Ihnen geschieht.

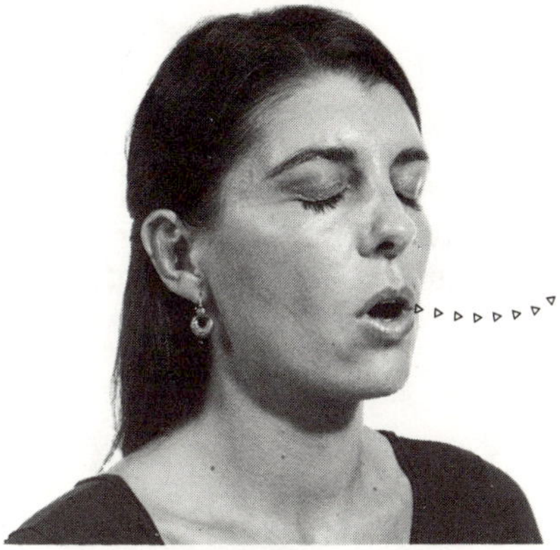

64

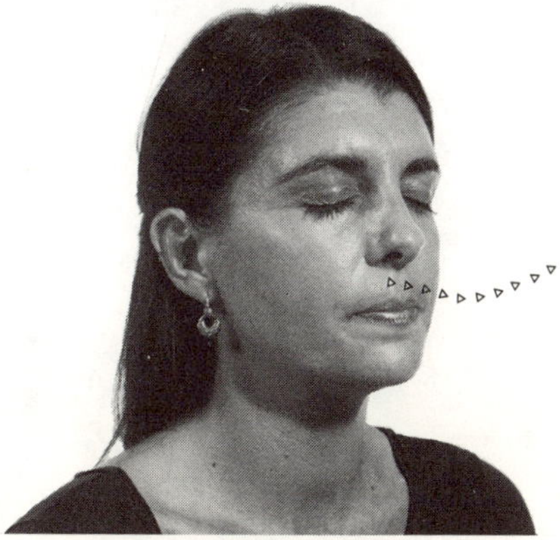

65

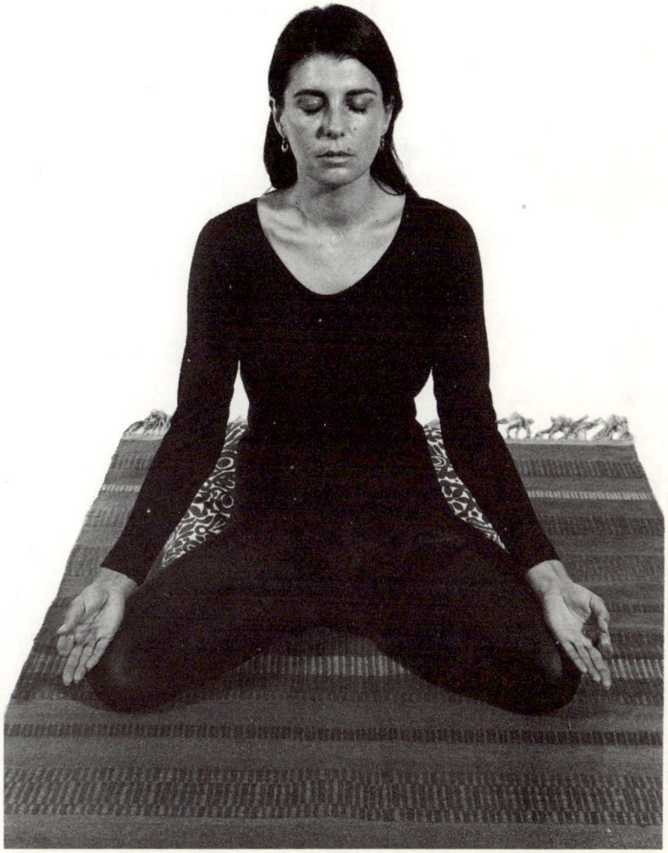

66

6. Tag

Wiederholen Sie das Mantra. (Das Wiederholen des Mantras nennt man *japa*.) Widmen Sie Japa 5 Minuten. Es sollte Ihnen möglich sein, während der 5 Minuten ungefähr 20 Wiederholungen auszuführen. (Siehe die Zusammenfassung unten.)
Wenn die 5 Minuten verstrichen sind, bleiben Sie für weitere 5 Minuten ganz ruhig sitzen und nehmen wahr, was in Ihnen geschieht. Richten Sie Ihre Aufmerksamkeit völlig auf das, was Sie gerade erfahren, und lassen Sie Ihre Gedanken nicht abgleiten.
Sind die 5 Minuten herum, öffnen Sie die Augen und strekken langsam die Beine aus.
Damit ist Ihre Meditationsübung für heute beendet. (Machen Sie Ihre Notizen.)

Zusammenfassung

	Tiefes Einatmen	»Oh«	»Oh«	»Mmmm«	Abschließ. Ausatmen
Lautmerkmal	still	kommt aus der Tiefe der hinteren Mundhöhle; Lippen in O-Form	im Mund nach vorn verlegt, hat leicht nasale Qualität; Lippen bleibenin O-Form	Lippen geschlossen; starke Resonanz, spürbar durch Kopf und Brust	still
Zeit (etwa in Sek.)	4	2	2	4	2

Der Rhythmus bleibt stetig: ein ununterbrochenes 4, 2–2–4, 2. Merken Sie sich diesen Rhythmus gut, bevor Sie mit dem Üben beginnen.
Die Stimme ist gleichmäßig ruhig, fest und beherrscht und bleibt auf der gleichen Höhe.
Die Aufmerksamkeit ist völlig auf den Laut gerichtet. Sie dürfen niemals zulassen, daß *japa* automatisch vor sich geht, während Geist und Gedanken nicht mehr bei der Sache sind und abschweifen.

Asana-Meditation (1)

Im ersten Stadium der Hatha-Yoga-Praxis ist der Schüler vollauf mit dem *Lernen* der Bewegungen beschäftigt. Abgesehen von der langsamen Ausführung können viele Anfänger zwischen Yoga-*asanas* und normalen Turnübungen keinen Unterschied feststellen. Hat er sie jedoch erst einmal gelernt, beginnt der Schüler auch, die einmaligen Wirkungen der Hatha-Yoga-Übungen zu erfahren, und lernt zugleich, wie sein Geist gelenkt werden kann, daß die Wirkungen noch größer werden. Dieses besondere Gerichtetsein des Geistes wird zu einer Form der Meditation, und jedes *asana* wird zu einem Meditationsgegenstand. Für den mehr fortgeschrittenen Schüler ist das ganze Hatha-Yoga-Übungsprogramm von der ersten bis zur letzten Bewegung eine Meditationspraxis.

Wenn Sie heute die *asanas* der Übungsreihe A dreimal ausgeführt haben, sind Ihnen die Bewegungsabläufe genügend vertraut, um sie als Gegenstand für die Meditation zu benutzen.

Ein *asana* wird aus einer körperlichen Übung zu einer Meditationsübung auf folgende Weise umgewandelt: Die Aufmerksamkeit ist völlig auf die Bewegungen gerichtet. Der Geist ist nicht länger nur damit beschäftigt, diese Übung *auszuführen,* sondern versenkt sich völlig in das *Fühlen* der Bewegungen und nimmt ihre Wirkungen in den verschiedenen Körperbereichen, die angesprochen werden, wahr. Diese Methode des Fühlens ist besonders während der »Halte«-Zeit einer jeden *asana* anwendbar. Wenn Sie in Ihrer äußersten Position sind und in dieser Stellung längere Zeit, mitunter mehrere Minuten, unbeweglich verharren, so ist Ihre Aufmerksamkeit auf den Körperbereich gerichtet, welcher am meisten das Strekken, Ziehen, die Belastung usw. erfährt. Dieses Richten des Gefühls auf die besonders betroffene Körperstelle stabilisiert und beruhigt den Geist und beschleunigt durch intensive Konzentration den Fortschritt in den *asanas.*

Die Anweisungen für die Anwendung dieser Methode bei der Übungsreihe A finden sich im heutigen Meditationstext. Um die Intensität solcher Übung in zielgerichteter Aufmerksamkeit noch zu verstärken, werden wir an den folgenden Tagen ähnliche Meditationen mit den Übungsreihen B und C haben. Bei Beendigung des 30-Tage-Kurses wird Ihnen empfohlen, diese Methode bei jeder-Hatha-Yoga-Praxis anzuwenden.

Anweisungen

Führen Sie das Hatha-Yoga-Übungsprogramm der Grundstufe Übungsreihe A auf Seite 15 durch

Wiederholen Sie die gleichen Hatha-Yoga-*asanas,* die Sie heute ausgeführt haben. Wenn Sie nun die Stellungen ausführen, *ist Ihre ganze Aufmerksamkeit auf jede der Bewegungen gerichtet.* Sie spüren die Wirkung in den Körperbereichen, die einbezogen sind.
Die Pfeile zeigen jene Körperstellen an, die besonderer Belastung wie Zug oder Dehnung ausgesetzt sind, während man längere Zeit in dieser Position verharrt. Lenken Sie Ihr Bewußtsein in den aufgezeigten Bereich und lassen Sie es da, solange Sie in dieser Stellung bleiben. Wenn Sie merken, daß Ihre Aufmerksamkeit nachläßt, bringen Sie diese sofort wieder zu den Bewegungen oder der Haltephase zurück.
Ruhen Sie sich kurz zwischen den *asanas* aus. Die Zahl der Wiederholungen für die *asanas* in dieser Meditationsübung unterscheidet sich von der in der üblichen Yogapraxis.
Stehen Sie nun auf. Richten Sie die Aufmerksamkeit nach Innen und führen Sie die Übungen aus.

67 Die rückwärts geneigte Stellung. Bleiben Sie so für 10 Sekunden.

68 Nach vorwärts geneigte Stellung. Bleiben Sie 20 Sekunden so.

69 Haltephase 20 Sekunden. Zweimal ausführen.

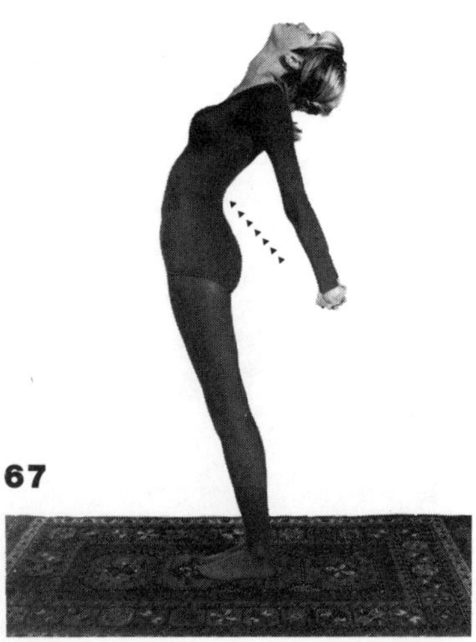
67

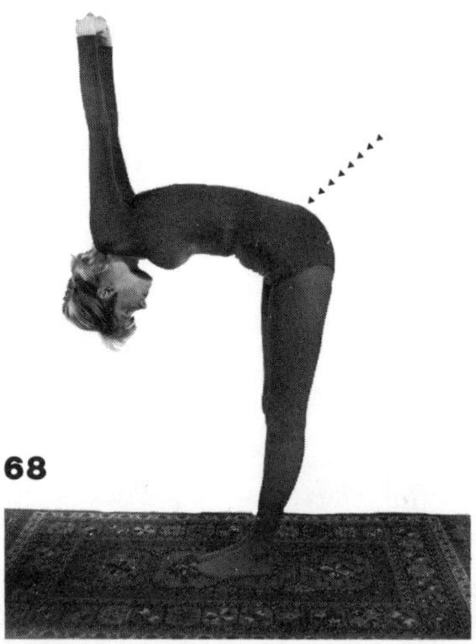
68

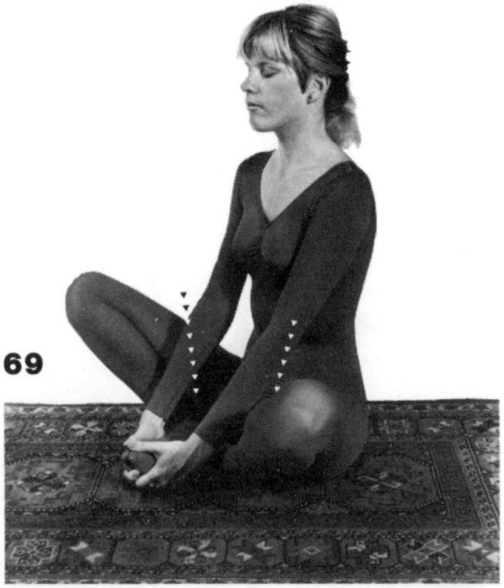
69

70 Haltephase 10 Sekunden. Zweimal ausführen.

71 Bleiben Sie in jeder der drei Stellungen 20 Sekunden.

72 Verharren Sie so 10 Sekunden. Zweimal ausführen.

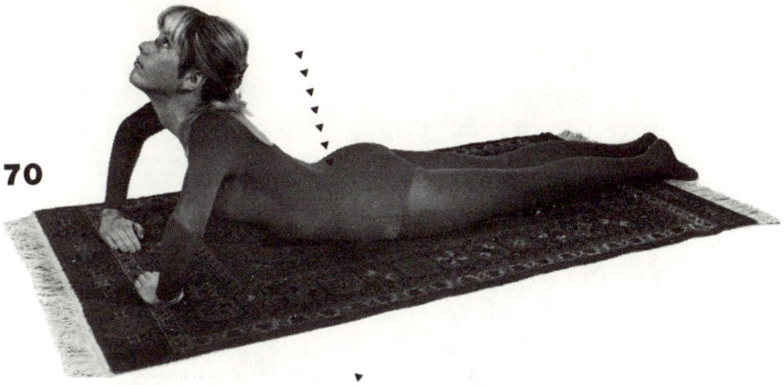

70

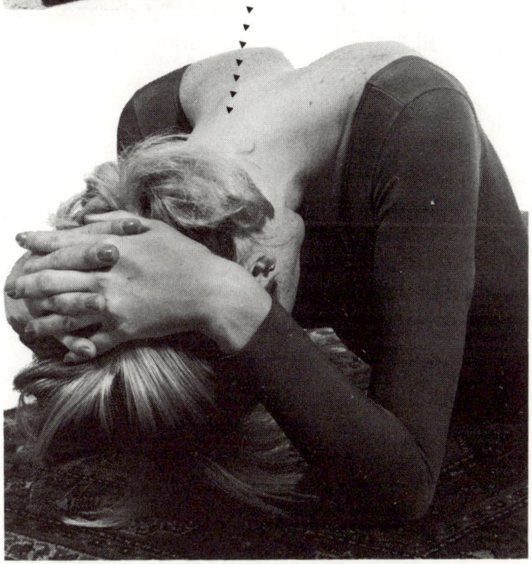

71

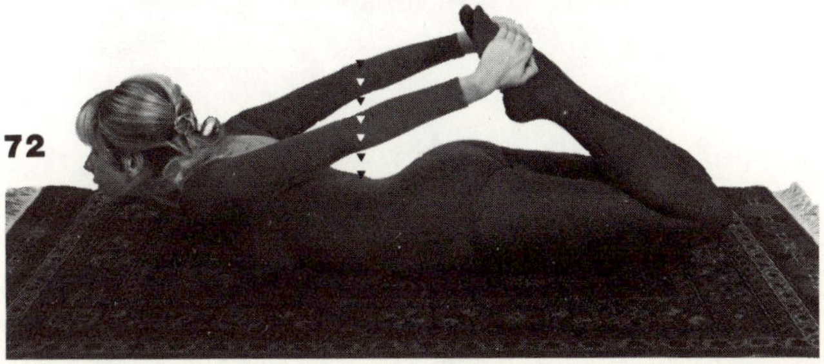

72

Wenn Sie die Übungen beendet haben, setzen Sie sich in den Schneider- oder Lotussitz und ruhen Sie sich etwa 1 Minute lang aus, die Augen halb geschlossen. Werden Sie gewahr, wie Ihr Körper sich jetzt fühlt.
Öffnen Sie die Augen und strecken Sie langsam die Beine aus. Damit ist die Meditationsübung für heute beendet. (Machen Sie Ihre Notizen.)

Yantra (2)

Das zweite der Yantras, das wir meditieren, ist das Kreuz. Wir verwenden das gleichschenklige Kreuz, das durch zwei Linien gebildet wird, die sich in ihrem Mittelpunkt treffen. Auf die verschiedenste Weise ausgeschmückt und verziert, findet man dieses uralte mystische Symbol in Literatur und Praxis verschiedenster Religionen und esoterischer Richtungen in der ganzen Welt. Schon seit ältesten Zeiten ist es als eine graphische Darstellung der höheren Ebene des Bewußtseins betrachtet worden.

Es geschieht, um Kontakt mit dieser höheren Ebene zu bekommen, teilzuhaben an ihren Schwingungen und schließlich mit ihr eins zu werden, daß wir das sie repräsentierende Yantra unserem Bewußtsein einprägen.
Wie bei dem vorhergehenden Yantra – dem Punkt im Kreis – wird dieses Yantra zunächst in seiner einfachen Grundform vergegenwärtigt (das Kreuz) und danach in einer erweiterten Form (umgeben von einem Kreis).
Seien Sie geduldig, wenn Ihre Visualisierungsversuche nicht gleich ein voller Erfolg werden. Für den Anfänger liegt schon ein großer Wert darin, daß er die Kräfte des Yantras in sich aufnimmt, indem er nur einfach den Blick auf das Zeichen richtet. Die Fähigkeit der Vergegenwärtigung entwickelt sich im Laufe der Übung.

Anweisungen

Führen Sie das Hatha-Yoga-Übungsprogramm der Grundstufe Übungsreihe B auf Seite 27 durch

Bleiben Sie im Schneider- oder Lotussitz. Öffnen Sie die Augen.
Legen Sie das Buch so hin, daß Sie es gut sehen können (Abb. 73). Mußten Sie aufstehen, um das Buch in die richtige Lage zu bringen, so nehmen Sie die Sitzhaltung wieder ein, bevor Sie die Meditationsübung beginnen.
Blicken Sie unverwandt 2 Minuten auf die Abbildung. Wie zuvor sollen Blick und Aufmerksamkeit völlig auf das Bild gerichtet sein.
Folgen Sie mit den Augen langsam der vertikalen Linie von oben nach unten, dann der horizontalen von der linken Seite zur rechten. Wiederholen Sie dieses Vorgehen 2 Minuten lang.
Nun schließen Sie die Augen und vergegenwärtigen sich das gleiche Zeichen 3 Minuten lang. Lassen Sie Ihre Aufmerksamkeit nicht abschweifen. Keine anderen Gedanken dürfen jetzt dazwischenkommen. Wenn das Bild schwächer wird und verblaßt oder wenn Sie merken, daß Ihre Aufmerksamkeit nachläßt, holen Sie das Zeichen wieder zurück, indem Sie es mit der vertikalen und horizontalen Linie neu aufbauen.
Wenn die 3 Minuten verstrichen sind, öffnen Sie die Augen.

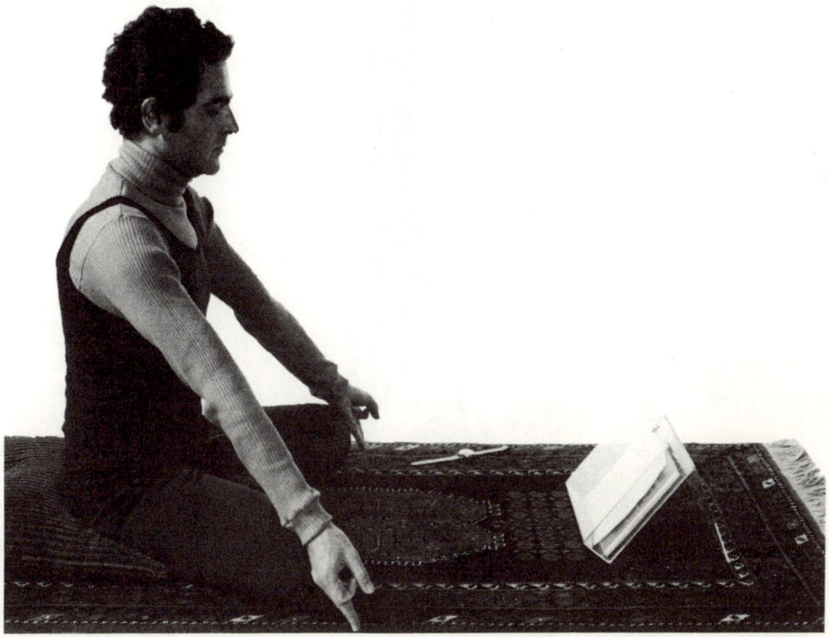

73

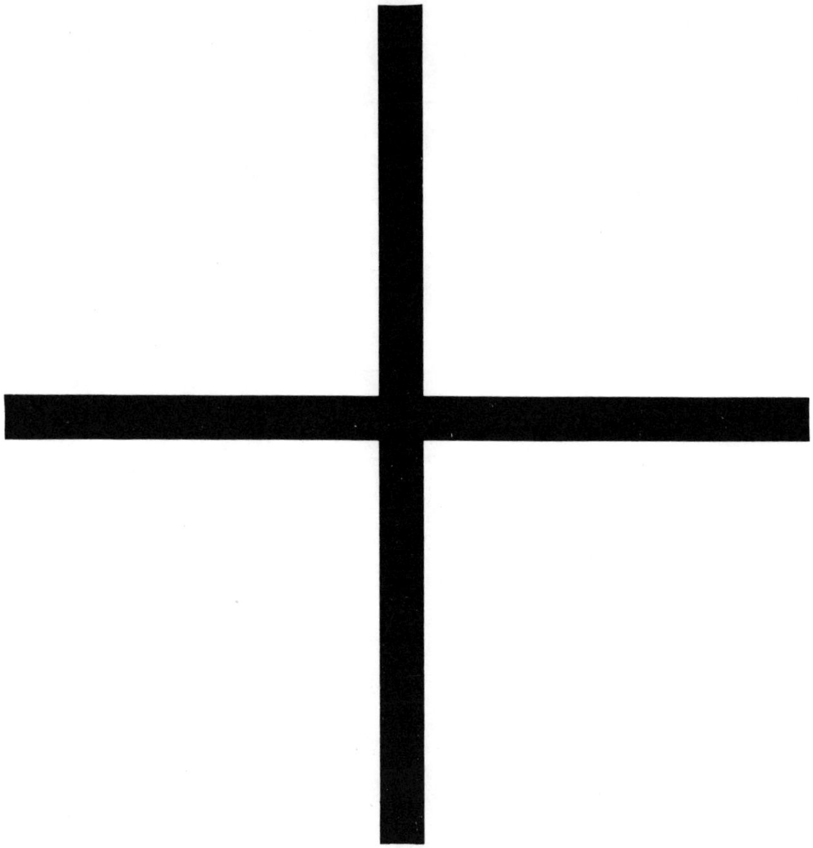

74 Yantra 2: Das Kreuz.

Richten Sie den Blick auf Abb. 76. Sie werden bemerken, daß das Kreuz nun von einem Kreis eingeschlossen ist. Blicken Sie es 2 Minuten lang unverwandt an.
Wenn die 2 Minuten verstrichen sind, schließen Sie die Augen und vergegenwärtigen sich die gleiche Figur 3 Minuten lang. Wiederum: Ihre Aufmerksamkeit darf nicht abschweifen. Wenn das Bild schwach wird und verblaßt, rekonstruieren Sie es, indem Sie aus der vertikalen und horizontalen Linie das Kreuz formen und dann um das Kreuz im Uhrzeigersinn einen Kreis ziehen.
Wenn Sie das vorgestellte Bild immer noch schwach finden, verstärken Sie es, indem Sie die Augen öffnen und die Figur im Buch eine kurze Zeit anschauen. Dann schließen Sie wieder die Augen und unternehmen einen neuen Versuch. Wenn Sie nur immer so weitermachen, wird sich Ihre Fähigkeit, ein inneres Bild zu schauen, entwickeln.
Wenn die 3 Minuten verstrichen sind, öffnen Sie die Augen und strecken langsam die Beine aus.
Damit ist die heutige Meditationsübung beendet. (Machen Sie sich Notizen.)

75 Die einfache (links) und erweiterte Form des Yantras werden nacheinander vergegenwärtigt.

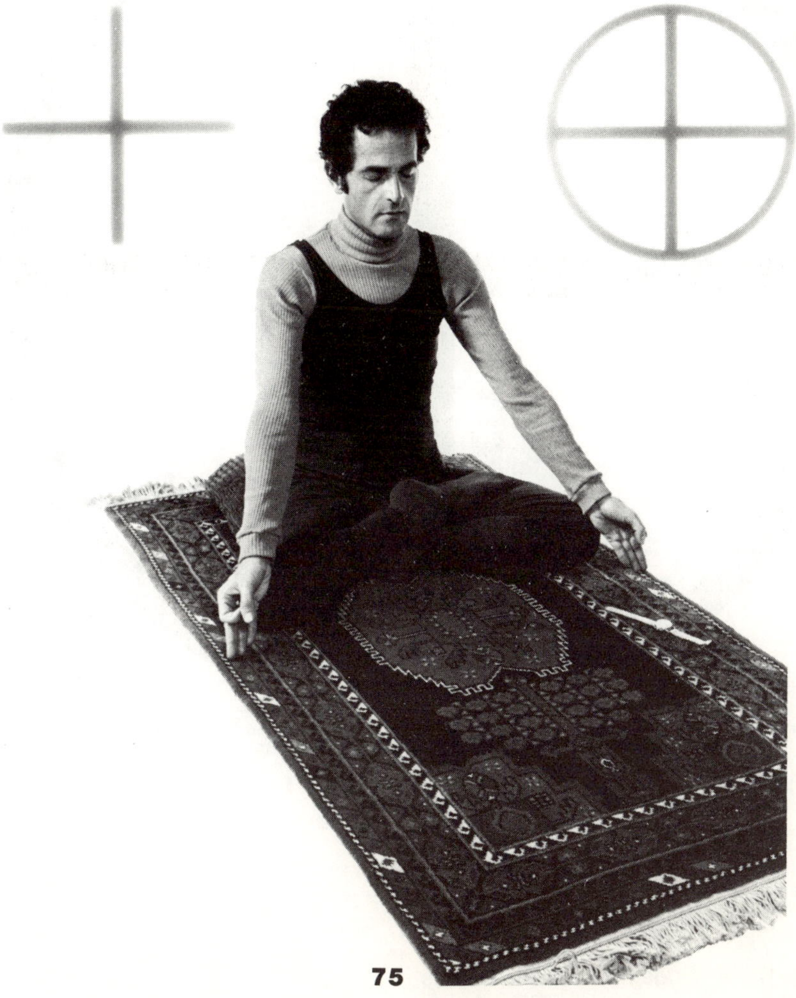

75

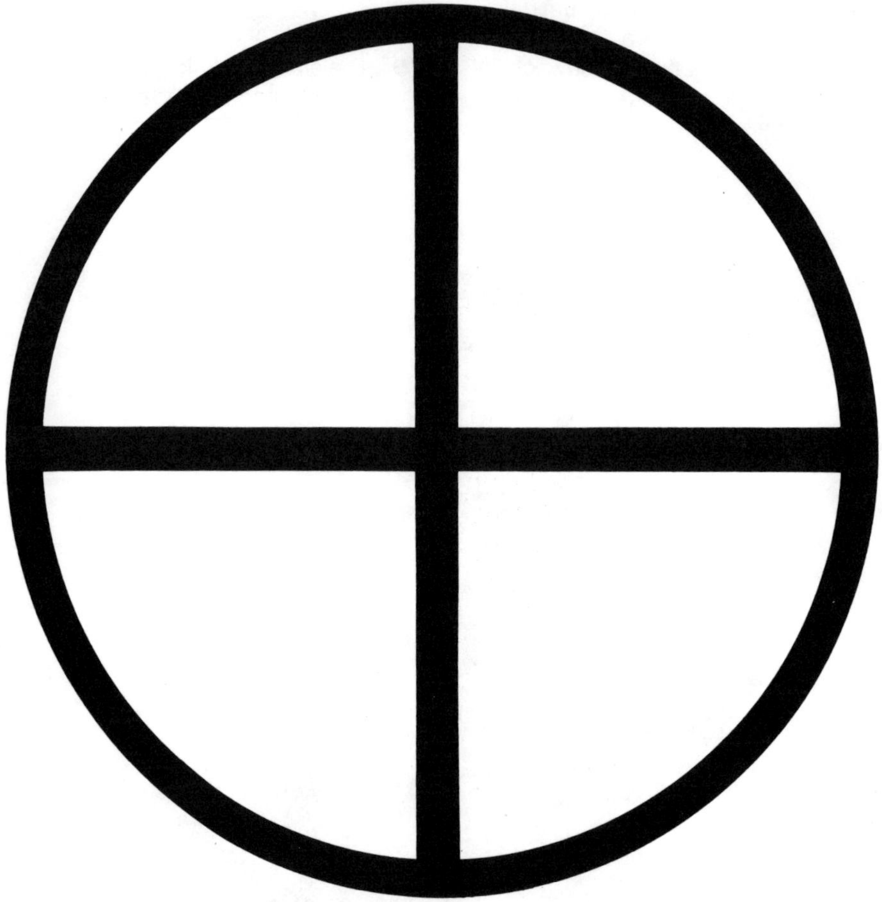

76 Das gleichschenklige Kreuz, eingefaßt von einem Kreis.

Aktive Meditation

Die heutige Meditation wird als »aktiv« beschrieben, weil hier eine Gleichzeitigkeit von Vorstellung und Körperbewegung stattfindet. Während wir ein *asana* in Verbindung mit einer besonderen Atemmethode (die Vollständige Atmung) benutzen, *fühlen* und *sehen* wir in unserer Vorstellung ein beständiges Fortschreiten vom passiven zum aktiven und zurück zum passiven Zustand. Dieses Muster repräsentiert Wachstum und Zerfall, Ausdehnung und Schrumpfung, Gewinn und Verlust; es ist symbolisch für den Kreislauf, der allen Dingen innewohnt, die sich im Weltall zeigen.
Wir begeben uns bewußt in diesen Kreislauf hinein und erfahren seinen Rhythmus in abgekürzter und intensiver Form. Das hilft uns, die Bedingung, der alles Leben unterworfen ist, besser zu verstehen. Wenn wir erst klar und deutlich wahrnehmen, wie das Prinzip der Dualität unser Leben beherrscht, kommen wir nicht nur dazu, unsere Hochs und Tiefs im Leben von einer anderen Warte aus ruhig und leidenschaftslos zu betrachten, sondern gelangen auch zu der Überzeugung, daß sich jede Bemühung lohnt, die Gegensätze zu transzendieren – über sie hinauszukommen – und mit dem Prinzip, aus dem die Dualität entspringt, zu integrieren.

Integration – Vereinigung – mit dem Prinzip jenseits aller Dualität – dem Einen – ist Yoga.

Anweisungen

Führen Sie das Hatha-Yoga-Übungsprogramm der Grundstufe Übungsreihe C auf Seite 35 durch

Die *asana*-Stellung, die wir bei der Aktiven Meditation ausführen, ist die Vollständige Atmung im Stehen. Stellen Sie sich hin.

77 Atmen Sie tief aus und entspannen Sie dabei Ihren Oberkörper, wie abgebildet. Diese Stellung drückt Entleerung aus. Nur ein Minimum an Lebenskraft ist vorhanden. Fühlen und sehen Sie diesen passiven Zustand. (Ihre Augen sind halb geschlossen und bleiben so während der ganzen Übung.)

78 Beginnen Sie mit einem sehr tiefen, sehr langsamen Einatmen. Während Sie einatmen, dehnen Sie Ihren Unterleib aus, damit die Luft in die unteren Lungen gelangen kann.

Beginnen Sie jetzt, Ihre Arme langsam zu heben, Handflächen nach oben. Während Lebenskraft *(prana)* in Ihre Lungen eindringt, wird der Organismus aktiv und bewegt sich. Fühlen und sehen Sie die Geburt der Aktivität.

79 Fahren Sie fort mit dem tiefen, langsamen Einatmen und ebenso mit dem langsamen Heben der ausgestreckten Arme. (Wenn das Einatmen nicht sehr langsam und sehr tief vollzogen wird, sind Sie damit fertig, bevor Sie die nötigen Körperbewegungen ausgeführt haben.) Nun weitet sich Ihre Brust, und in dem Maße, wie mehr Luft in Ihre Lungen dringt und mehr Lebenskraft Ihren Körper erfüllt, werden Sie immer lebendiger.

77

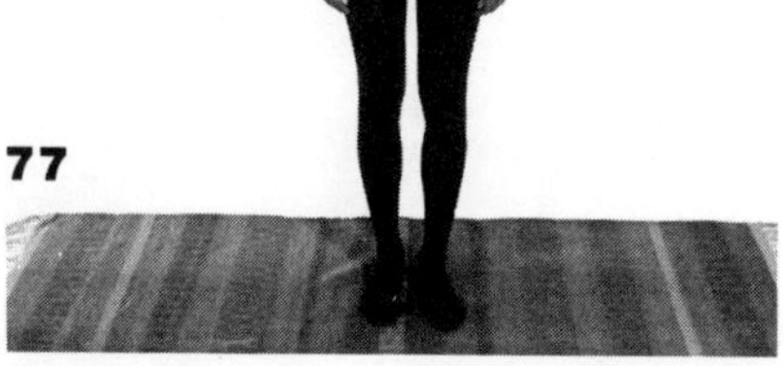

78

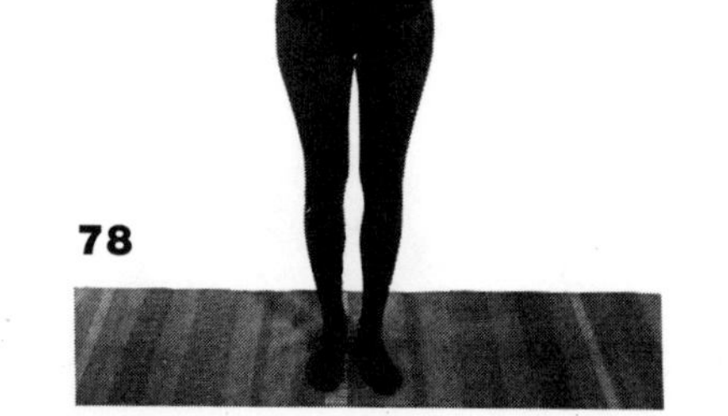

79

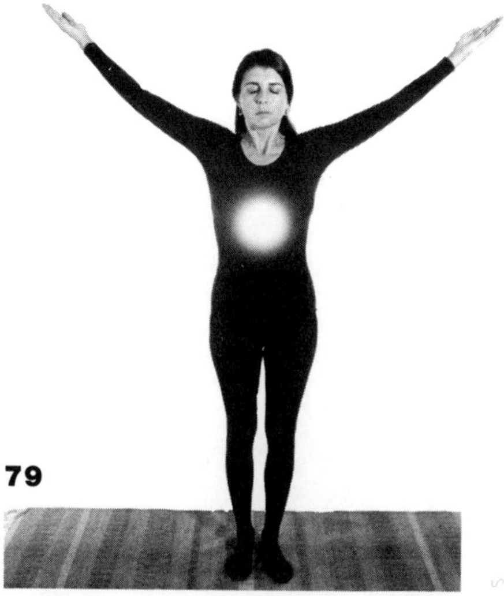

80 Während Ihre Handflächen sich über dem Kopf treffen, vollendet sich das Einatmen. Ihre Lungen sind gefüllt, Ihre Brust geweitet, Ihr Unterleib ist leicht geschwollen. Halten Sie die Luft an, während Sie bis 5 zählen. Fühlen und sehen Sie Ihren Körper, der völlig durchdrungen ist von *prana*, vollständig belebt und lebendig gemacht.

81 Beginnen Sie mit der sehr langsamen Ausatmung. Die Bewegungen sind jetzt umgekehrt. Langsam sinken Ihre Arme, Handflächen zeigen nach unten. Während die Ausatmung fortschreitet, wird die Lebenskraft langsam ausgebraucht und Ihr Oberkörper wird mehr und mehr schlaff und haltlos. Fühlen und sehen Sie diese fortschreitende Entleerung. (Wenn das Ausatmen nicht überwacht wird, sind Sie damit fertig, ehe Sie Gelegenheit hatten, sich diesen Vorgang entsprechend zu vergegenwärtigen.)

Wenn Sie mit der Ausatmung fertig sind, sind Ihre Arme wieder zu Ihren Seiten in Ruhestellung, und der Organismus sollte in seinem entleerten, passiven Zustand gefühlt und gesehen werden. Atmen Sie nicht gleich wieder ein, sondern machen Sie hier eine Pause, so daß ein paar Sekunden keine Luft in Ihre leeren Lungen dringt (Abb. 77). Wiederholen Sie die *asana.* Widmen Sie 5 Minuten der aktiven Meditation. Während dieser Zeit werden Sie etwa 8 Wiederholungen ausführen können. Die Bewegungen der *asana* sind einfach, so daß Sie diese schon bei den ersten Wiederholungen gelernt haben. Danach muß Ihre Aufmerksamkeit völlig auf das Fühlen und Sehen der Passiv-Aktiv-Passiv-Aktiv-Dynamik gerichtet sein.

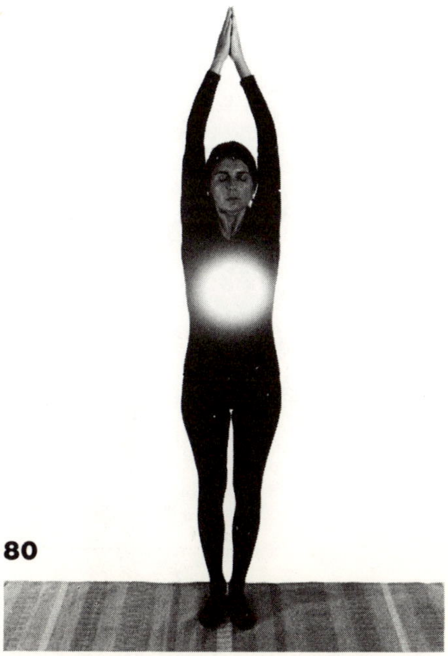

80

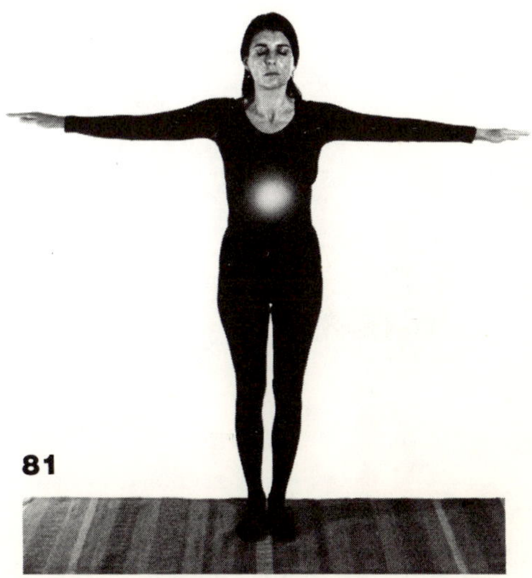

81

Wenn die 5 Minuten um sind, lassen Sie sich in einer anmutigen Bewegung auf dem Boden nieder und nehmen Sie die Sitzhaltung mit gekreuzten Beinen ein. Schließen Sie die Augen.
Für die verbleibenden 5 Minuten der Übungszeit, und das einzige Mal in diesem 30-Tage-Kurs, empfehlen wir, den normalen Denkablauf als Meditationstechnik zu benutzen. Denken Sie darüber nach, in welcher Weise das Positiv–Negativ-Prinzip in allen Lebensbereichen Geltung hat. Nehmen Sie wahr, wie unvermeidlich Fehlschläge nach dem Erfolg kommen, wie Glücklichsein sich in die verschiedensten Grade von Unglücklichsein verwandelt, wie das Greisenalter schon in der Jugend angelegt ist und wie das Leben als natürliche Folge den Tod nach sich zieht. Sinnen Sie ebenfalls darüber nach, daß die Umkehrung all des Gesagten ebenso wahr ist. Dies ist eine Übung, die große Einsicht vermittelt, und sie kann von großer Hilfe sein zur Erlangung einer gelassenen Haltung, die zu wirklichem Glück führt, das an keine Bedingungen geknüpft ist, und zu wirklichem, unveränderlichem Frieden. Das Verstehen der versklavenden Natur der Dualität (Gegensätze, Positiv–Negativ) ist der Schlüssel zur Weisheit.
Am Ende dieser 5-Minuten-Betrachtung öffnen Sie die Augen und strecken Sie langsam die Beine aus.
Damit ist die heutige Meditationsübung beendet. (Machen Sie Ihre Notizen.)

(Für die morgige Meditationsübung wird eine einzelne Blume, gleich welcher Art, benötigt, die möglichst in einer schmalen Vase stehen soll. Haben Sie diese für Ihre morgige Übungszeit in Reichweite.)

Blume

An dieser Stelle des Kurses muß es einmal gesagt werden, daß Anfänger gelegentlich dazu neigen, Meditationsübungen vorschnell abzuurteilen. Sie werden eine bestimmte Technik als »schwierig«, »leicht«, »interessant«, »langweilig« usw. bewerten, je nachdem, wie ihnen diese Technik auf den ersten Blick erscheint. Dies ist ein schwerer Fehler.
Diese Schüler haben offenbar noch nicht gemerkt, daß alle Meditationsgegenstände, ungeachtet des ersten flüchtigen Eindrucks, das gleiche Ziel haben: sie dienen als Mittel, den Geist und die Sinne zur Ruhe zu bringen und in der Weise zu sammeln, die nötig ist, um eine Bewußtseinsänderung herbeizuführen. Kein Anfänger kann voraussehen, welche Meditationspraxis den Schlüssel zum Erreichen des einpunktigen Zustands für ihn hat. Da er unfähig ist, den augenblicklichen Zustand seines Bewußtseins zu erkennen, kann er auch nicht wissen, zu welchem Meditationsgegenstand es besonders neigt. Darum ist jedes Urteil über den Schwierigkeitsgrad im frühen Stadium des Meditierens höchst unweise. Was diesen Kurs betrifft, tut sich der Schüler selbst den größten Dienst, wenn er sich um jede angebotene Technik ernsthaft bemüht. Erst wenn er den Kurs beendet hat, wird es ihm möglich sein, zu bestimmen, welche Technik für ihn am wirksamsten ist.
Die heutige Übung, eine Blumenmeditation, könnte vorschnell als »einfach« abgetan werden. Es könnte so scheinen, als ob in der Übung wenig mehr »drin« ist, als eben das Anschauen einer Blume. Tatsächlich entwickelt der Übende aber, während er die Blume in allen ihren Einzelheiten in sich aufnimmt, seine Fähigkeit, sich mit einem Gegenstand bis zur Vereinigung und Verschmelzung eng zu verbinden, und in dieser Weise wird aus dem Betrachten einer Blume für ihn eine tiefgreifende Meditation. Wenn er die Blume wirklich *sieht,* weiß er, daß er *alle* Dinge gesehen hat.
Der Schüler, der bei anderen Meditationsübungen Schwierigkeiten mit dem Meditationsgegenstand hatte, findet häufig, daß mit den Elemenen der Blume – Form, Farbe, Struktur – sein Geist sich leichter beschäftigen kann. Hat er sich einmal darauf eingelassen, kann sinnvolle Konzentration folgen.
Die heutige Meditation benötigt eine einzelne Blume irgendeiner Art. Stellen Sie die Blume, am besten in einer kleinen Vase, in die Nähe Ihres Meditationsplatzes, bevor Sie mit der heutigen Hatha-Yoga-Übung beginnen.

Anweisungen

Führen Sie das Hatha-Yoga-Übungsprogramm der Grundstufe Übungsreihe A auf Seite 15 durch

Öffnen Sie die Augen.
Stellen Sie die Blume so vor sich auf, daß Sie sie gut sehen können (Abb. 82). Nehmen Sie die Sitzhaltung mit gekreuzten Beinen wieder ein.
Während der nächsten 10 Minuten sollen Sie so mit der Blume beschäftigt sein, daß keinerlei andere Empfindungen und kein Gedanke Ihre Aufmerksamkeit ablenkt. Mit den Augen untersuchen Sie Struktur, Form, Aufbau und Farbe der Blume. Versuchen Sie, jedes kleinste Detail ganz klar zu sehen. Nehmen Sie sich Zeit. Konzentrieren Sie sich völlig darauf. Wenn Sie wahrnehmen, daß Ihre Aufmerksamkeit nachläßt, daß ein Geräusch oder ein Gedanke Sie abgelenkt hat, werden Sie nicht ungeduldig oder böse auf sich selbst; sanft, aber fest bringen Sie Ihren Geist zurück zur Blume und fahren fort, sich die Blume genau anzusehen. Sooft auch Ihr Geist abschweift, holen Sie ihn zur Blume zurück. Dies ist die einzige Methode, den Geist zu zähmen und ihn schließlich unter Kontrolle zu bringen.

82 Der Meditierende verbindet sich, bewirkt Yoga, mit der Blume durch totale, unerschütterliche, einpunktige Einstellung der Aufmerksamkeit.

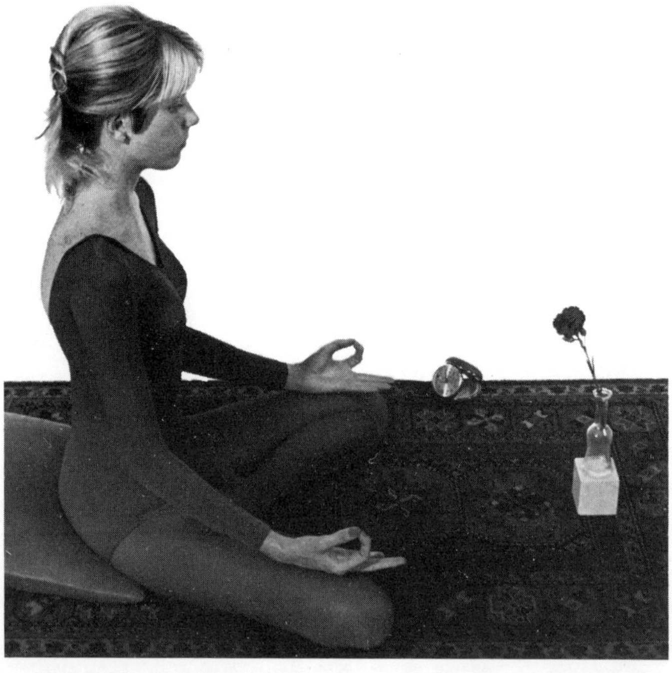
82

Sie werden imstande sein, sich soweit auf die Blume *einzulassen,* daß Ihre Aufmerksamkeit unverwandt dort bleibt. Wenn Ihr Sehen und Denken für mehrere Minuten ohne Unterbrechung vollkommen von der Blume in Anspruch genommen sind, dann fangen Sie an, sich mit der Blume zu identifizieren. Sie *werden* die Blume. Sie beenden die Subjekt-Objekt-Beziehung. Da gibt es nicht länger »Sie«, der die Blume anblickt; Ihre Identität ist von derjenigen der Blume nicht länger getrennt. Sie werden die Blume und bringen mit ihr Yoga zustande. Sie und die Blume sind *eins,* und in dieser *Einheit* ist kein »Sie« mehr da und keine »Blume«. Da ist nur noch *sein – ist.*
Versuchen Sie, diesen Zustand des *Einsseins* für den Rest Ihrer Übungszeit aufrechtzuerhalten. Anfänglich werden Sie wahrscheinlich nur imstande sein, eine kurze Zeit in diesem Yoga-Zustand zu bleiben. Aber selbst ein kurzer Augenblick, ein paar Sekunden, wird eine höchst wichtige Erfahrung für Sie sein. Wann immer dieser Zustand des *Einsseins* während Ihrer Übung sich auflöst und der alte Subjekt-Objekt-Zustand wieder da ist, versuchen Sie, sich von neuem mit Ihrem Meditationsgegenstand zu verbinden durch die Praxis der totalen, unerschütterlichen Konzentration auf die Blume.
Wenn die 10 Minuten vorbei sind, strecken Sie langsam Ihre Beine aus.

Damit ist Ihre heutige Meditationsübung beendet. (Machen Sie Ihre Notizen.)

Abwechselndes Atmen durch die Nase (2)

Der Wert der abwechselnden Nasenatmung für die Beruhigung des Geistes durch Ausgleich der Positiv-Negativ-Kräfte wurde am 5. Tag dargestellt. Zum Anfang haben wir damals diese Atemtechnik in einem Rhythmus 8–4–8 durchgeführt. Eine der faszinierendsten Seiten dieser abwechselnden Nasenatmung ist die, daß die Tiefe der Ruhe und die Wachheit, die sie bewirkt, durch Änderung des Zählrhythmus stufenweise verstärkt werden kann. Jede solche Veränderung, die Ihnen in diesem Kurs empfohlen wird, ist ein wenig fortgeschrittener als die vorangegangene und stellt somit auch einen größeren Anspruch an die Fähigkeit des Schülers, seinen Atem anzuhalten. Diese Fähigkeit wird durch kontinuierliches Üben entwikkelt, und die Resultate zeigen, daß sich die Mühe durchaus lohnt.

Bei der heutigen Ubung wird nur die Phase des Atemanhaltens um 4 Einheiten verlängert, so daß wir nun einen einheitlichen Rhythmus 8–8–8 für Einatmen, Anhalten und Ausatmen haben.

Anweisungen

Führen Sie das Hatha-Yoga-Übungsprogramm der Grundstufe Übungsreihe B auf Seite 27 durch

83 bis 84 Bleiben Sie im Schneider- oder Lotussitz mit der linken Hand in der *mudra*-Stellung. Halten Sie Ihre Augen halb geschlossen (nur durch einen kleinen Spalt sollte noch etwas Licht eindringen).

Legen Sie die Kuppe Ihres rechten Daumens leicht an den rechten Nasenflügel und den Ringfinger und den kleinen Finger leicht an den linken. Zeige- und Mittelfinger bleiben zusammen und liegen leicht an der Nasenwurzel (dem Bereich des »dritten Auges«).
Langsam und mit so wenig Geräusch wie möglich atmen Sie durch beide Nasenlöcher tief aus.

83

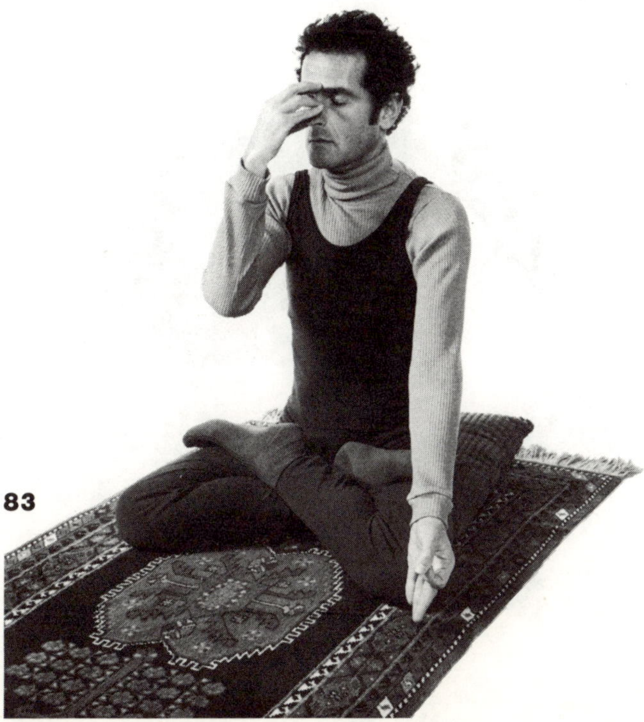

84

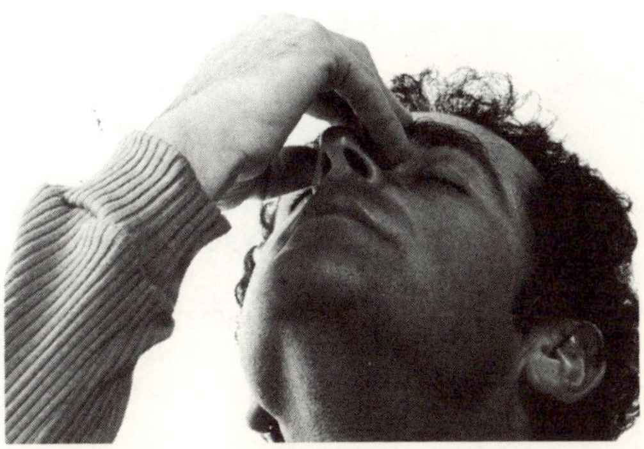

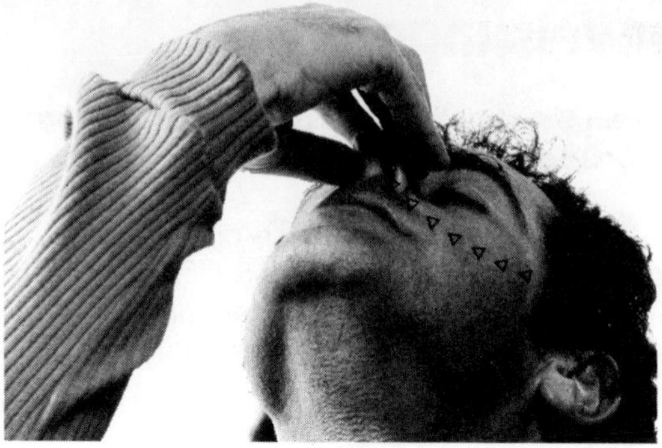
85

85 Sobald das Ausatmen beendet ist, schließen Sie durch Andrücken des Daumens das rechte Nasenloch. Langsam und ruhig atmen Sie tief durch das linke Nasenloch ein und zählen dabei gleichmäßig bis 8.

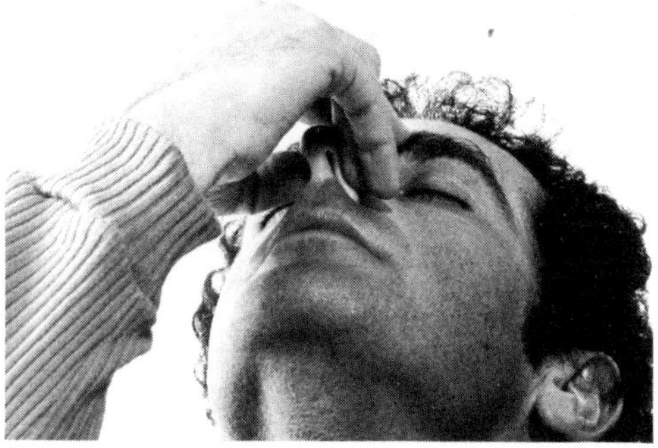
86

86 Das rechte Nasenloch bleibt geschlossen, und nun halten Sie auch das linke Nasenloch zu, so daß beide verschlossen sind. Halten Sie den Atem an, während Sie gleichmäßig bis 8 zählen.

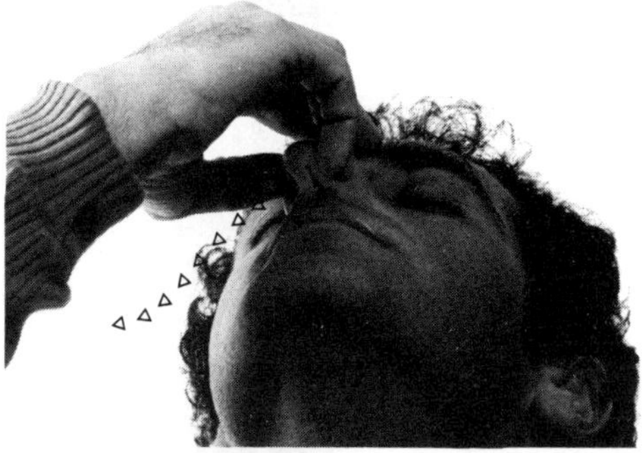
87

87 Geben Sie den rechten Nasenflügel frei (der linke bleibt geschlossen) und atmen Sie langsam, tief und ruhig aus, wobei Sie gleichmäßig bis 8 zählen.

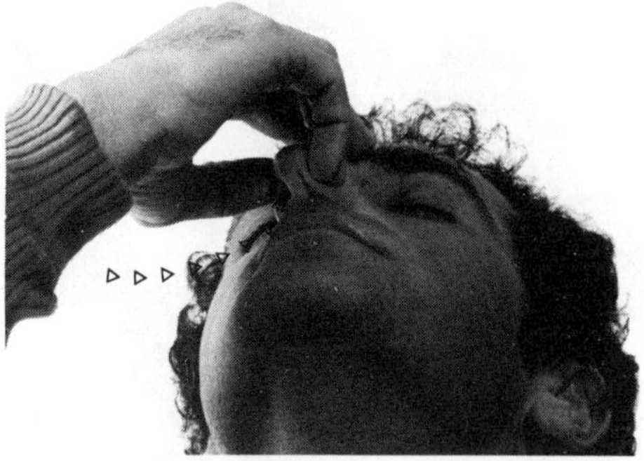
88

88 Wenn Sie völlig ausgeatmet haben, machen Sie keine Pause, sondern atmen sofort durch das *rechte* Nasenloch wieder ein (das gleiche Nasenloch, durch das Sie gerade ausgeatmet haben). Tief und ruhig atmen Sie durch das rechte Nasenloch ein und zählen dabei gleichmäßig bis 8. Das linke Nasenloch bleibt geschlossen.

89 Das linke Nasenloch bleibt weiter geschlossen, und nun halten Sie das rechte ebenfalls zu, so daß beide geschlossen sind. Behalten Sie die Luft tief in den Lungen, während Sie gleichmäßig bis 8 zählen.

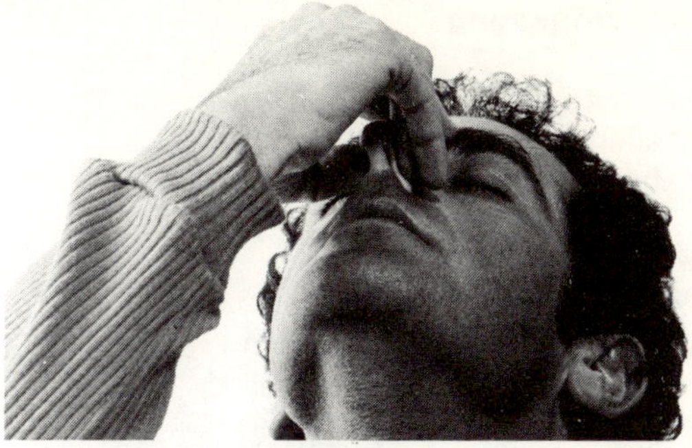
89

90 Geben Sie das linke Nasenloch frei (das rechte bleibt verschlossen) und atmen Sie langsam, tief und ruhig aus, während Sie gleichmäßig bis 8 zählen.

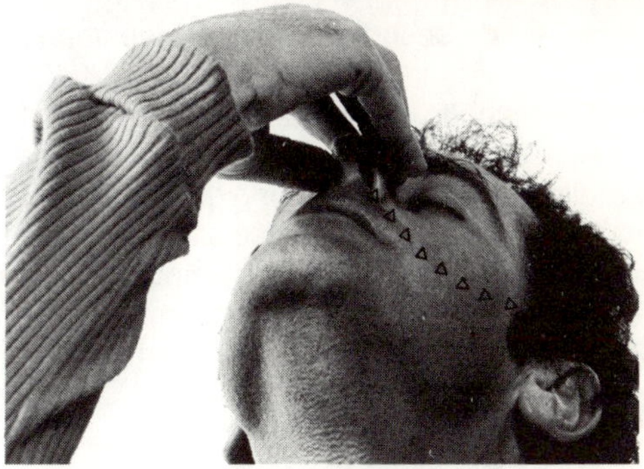
90

Nun haben Sie wieder den Ausgangspunkt erreicht. Jedesmal, wenn Sie wieder zum Ausgangspunkt kommen, haben Sie 1 volle Runde der abwechselnden Nasenatmung ausgeführt.
Machen Sie ohne Pause weiter und beginnen Sie die nächste Runde mit einem tiefen, ruhigen Einatmen durch das linke Nasenloch, wobei Sie gleichmäßig bis 8 zählen, während das rechte Nasenloch verschlossen bleibt.
Machen Sie 7 Runden.
Nehmen Sie Ihre rechte Hand herunter und lassen Sie sie (in der *mudra*-Stellung) auf dem rechten Knie (oder Oberschenkel) ruhen (Abb. 91).

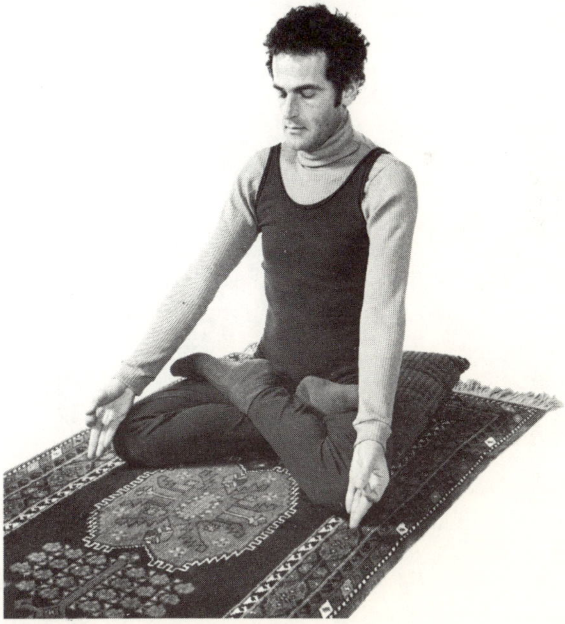
91

Zusammenfassung

links einatmen	bis 8 zählen
Luft anhalten	bis 8 zählen
rechts ausatmen	bis 8 zählen

ohne Pause

rechts einatmen	bis 8 zählen
Luft anhalten	bis 8 zählen
links ausatmen	bis 8 zählen

Damit ist eine Runde beendet. Beginnen Sie ohne Pause die Nächste.
Vermeiden Sie Zischen, Pfeifen und andere Geräusche beim Ein- und Ausatmen. Atmen Sie, so ruhig es geht, ein und aus. Stellen Sie sich die Atmung als einen Vorgang vor, der mehr im Hals als in der Nase stattfindet.
Das Zählen sollte gleichmäßig und kontinuierlich sein; es wird nie unterbrochen. Wenn Sie einmal mit dem Zählen angefangen haben, lassen Sie es weitergehen wie ein Metronom, stetig und rhythmisch.
Während der ganzen Übung muß Ihre Aufmerksamkeit völlig auf das Zählen gerichtet sein. Es darf jedoch nicht automatisch werden, wobei Ihre Aufmerksamkeit abschweifen kann. Eine völlige Konzentration auf das Zählen in Verbindung mit der Atmung ist die Aufgabe dieser Meditationsübung.
Wenn Sie die 7 Runden geschafft haben, bleiben Sie noch eine kleine Weile still sitzen und nehmen den Zustand tiefer Ruhe wahr, der aus Ihrer Übung resultiert. Sie werden besonders bemerken, in welchem Maße sich Ihre Atmung verlangsamt hat. Dies ist ein Beispiel dafür, daß auch die Atmung langsam und regelmäßig ist, wenn der Geist ruhig ist. Umgekehrt: Wenn Sie üben, langsam und ruhig zu atmen, kann auch Ihr Geist ruhig und einpunktig werden (Abb. 91).
Öffnen Sie die Augen und strecken Sie langsam die Beine aus.
Damit ist die Meditationsübung für heute beendet. (Machen Sie sich Notizen.)

Yantra (3)

Das Dreieck ist ein Symbol, das sich in mystischen Übungen findet und bei heiligen Bauten allgemein verwandt wird. Die bemerkenswerten Eigenschaften der Pyramidenform, die aus einer Folge von Dreiecken besteht, erhalten gegenwärtig in der westlichen Welt mehr Beachtung als je zuvor. Für den Meditationsschüler liegt der esoterische Wert des Dreiecks in seinem *integrierenden* Charakter. Gewöhnlich gibt es unter den verschiedenen Aspekten einer Existenz – der körperlichen, gefühlsmäßigen und geistigen Seite – ein Hin-und-her-Zerren und einen Kampf gegeneinander um Aufmerksamkeit und Befriedigung. Der normale Mensch, der diesen ständigen, inneren Kampf erfährt, findet sich selbst ruhelos, unsicher und ist ständig unterwegs auf der Suche nach neuen Wegen, auf welchen er Erfüllung finden kann. Hat er auch die Bedürfnisse einerSeite befriedigt, so kommen alsbald die Forderungen der anderen. Die Vergegenwärtigung des Dreiecks ist eine der Methoden, die wir benutzen, um die körperliche, gefühlsmäßige und geistige Seite der Existenz zu vereinen, so daß sie als integrierte Einheit funktionieren. Ist diese Integration erreicht, verschwindet der Aufruhr und große Energiemengen, die vorher vom Konflikt verbraucht wurden, können nun dahin gelenkt werden, mit größerer Tüchtigkeit die täglichen Aufgaben zu erfüllen, ebenso wie eine produktivere Yogapraxis zu erreichen.

In diesem Buch befassen wir uns nicht damit, wie und warum die Visualisierung der Yantras – oder die Anwendung einer unserer anderen Meditationsmethoden – dies zustande bringt. Im Zusammenhang mit diesem 30-Tage-Kurs würden solche Erklärungen nur dazu dienen, dem Intellekt etwas zu bieten – es ist aber gerade dieser Intellekt, der uns unsere wahre Natur verdunkelt und uns hindert, unser *Einssein* zu sehen. Wir arbeiten daran, über die gewöhnliche Geistesverfassung, die vom Intellekt bestimmt wird, hinauszugelangen. Zu wissen, daß das Verfahren seinen Zweck erfüllt, genügt für den Augenblick. Die angebotenen Techniken sind ausprobiert und erprobt. Nicht zuletzt sind Sie es, der am Ende den Wert der Methoden feststellen kann, aufgrund der Resultate, die Ihr ernsthaftes, geduldiges und regelmäßiges Üben gebracht hat.

Heute wollen wir uns das Dreieck zunächst in seiner einfachen Grundform vor Augen halten, und dann umschlossen von einem Kreis.

(Anmerkung: Es ist nicht von ungefähr, daß der Lotussitz den Körper in eine Dreiecksform bringt. Jedesmal, wenn Sie den Lotussitz einnehmen, proklamieren Sie Ihre Integration und sammeln auch zusätzliche Energie, die Ihnen zuströmt und durch das Scheitelzentrum, die Spitze des Dreiecks, eintritt.)

Anweisungen

Führen Sie das Hatha-Yoga-Übungsprogramm der Grundstufe Übungsreihe C auf Seite 35 durch

Bleiben Sie in der Sitzhaltung mit gekreuzten Beinen. Öffnen Sie die Augen.
Stellen Sie das Buch so auf, daß Sie den Blick bequem auf Abb. 93 richten können. Ihr Blick und Ihre Aufmerksamkeit müssen beide völlig auf die Abbildung gerichtet sein (Abb. 92). (Mußten Sie aufstehen, um das Buch in die richtige Lage zu bringen, so nehmen Sie die Sitzhaltung wieder ein, bevor Sie die Meditationsübung beginnen.)
Gehen Sie mit Ihren Augen langsam den Weg von der Spitze des Dreiecks zur rechten unteren Ecke, die Grundlinie entlang von rechts nach links und dann die linke Seite hinauf zur Spitze. Wiederholen Sie diesen Vorgang 2 Minuten lang.
Nun schließen Sie die Augen und vergegenwärtigen sich das gleiche Bild 3 Minuten lang. Lassen Sie Ihre Aufmerksamkeit nicht abschweifen und keinen anderen Gedanken dazwischenkommen. Wenn das Bild schwächer wird und verblaßt oder wenn Sie merken, daß Ihre Aufmerksamkeit nachläßt, holen Sie das Bild wieder zurück, indem Sie es, wie eben beschrieben, im Uhrzeigersinn rekonstruieren.
Nach 3 Minuten öffnen Sie die Augen.

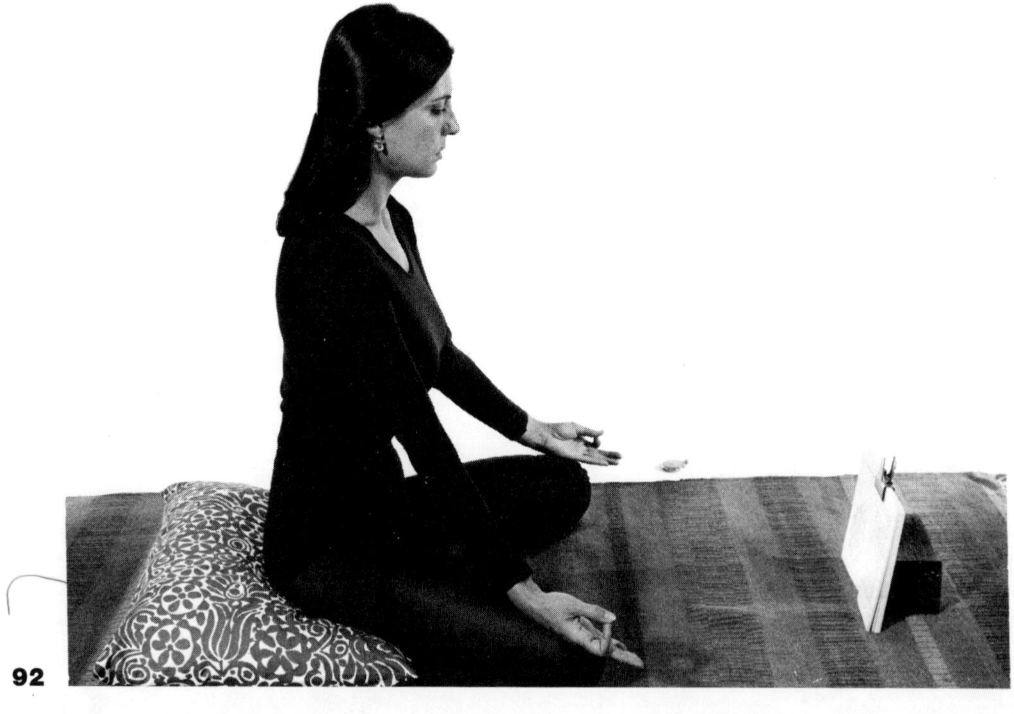

92

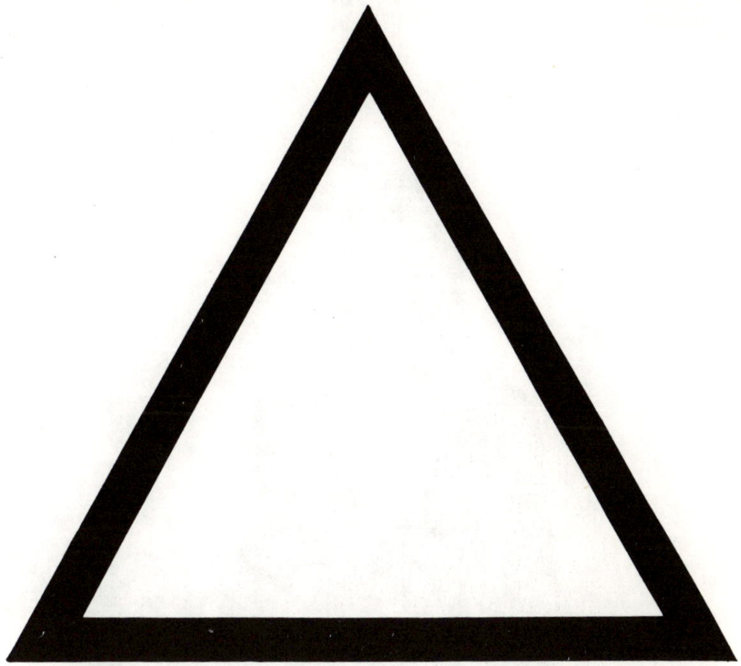

93 Yantra 3: Das gleichschenklige Dreieck.

12. Tag

Richten Sie Ihren Blick auf Abb. 95. Sie werden bemerken, daß das Dreieck nun von einem Kreis umgeben ist. Halten Sie 2 Minuten den Blick unverwandt auf dieses Bild gerichtet.
Wenn die 2 Minuten verstrichen sind, schließen Sie die Augen und vergegenwärtigen sich die gleiche Figur 3 Minuten lang. Wenn das Bild schwach wird und verblaßt, holen Sie es wieder zurück, indem Sie das Dreieck im Uhrzeigersinn neu aufbauen und es dann wieder im Uhrzeigersinn mit einem Kreis umgeben. (Alle Yantras können schwarz, weiß oder farbig visualisiert werden.)
Wenn Sie das vorgestellte Bild immer noch schwach finden, verstärken Sie es, indem Sie die Augen öffnen und die Figur im Buch noch einmal eine kurze Zeit anschauen. Dann schließen Sie die Augen und machen einen neuen Versuch.
Wenn die 3 Minuten vorbei sind, öffnen Sie die Augen und strecken langsam die Beine aus.
Damit ist Ihre heutige Meditationsübung beendet. (Machen Sie Ihre Notizen.)

94 Die einfache (links) und erweiterte Form des Yantras werden nacheinander vergegenwärtigt.

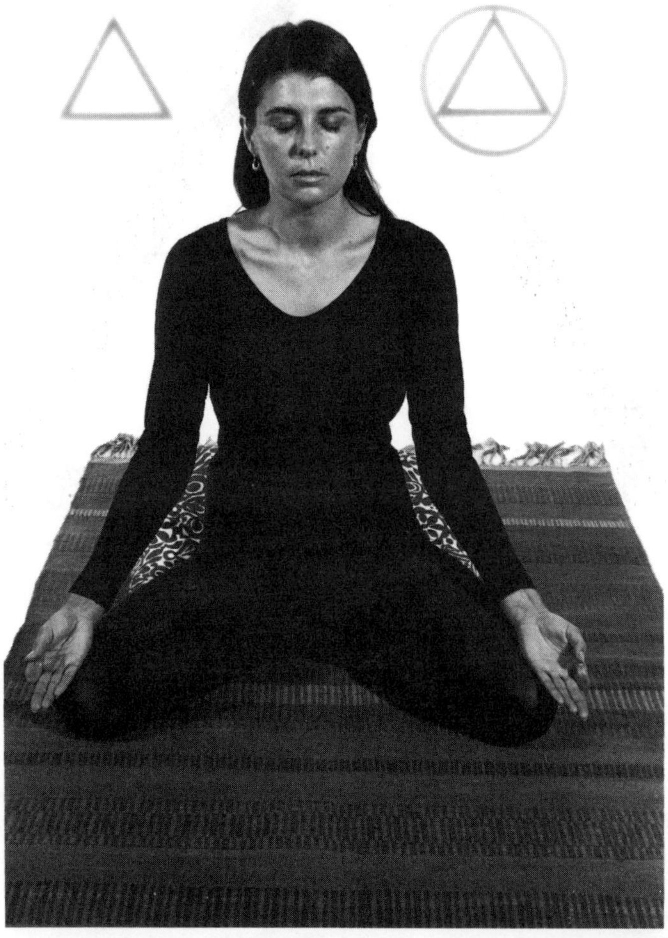

94

95 Das gleichschenklige Dreieck, eingefaßt von einem Kreis.

Hatha Yoga

MITTELSTUFE ÜBUNGSREIHE A

Am 13., 16. und 19. Tag zu benutzen

Je nach Ihrer Leistungsfähigkeit können Sie jetzt die Körperhaltungen der Mittelstufe ausführen oder aber noch bei der Grundstufe bleiben und darauf hinarbeiten, allmählich auch die schwierigeren Übungen zustande zu bringen. Hören Sie auf Ihren Körper. Er wird Ihnen raten, wie Sie am besten bei jeder Asana vorzugehen haben. Sie sollten sich niemals überanstrengen oder ständig beim Hatha Yoga Beschwerden haben. Es mag sein, daß Sie von einigen Asanas die schwierigeren Stellungen der Mittelstufe ausführen können, bei anderen aber noch bei der Grundstufe bleiben müssen. Das ist ganz in Ordnung. Fahren Sie nur einfach fort zu üben, bis Sie eines Tages von jeder Asana auch die schwierigeren Stellungen der Mittelstufe ausführen können. Denken Sie daran, daß Sie jede Asana mit der Ausgangsstellung beginnen, die Sie als Übung der Grundstufe kennengelernt haben.

Dehnung der Brust

96 Aufrechte Stellung.

97 Rückwärtsgebeugte Stellung (etwas weiter nach hinten, als bei der Stellung der Grundstufe). Die Arme werden vom Rücken weggestreckt, Knie bleiben durchgedrückt, und Augen schauen nach oben. Bleiben Sie 5 Sekunden regungslos in dieser Stellung.

98 Die Vorwärtsbeuge (mehrere Zentimeter tiefer als bei der Grundstufe). Halten Sie die Arme wie gezeigt. Knie sind durchgedrückt und Nacken locker. Bleiben Sie so regungslos 10 Sekunden. Richten Sie sich langsam auf und wiederholen Sie einmal. Nehmen Sie die verschränkten Hände auseinander und gehen Sie anmutig nieder in sitzende Stellung.

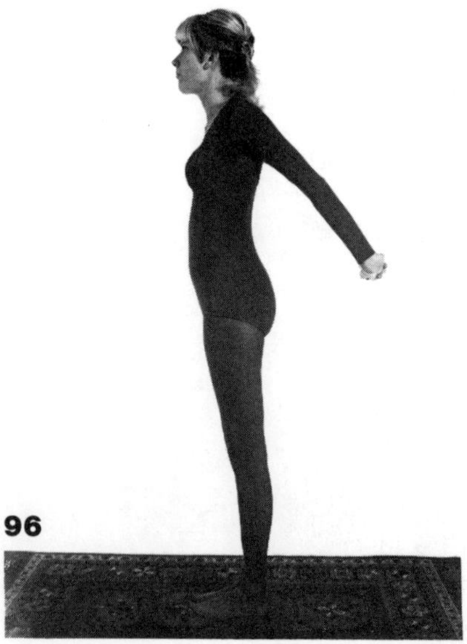

96

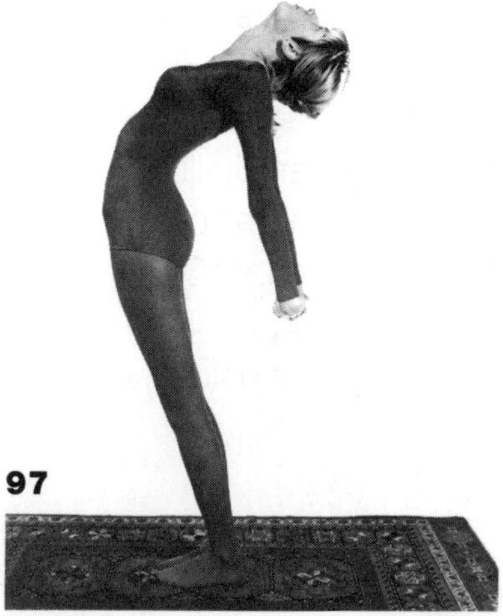

97

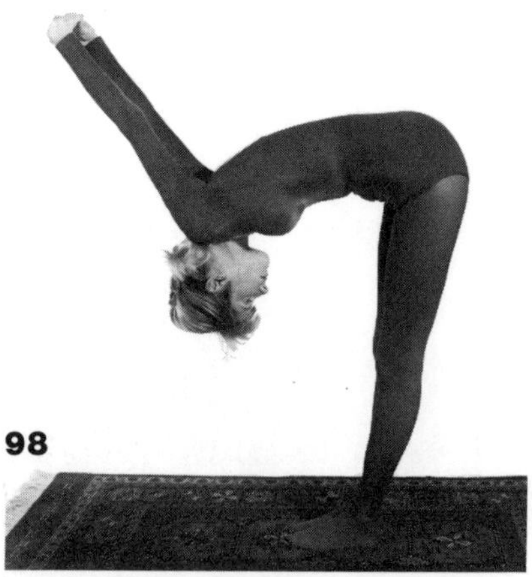

98

Knie- und Oberschenkelstreckung

99 Die Ausgangsposition.

100 Sie sind jetzt vielleicht imstande, die Knie noch weiter zum Boden hinunterzubringen. Halten Sie den Oberkörper gerade und zählen Sie bis 10, während die Knie, soweit es geht, zum Boden hinuntergedrückt sind. Entspannen Sie dann Hände und Arme für ein paar Minuten. Während dieser Lockerung dürfen die Knie wieder hochkommen. Wiederholen Sie. Führen Sie die Übung 3mal durch.
Nehmen Sie die Hände auseinander. Begeben Sie sich anmutig in liegende Stellung. Bauch und Stirn ruhen auf der Matte.

99

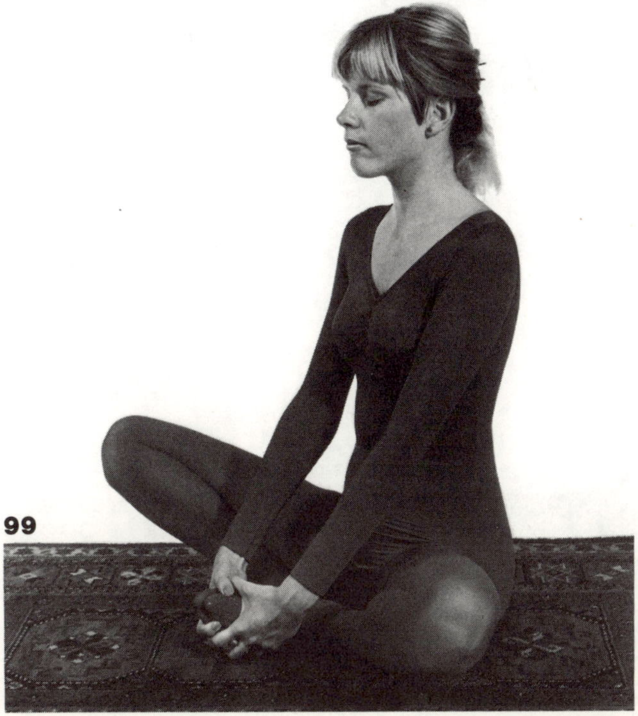

100

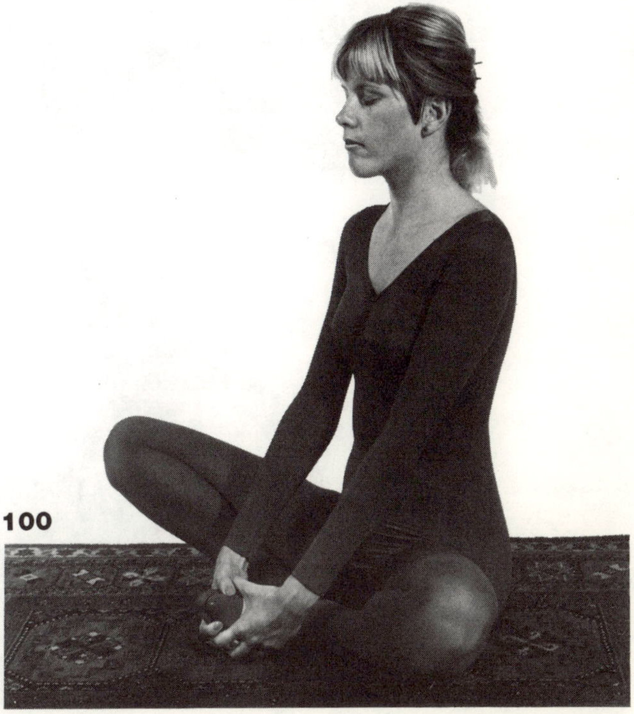

Kobra

101 Die abgehobene Stellung der Grundstufe.

102 Der Oberkörper wird aufgerichtet zur Stellung der Mittelstufe. Dieses Heben des Oberkörpers wird in sehr langsamer Bewegung ausgeführt; der Kopf ist immer im Nacken und das Rückgrat ständig durchgebogen. Verharren Sie in dieser Stellung ohne Bewegung für 10 Sekunden. Vom Nabel ab ist alles – Unterkörper und Beine – entspannt.

Sehr langsam senken Sie in umgekehrter Bewegung den Oberkörper, bis die Stirn wieder auf der Matte ruht.
Entspannen Sie einen Augenblick und wiederholen Sie dann. Führen Sie die Übung 3mal aus. Mit der Stirn auf der Matte entspannen Sie sich.

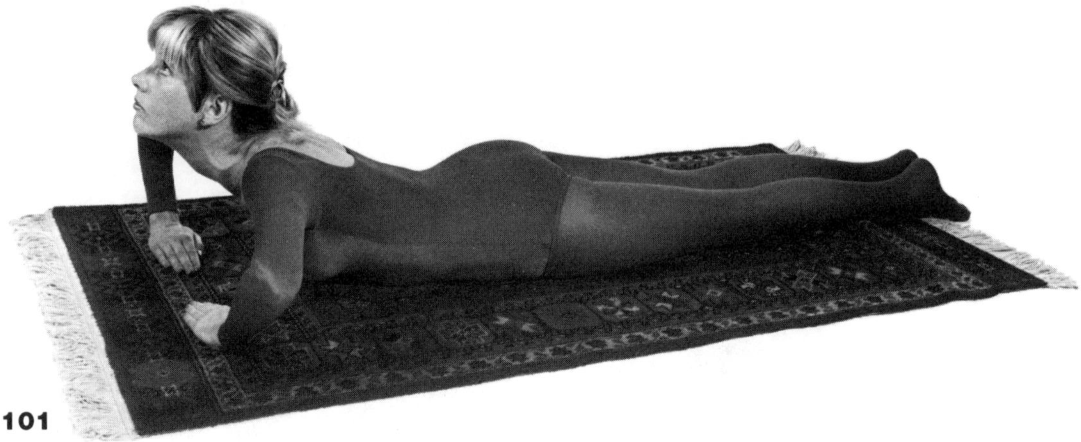

101

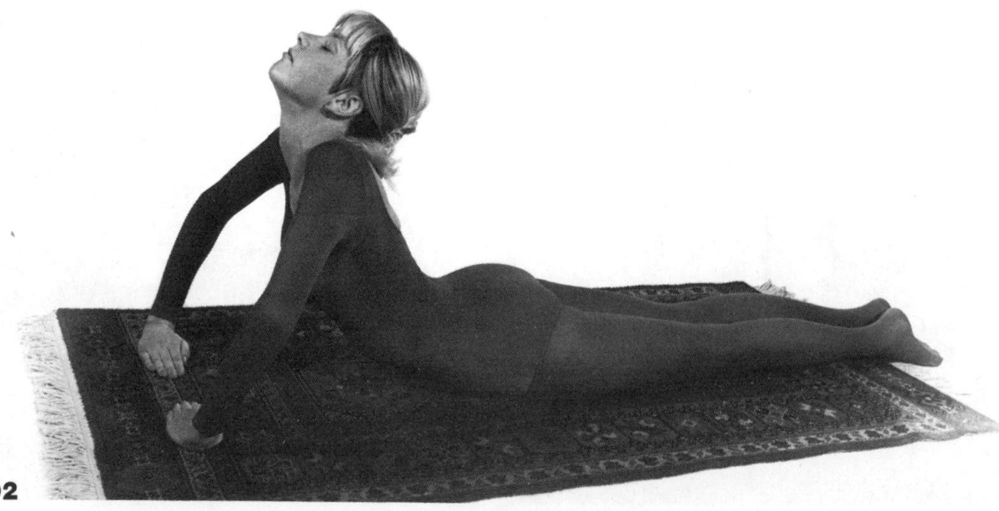

102

Kopfdrehung

103 bis 104 Hier gibt es keine schwierigeren Stellungen für die Kopfdrehung. Die Bewegungen sind die gleichen wie die, die Sie in der Grundstufe ausgeführt haben. Wenn Sie damit weiterüben, ist es immerhin möglich, daß Ihr Nacken lockerer wird und Ihr Kopf sich ein wenig weiter in jede der drei Richtungen drehen läßt.

Führen Sie die Bewegungen wie früher aus und bleiben Sie in der äußersten Position jedesmal, bis Sie bis 20 gezählt haben. Wiederholen Sie die Übung zweimal.
Mit dem Kinn auf der Matte und den Armen zur Seite ruhen Sie aus.

103

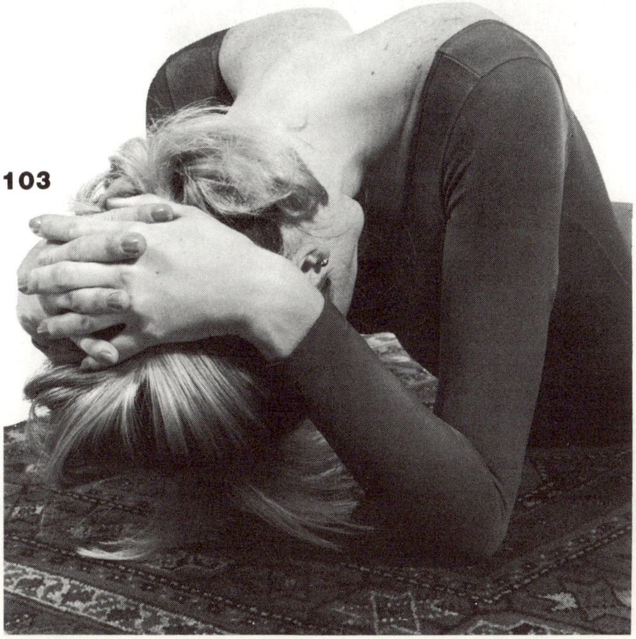

104

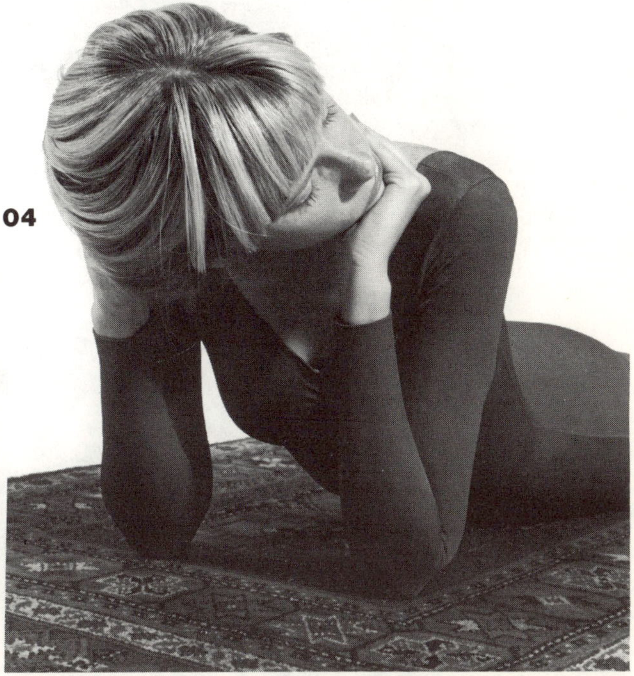

Bogen

105 Die Ausgangsposition.

106 Sie heben Oberkörper und Knie noch weiter vom Boden ab, als in der Übung der Grundstufe. Das Rückgrat ist stärker durchgebogen. Kopf hochhalten und Knie so dicht wie möglich zusammen. Atmen Sie normal. Halten Sie diese Stellung ohne Bewegung inne für 10 Sekunden.
Senken Sie Knie und Kinn zu Boden, aber halten Sie die Füße weiter fest. Ruhen Sie einen Augenblick so aus, dann wiederholen Sie. Führen Sie die Übung 3mal aus. Nach der letzten Wiederholung lassen Sie die Füße los und langsam zu Boden sinken. Mit der Wange auf der Matte liegen Sie und ruhen aus.

Beobachtung des Atems

Sitzen Sie im Schneider- oder Lotussitz und beobachten Sie 1 Minute lang den Atem entsprechend der Anweisung auf Seite 25.

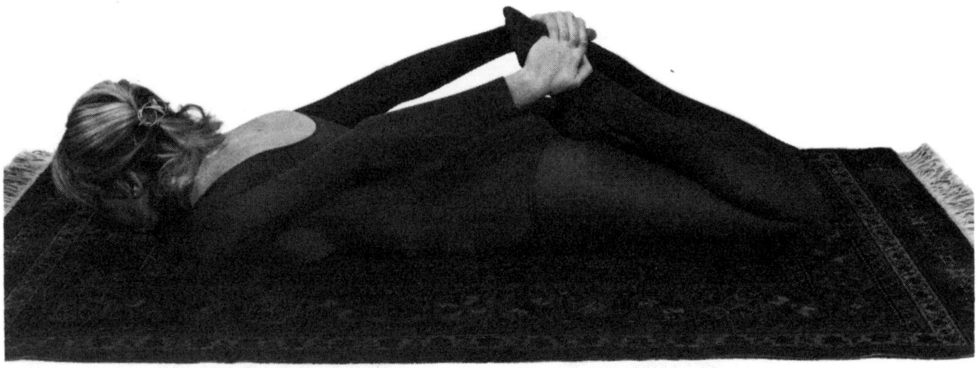

105

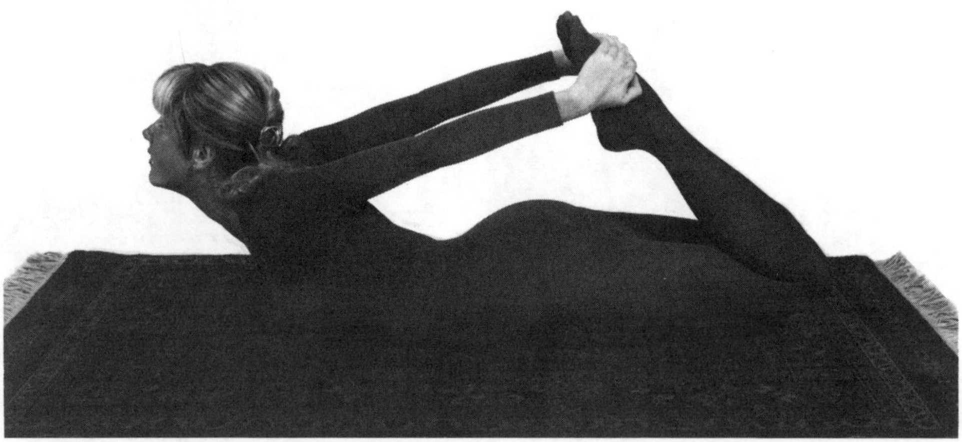

106

MITTELSTUFE ÜBUNGSREIHE B

Am 14., 17. und 20. Tag zu benutzen

Alle Ausgangsstellungen sind identisch mit denen, die in der Übungsreihe B der Grundstufe erlernt wurden.

rishi-Stellung

107 Drehung des Oberkörpers und der Arme um 90 Grad nach links.

108 Die rechte Hand umfaßt mit festem Griff von hinten die rechte Wade, während der Blick der linken Hand in die abgebildete Position folgt. Bleiben Sie ohne Regung so für 10 Sekunden.
Richten Sie langsam den Oberkörper wieder auf, bringen Sie die ausgestreckten Arme zurück nach vorn in die Ausgangsstellung. Drehen Sie sich langsam nach rechts und führen Sie die gleichen Bewegungen an der anderen Körperseite aus. Führen Sie die Übung 3mal auf jeder Seite aus, abwechselnd links – rechts.
Nach der letzten Wiederholung lassen Sie langsam die Arme seitwärts sinken und entspannen sich.

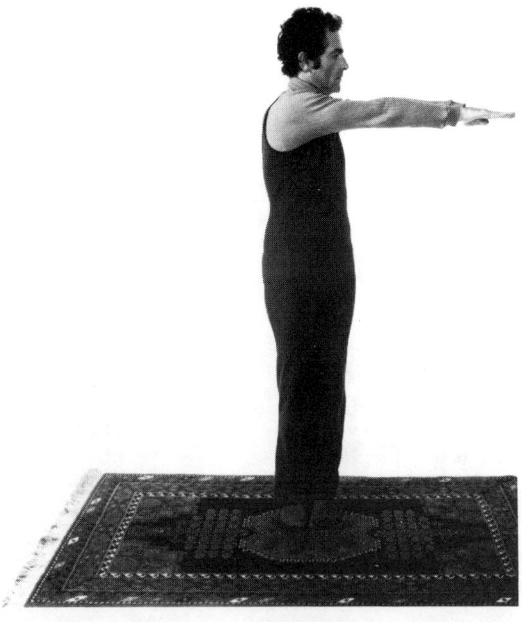

107

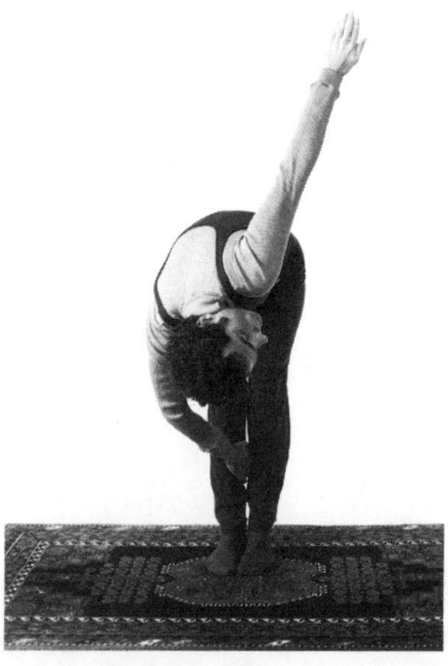

108

Gleichgewichtsübung

109 Die Ausgangsposition.

110 Linker Arm bewegt sich ein wenig nach rückwärts, Augen schauen direkt nach oben, und der rechte Fuß wird behutsam so hoch wie möglich nach oben gezogen. Halten Sie Ihr Gleichgewicht und stehen Sie so ruhig wie möglich 5 Sekunden lang auf einem Bein.
Langsam bringen Sie den Fuß zurück zum Boden und die Arme zu den Seiten.

Führen Sie die gleichen Bewegungen auf der anderen Seite aus.
Führen Sie die Übung 3mal abwechselnd auf jeder Seite aus.
Nach der letzten Wiederholung lassen Sie sich anmutig auf der Matte nieder und nehmen eine sitzende Stellung ein.
(Es kann einige Zeit dauern, bis Sie lernen, völlig das Gleichgewicht zu halten. Lassen Sie sich nicht entmutigen. Stetiges Üben bringt Erfolg.)

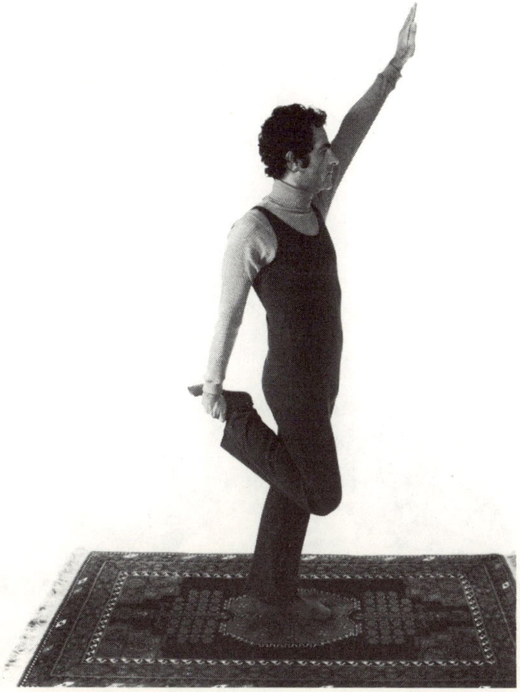

109

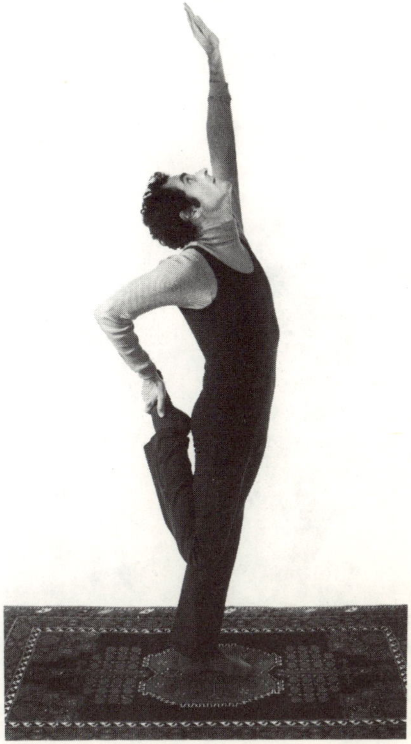

110

Abwechselndes Beinstrecken

111 In der Ausgangsstellung biegt sich der Oberkörper um mehrere Zentimeter rückwärts. Der Kopf ist zurückgelegt und die Augen schauen nach oben.

112 Während des langsamen Hinuntergehens soll der Oberkörper so weit nach vorn gebeugt werden, daß beide Hände mit festem Griff den linken Knöchel umfassen können. Ziehen Sie am Fußknöchel und beugen Sie sich langsam mit dem Oberkörper so weit hinunter, wie es ohne Gewaltanwendung möglich ist. Ellenbogen sind ein wenig nach außen gebogen und die Stirn zielt auf das Knie. Ohne Regung halten Sie diese Stellung 10 Sekunden inne. Langsam richten Sie den Oberkörper wieder auf. Heben Sie die Arme langsam und wiederholen Sie die Bewegungen. Führen Sie die Übung 3mal aus. Führen Sie dann die gleichen Bewegungen 3mal mit dem ausgestreckten rechten Bein aus. Nach der letzten Wiederholung strecken Sie das linke Bein aus und lassen die Hände auf den Oberschenkeln ruhen.

111

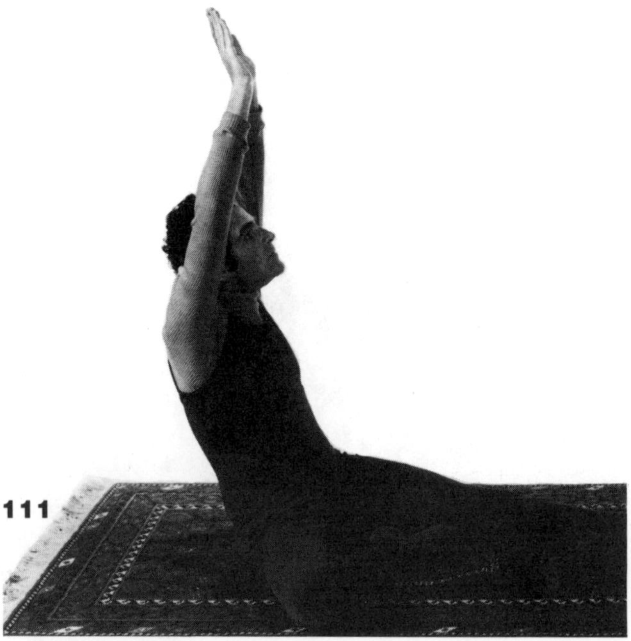

112

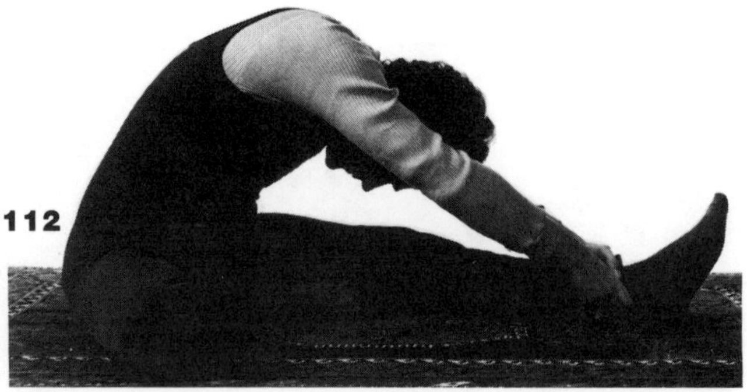

Rückwärtsbeuge

113 Die Ausgangsposition. Knie müssen während der ganzen Übung zusammenbleiben.

114 Schieben Sie sich langsam so weit wie möglich zurück. Arme bleiben parallel nebeneinander, Finger sind zusammen und zeigen vom Rücken fort nach hinten. Machen Sie ein Hohlkreuz und wölben Sie den Oberkörper langsam so weit wie möglich nach oben und biegen Sie dabei den Kopf so weit wie möglich zurück. Bleiben Sie auf den Fersen sitzen und verharren Sie ohne Regung in dieser Stellung 10 Sekunden.
Heben Sie den Kopf, entspannen Sie den Oberkörper und ruhen Sie ein wenig aus, verändern Sie aber die Stellung der Arme nicht.
Dann von neuem: Langsam wölben Sie den Oberkörper nach oben und biegen dabei die Wirbelsäule durch, während Sie den Kopf zurückbeugen. Bleiben Sie auf Ihren Fersen sitzen. Halten Sie so 10 Sekunden aus.
Heben Sie den Kopf, senken Sie den Oberkörper und bewegen Sie langsam Hände und Oberkörper nach vorn in die Ausgangsposition von Abb. 113.
Jetzt herunter von den Hacken, schwingen Sie die Beine herum und strecken Sie sie gerade nach vorne aus.

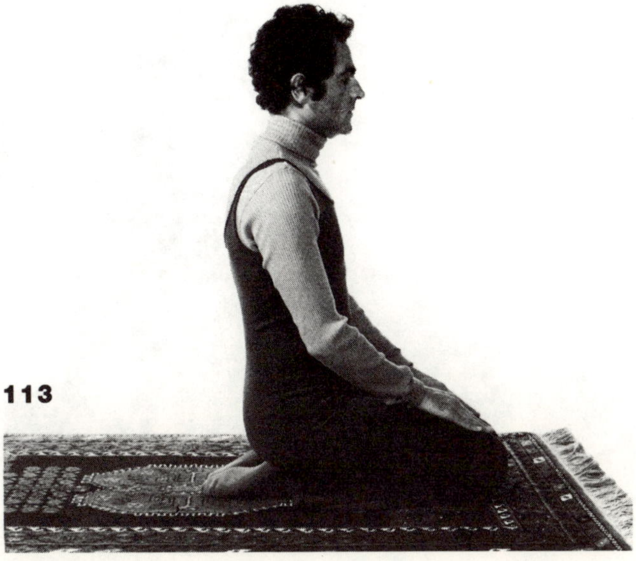
113

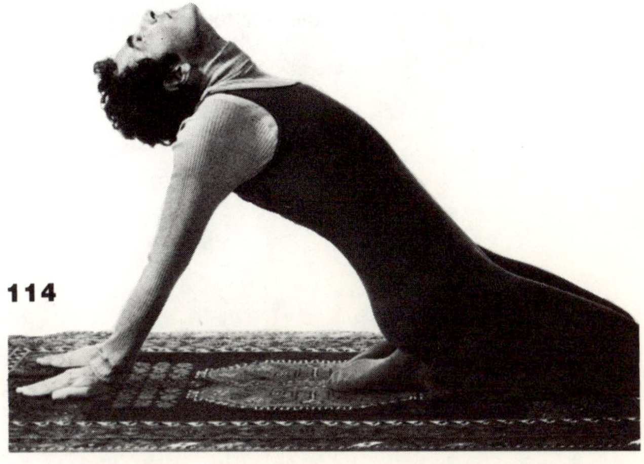
114

Drehung

115 Beine sind ausgestreckt.
Beugen Sie das rechte Knie und bringen Sie das rechte Bein in die abgebildete Stellung.
Schlagen Sie das linke Bein über das rechte und bringen Sie es in die abgebildete Stellung. Die Fußsohle des linken Fußes ist auf dem Boden, nahe am rechten Knie.
Stützen Sie die linke Hand hinter Ihrem Rücken fest auf den Boden.
Mit dem rechten Arm greifen Sie über das linke Knie nach dem rechten Knie.

116 Sehr langsam drehen Sie Oberkörper und Kopf nach links. Verharren Sie in dieser Stellung bewegungslos 10 Sekunden.
Die Stellung der Hände bleibt unverändert, während Sie langsam den Oberkörper nach vorn drehen, so daß Sie wieder die Stellung von Abb. 115 einnehmen.
Entspannen Sie einen Augenblick. Wiederholen Sie die Drehung des Oberkörpers. Führen Sie in dieser Weise 3 Drehungen nach links durch.
Nach der letzten Wiederholung drehen Sie sich nach vorne und strecken beide Beine aus.
Führen Sie die gleichen Bewegungen nach rechts aus, wobei Sie in der obigen Anweisung die Worte »links« und »rechts« austauschen. Führen Sie 3mal die Drehung nach rechts aus.
Nach der letzten Wiederholung wenden Sie sich wieder nach vorn, strecken beide Beine aus und begeben sich dann in die Sitzhaltung mit gekreuzten Beinen.

Beobachtung des Atems

Sitzen Sie im Schneider- oder Lotussitz und beobachten Sie Ihren Atem 1 Minute lang entsprechend der Anweisung auf Seite 25 (Übung Nr. 19).

115

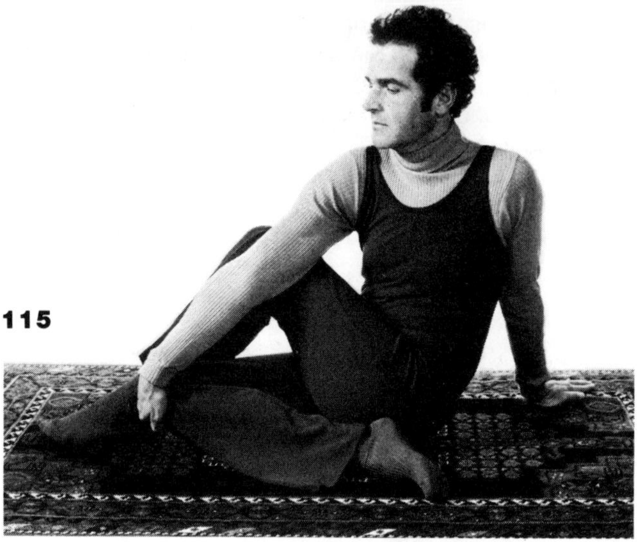

116

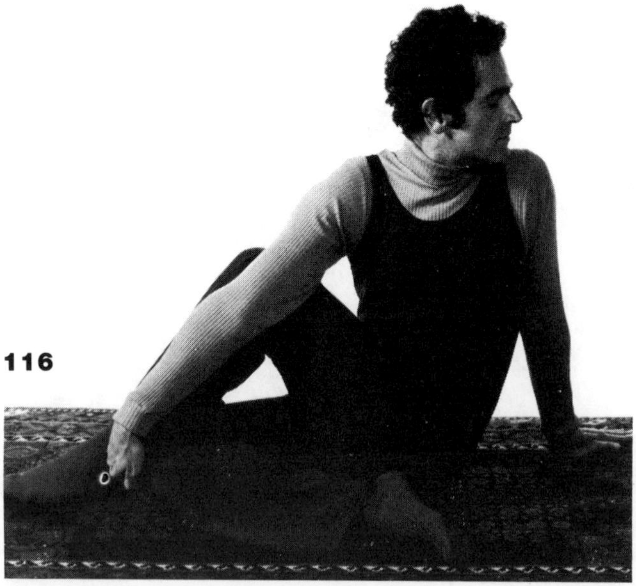

Hatha Yoga

MITTELSTUFE ÜBUNGSREIHE C

Am 15., 18. und 21. Tag zu benutzen

Alle Ausgangsstellungen sind mit denen identisch, die in der Übungsreihe C der Grundstufe erlernt wurden.

Dreieck

117 Stehen Sie mit gespreizten Beinen und heben Sie die Arme in Schulterhöhe.

118 Beugen Sie sich langsam nach links und umfassen Sie die linke Wade.
Während Sie einen Zug auf das Bein ausüben, neigen Sie den Oberkörper seitwärts ungefähr bis zu der abgebildeten Stellung. Bringen Sie den rechten Arm (mit durchgedrücktem Ellenbogen) über den Kopf in die abgebildete Stellung. Erlauben Sie dem Nacken, sich zu entspannen. Bleiben Sie so 10 Sekunden.

Langsam begeben Sie sich wieder in die aufrechte Haltung von Abb. 117.
Führen Sie nun die gleichen Bewegungen nach rechts aus. Machen Sie die Bewegung 3mal nach jeder Seite, abwechselnd links – rechts.
Nach der letzten Wiederholung lassen Sie die Arme sinken, ziehen in einer anmutigen Bewegung die Beine zusammen und lassen sich zu einer sitzenden Haltung auf der Matte nieder.

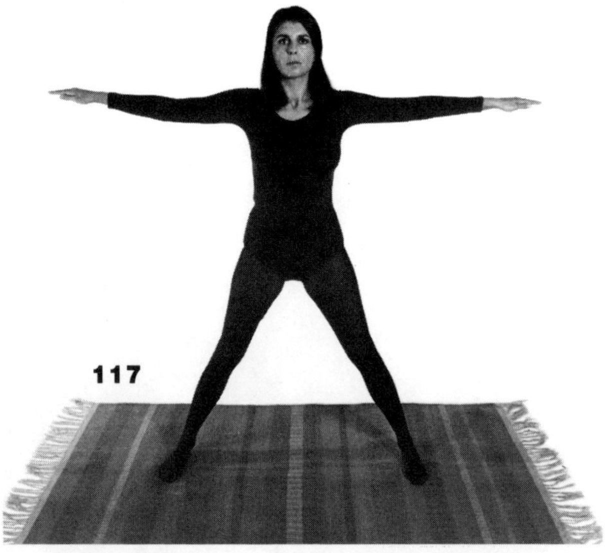

117

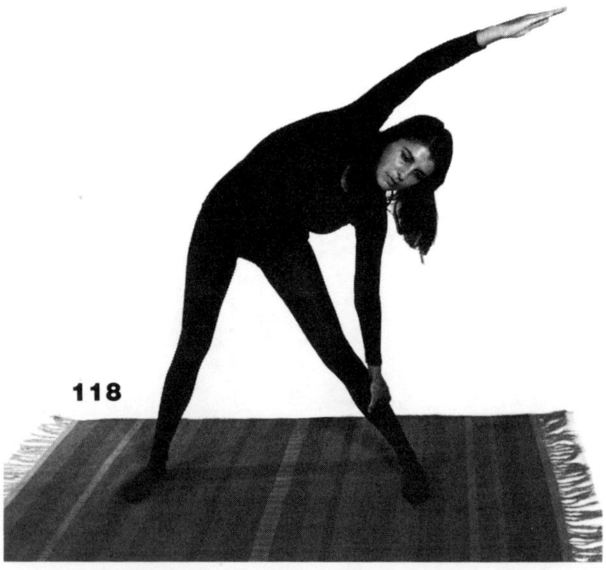

118

Strecken des Rückens

119 Strecken Sie beide Beine nach vorne aus. Sehr langsam heben Sie die Arme über den Kopf und neigen sich mehrere Zentimeter nach hinten in die abgebildete Stellung. Schauen Sie nach oben.

120 Während der langsamen Vorwärtsbeuge kommt der Oberkörper ein gutes Stück nach vorne, so daß die Hände fest die Fußgelenke ergreifen können. Ziehen Sie an den Fesseln und bringen Sie langsam den Oberkörper so weit herunter, wie es ohne Gewaltanwendung geht. Ellbogen sind ein wenig nach außen gebogen und die Stirn ist auf die Knie gerichtet. Reglos bleiben Sie so 10 Sekunden.
Langsam richten Sie den Oberkörper wieder auf. Heben Sie langsam die Arme und wiederholen Sie die Bewegungen. Führen Sie die Übung 3mal aus. Nach der letzten Wiederholung richten Sie den Oberkörper auf, lassen die Hände auf den Oberschenkeln ruhen und sinken langsam zurück, bis Sie mit dem Rücken auf dem Boden liegen.

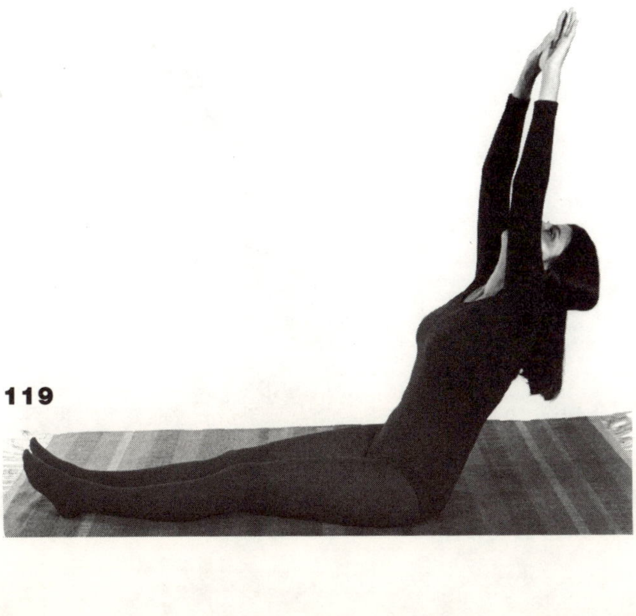
119

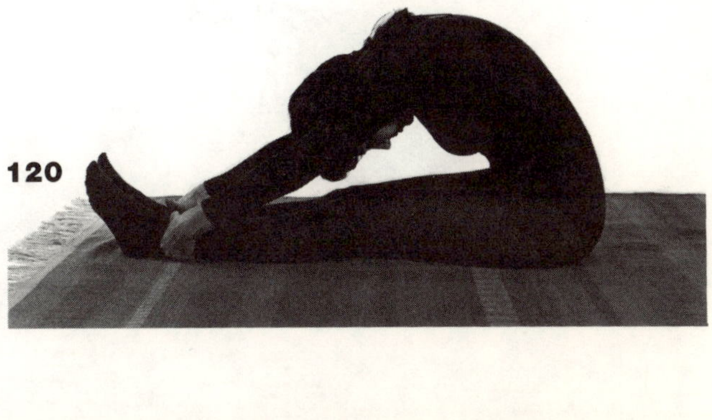
120

Schulterstand (Kerze)

121 Bringen Sie die Beine in einer anmutigen Bewegung nach hinten über den Kopf.

122 Stemmen Sie die Hände gegen die Hüften und rekken Sie Oberkörper und Beine hoch zu der abgebildeten Mittelstellung. Entspannen Sie den Körper und atmen Sie normal. Halten Sie diese Stellung 1–2 Minuten.
Langsam senken Sie die Beine hinter dem Kopf in die Pflug-*asana*.

121

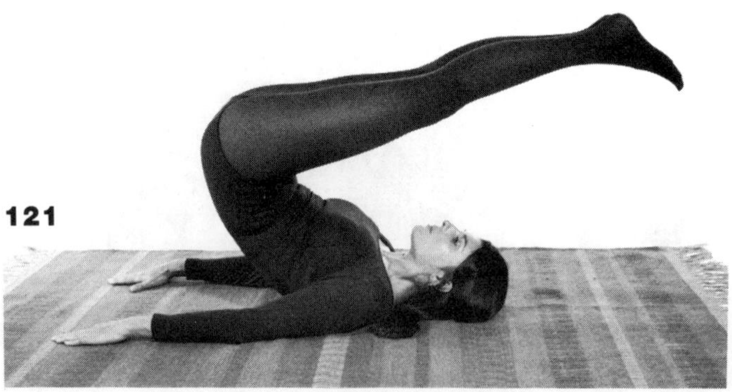

122

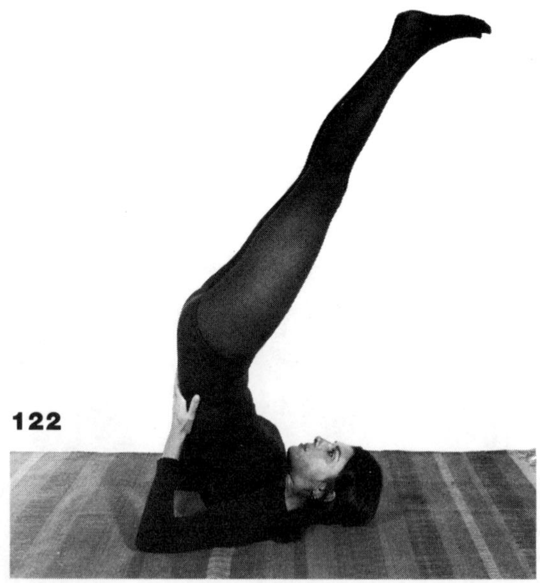

Pflug

123 Aus dem Schulterstand senken Sie langsam die Beine hinter dem Kopf auf den Boden zu. Knie sind durchgedrückt. Stützen Sie sich mit den Handflächen am Boden ab.

124 Berühren Sie mit den Zehen den Boden, halten Sie dabei die Knie durchgedrückt. Kinn wird gegen den oberen Brustkasten gepreßt. Kontrollieren Sie Ihre Atmung, daß sie langsam und rhythmisch ist. Bleiben Sie in dieser Stellung ohne Bewegung 1 Minute.
Sie kommen auf die gleiche Weise aus dieser Stellung wieder heraus, wie Sie es auf der Grundstufe geübt haben.
In ausgestreckter Lage entspannen Sie sich einen Augenblick und begeben sich dann in die Sitzhaltung mit gekreuzten Beinen.

123

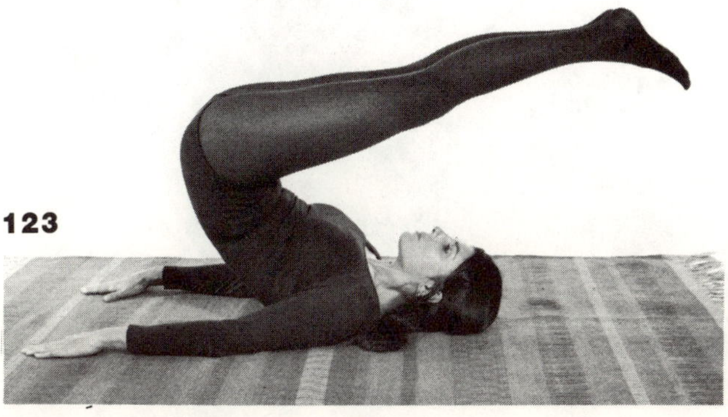

124

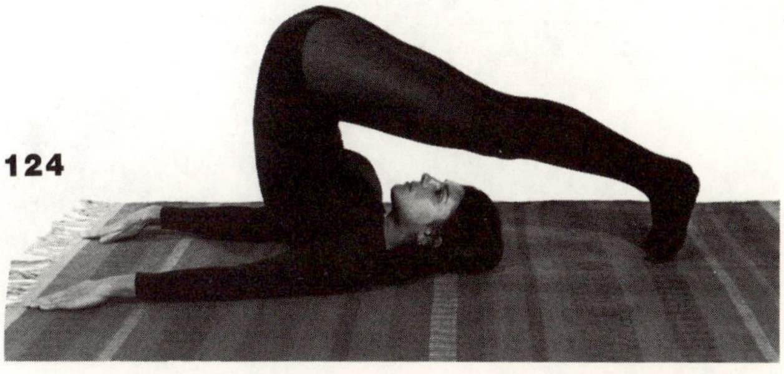

Kopf- und Nackenrollen

125 bis 126 Übungstechnisch gibt es keine Mittelstufe für das Kopf- und Nackenrollen. Die Bewegungen sind die gleichen wie die, welche Sie auf der Grundstufe ausgeführt haben. Immerhin ist es möglich, wenn Sie mit diesen Übungen fortfahren, daß Ihr Nacken lockerer wird und Ihr Kopf in jede der vier Positionen ein kleines Stückchen weiter bewegt werden kann. Führen Sie die Bewegungen wie bisher aus und bleiben Sie in der äußersten Position jedesmal, bis Sie bis 10 gezählt haben. Machen Sie die Übung zweimal.

Bei Beendigung bleiben Sie in der Sitzhaltung mit gekreuzten Beinen, halten die Augen geschlossen und heben den Kopf.

Beobachtung des Atems

Sitzen Sie in der Sitzhaltung mit gekreuzten Beinen und beobachten Sie 1 Minute den Atem, wie auf Seite 25 (Übung Nr. 19) beschrieben.

125

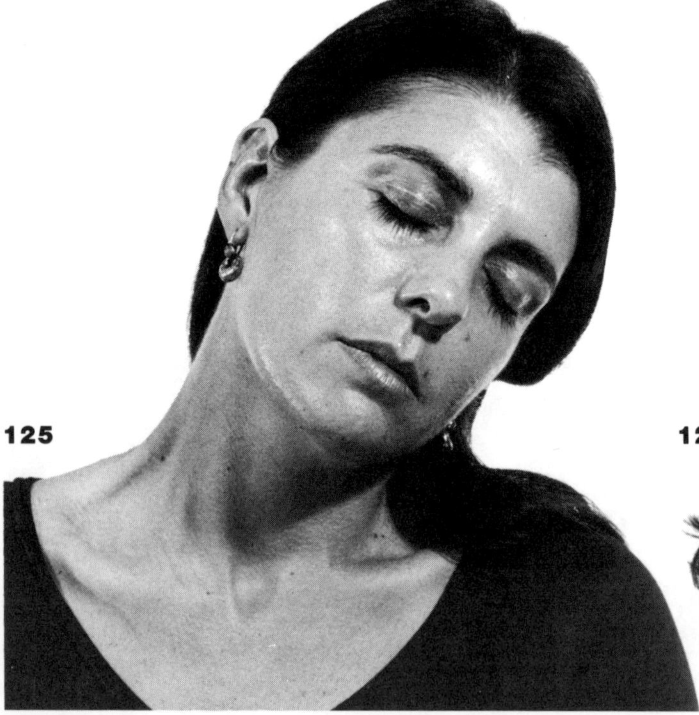

126

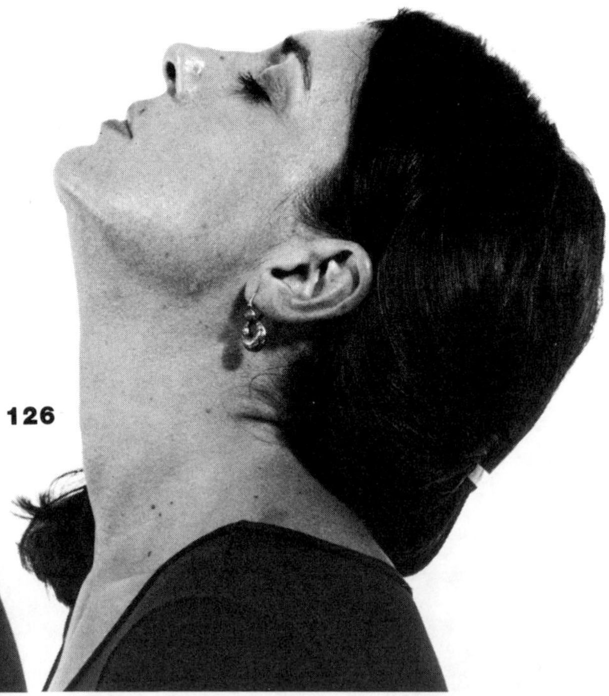

OM (2)

Durch das Verlängern der Intonation des Lautes OM steigern wir die Wirkung des Mantras. Am 6. Tag war der Zählrhythmus für die Silben 2–2–4. (Vgl. Sie noch einmal die Zusammenfassung auf Seite 68.) Wir verdoppeln ihn heute. Der stille Teil, der aus dem Ausatmen und dem darauf folgenden Einatmen besteht, ist der gleiche wie vorher. Der Übende muß sich nun bewußt sein, daß diese Stille der Aspekt des *Sichzurückziehens* im kosmologischen Kreislauf ist. Der vollständige Kreislauf ist dann: A = die Schöpfung, U = die Erhaltung, M = die Auflösung und Schweigen = die Zeit des Sichzurückziehens des Universums, wenn es nicht manifest ist und in seinem *unentwickelten* Zustand ruht. Deshalb bringt das Intonieren des größten Mantras, OM, den Meditierenden in Harmonie mit dem ewigen Kreislauf und folglich mit dem *einen*, durch welchen sich alles bewegt. Diese Harmonie ist Yoga. (». . . das Wort war bei Gott, und Gott war das Wort.«)

Anweisungen

Führen Sie das Hatha-Yoga-Übungsprogramm der Mittelstufe Übungsreihe A auf Seite 95 durch

Bleiben Sie im Schneider- oder Lotussitz. Ihre Augenlider sind halb geschlossen.
Atmen Sie tief aus.
Zählen Sie bis 4 (annähernd Sekunden) und atmen Sie dabei tief und ruhig ein.

Mit fester, ruhiger Stimme, die Sie gut in der Gewalt haben, bringen Sie den Laut »Oh« aus der Tiefe der hinteren Mundhöhle hervor. (Abb. 127.) Dies sollte in einem Zählrhythmus von 4 Zeiteinheiten ausgeführt werden (während Sie den Ton hervorbringen, zählen Sie bis 4).

127 Der »Oh«-Laut kommt aus der Tiefe der hinteren Mundhöhle; Lippen sind in O-Form.

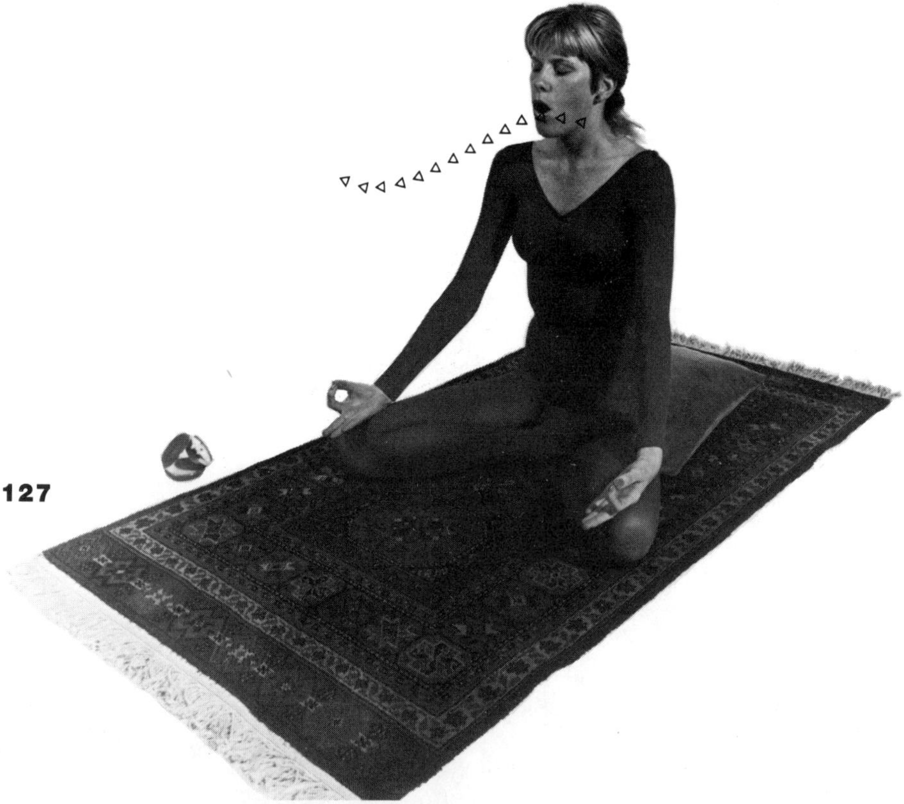

127

Ohne Unterbrechung fahren Sie fort mit dem »Oh«-Laut, aber nun lassen Sie ihn vorn in Ihrem Mund entstehen. Während er nach vorn gebracht wird, nimmt er eine leicht nasale Färbung an. (Abb. 128.) Auch dieser zweite Laut wird in einem Zählrhythmus von 4 Zeiteinheiten (= Sekunden) ausgeführt.
Ohne Unterbrechung pressen Sie jetzt die Lippen zusammen und bilden den Laut »Mmmm«. (Abb. 129.) Dieser Laut sollte starke Resonanz haben, wie das Summen einer Biene, und Sie sollten die Schwingungen überall in Kopf und Brust spüren. Führen Sie dies in einem Zählrhythmus von 8 Zeiteinheiten (= Sekunden) aus.
Sie halten die Lippen weiter geschlossen und atmen *schweigend* völlig aus, während Sie noch einmal bis 2 zählen, so daß nun Ihre Lungen entleert sind.
Ohne Unterbrechung atmen Sie dann wieder tief und ruhig ein und zählen dabei bis 4. (Das Beenden des Ausatmens und das Einatmen repräsentiert die Stille und Zurückgezogenheit, die der Auflösung folgt und der Schöpfung vorangeht.)

Wiederholen Sie das Mantra. Widmen Sie der Wiederholung (*japa*) 5 Minuten. Es wird Ihnen möglich sein, in dieser Zeit die Übung etwa 13mal zu wiederholen. (Siehe Zusammenfassung auf Seite 116.)
Wenn die 5 Minuten herum sind, bleiben Sie für nochmals 5 Minuten sehr ruhig sitzen und nehmen wahr, was in Ihnen vorgeht. Richten Sie Ihre Aufmerksamkeit völlig auf das, was Sie erfahren, und erlauben Sie Ihrem Geist nicht, abzuschweifen.
Wenn auch diese 5 Minuten vorbei sind, öffnen Sie die Augen und strecken langsam die Beine aus.
Damit ist Ihre heutige Meditationsübung beendet. (Machen Sie sich Ihre Notizen.)

128 Der »Oh«-Laut wird im Mund nach vorn verlegt und hat leicht nasale Färbung; Lippen bleiben in-O-Form.

129 Lippen zusammen; starke Schwingungen des »Mmmm«, überall in Kopf und Brust spürbar.

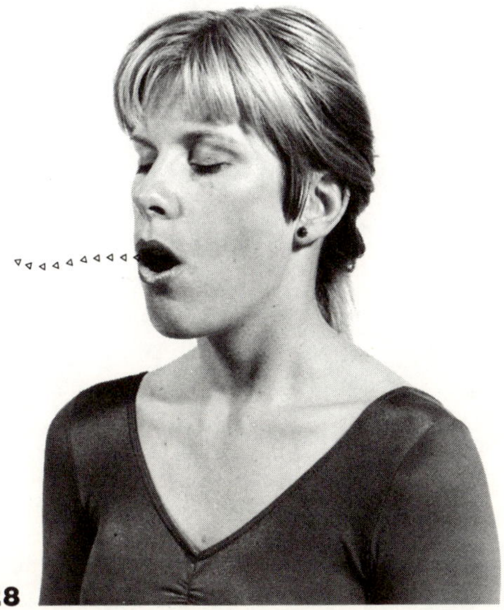

128

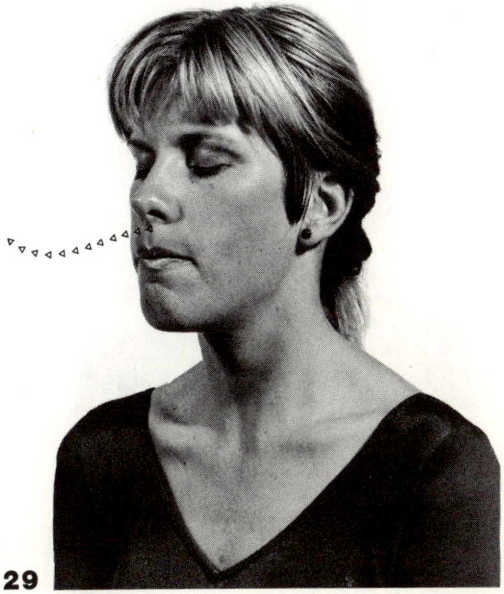

129

Zusammenfassung

	Tiefes Einatmen	»Oh«	»Oh«	»Mmmm«	Abschließ. Ausatmen
Laut-merkmal	still	kommt aus der Tiefe der hinteren Mundhöhle; Lippen in O-Form	im Mund nach vorn verlegt, hat leicht nasale Färbung; Lippen bleiben in O-Form	Lippen geschlossen; starke Resonanz, überall in Kopf u. Brust spürbar	still
Zeit (ca. Sek.)	4	4	4	8	2

Der Rhythmus bleibt stetig und ununterbrochen 4, 4–4–8, 2. Merken Sie sich diesen Rhythmus gut, bevor Sie mit der Übung beginnen.
Die Stimme ist ruhig, fest und unter Kontrolle und bleibt in der gleichen Höhenlage.

Die Aufmerksamkeit ist völlig auf den Laut gerichtet. Sie dürfen nicht zulassen, daß *japa* automatisch vor sich geht, während Geist und Gedanken abschweifen und nicht mehr bei der Sache sind.

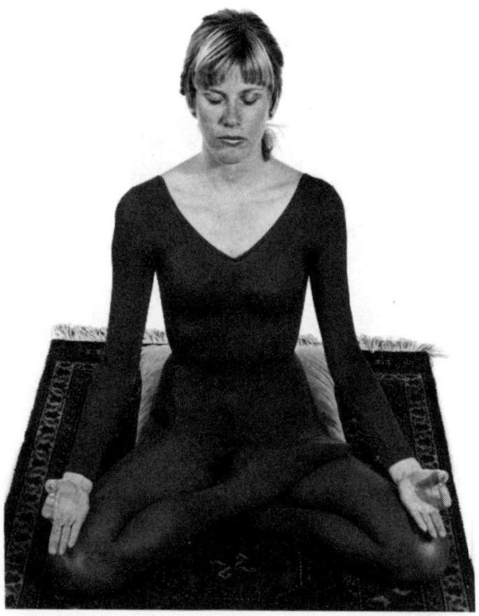

130 Die Aufmerksamkeit ist auf das innere Geschehen gerichtet.

Asana-Meditation (2)

Sie kennen nun die *asanas* der Übungsreihe B so gut, daß Sie sie als Meditationsgegenstand benutzen können. Das Verfahren ist das gleiche, das wir bei der Übungsreihe A am 7. Tag angewandt haben. Die *asana* wird aus einer körperlichen Übung in eine Meditationsübung dadurch umgewandelt, daß der Geist sich völlig in das *Fühlen* der Bewegungen versenkt und ihre Auswirkung auf die verschiedenen Körperbereiche, die einbezogen sind, wahrnimmt. Zusätzlich ist während der »Halte«-Zeit der *asana* die Aufmerksamkeit auf den Körperbereich gerichtet, welcher am meisten Belastung erfährt. Dieses Verfahren richtet den Geist in der einpunktigen Weise aus und beschleunigt durch intensive Konzentration den Fortschritt in den *asanas*. Der Übende beginnt zu verstehen, daß Hatha Yoga mehr eine Schulung für den Geist als für den Körper ist! Lernen, auf das innere Geschehen zu achten, als ein Resultat der *asana*-Praxis, ist das Vorspiel des Übersichhinauswachsens durch Hatha Yoga.

Anweisungen

Führen Sie das Hatha-Yoga-Übungsprogramm der Mittelstufe Übungsreihe B auf Seite 101 durch

Wiederholen Sie die gleichen Hatha-Yoga-*asanas*, die Sie heute ausgeführt haben. Wenn Sie nun die Stellungen ausführen, *ist Ihre ganze Aufmerksamkeit auf jede einzelne Bewegung gerichtet.* Sie müssen in den Körperzonen, die beteiligt sind, die Wirkung *spüren.*
Die Pfeile zeigen jene Körperstellen an, die besonderer Belastung während der Haltephase ausgesetzt sind. Lenken Sie Ihr Bewußtsein in den aufgezeigten Bereich und halten Sie es dort, solange die Haltephase währt. Wenn Sie merken, daß Ihre Aufmerksamkeit nachläßt, bringen Sie diese sofort wieder zu den Bewegungen oder der Haltephase zurück.

Ruhen Sie sich kurz zwischen den *asanas* aus. Die Zahl der Wiederholungen für die *asanas* in dieser Meditationsübung unterscheidet sich von der in der üblichen Yogapraxis.
Nun stehen Sie auf, richten Sie die Aufmerksamkeit nach innen und führen Sie die Übungen aus.

131 Halten Sie die Stellung 10 Sekunden auf jeder Seite ein. Führen Sie die Bewegung zweimal nach jeder Seite aus, abwechselnd links – rechts.

132 Halten Sie diese Stellung 5 Sekunden auf jeder Seite ein. Führen Sie die Bewegungen zweimal auf jeder Seite aus und wechseln Sie mit den Seiten ab.

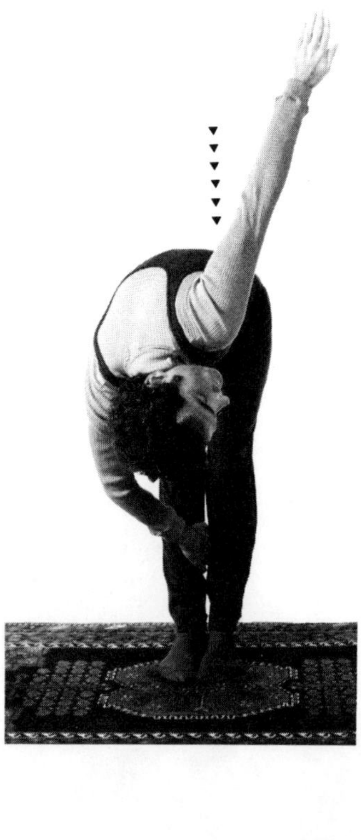

131

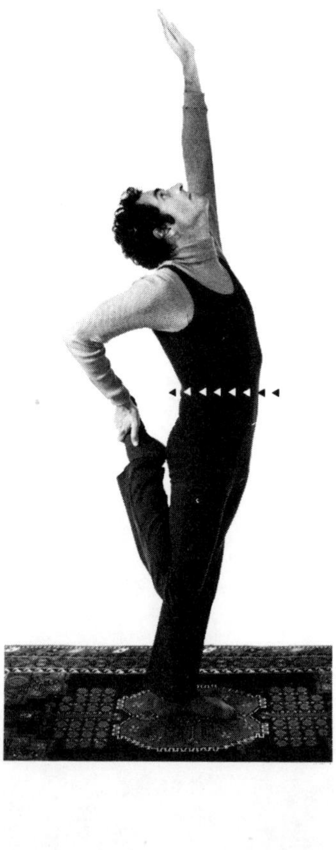

132

133 Haltephase 20 Sekunden bei jedem Bein. Führen Sie die Bewegung zweimal mit dem linken und dann zweimal mit dem rechten Bein aus.

134 Haltephase 10 Sekunden. Gehen Sie zweimal in die gestreckte Position. (Bleiben Sie zwischen den Wiederholungen auf den Fersen sitzen.)

135 Haltephase für jede Seite 20 Sekunden. Führen Sie die Übung zweimal nach der linken Seite und dann zweimal nach der rechten Seite aus. Während jeder Haltephase wird Ihr Bewußtsein auf die Spiralgestalt Ihres unteren und mittleren Rückgrats gelenkt.

Wenn Sie die Übungen beendet haben, setzen Sie sich in den Schneider- oder Lotussitz und ruhen sich ca. eine Minute mit halbgeschlossenen Augen aus. Werden Sie gewahr, wie Ihr Körper sich in diesem Augenblick fühlt.

Öffnen Sie die Augen und strecken Sie langsam die Beine aus.

Damit ist Ihre heutige Meditationsübung beendet. (Machen Sie sich Notizen.)

133

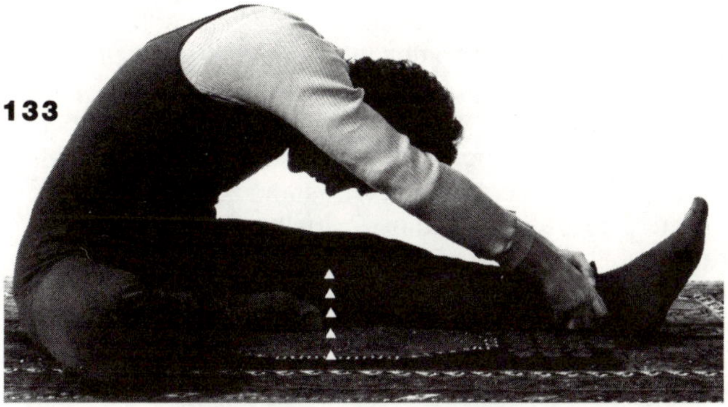

134

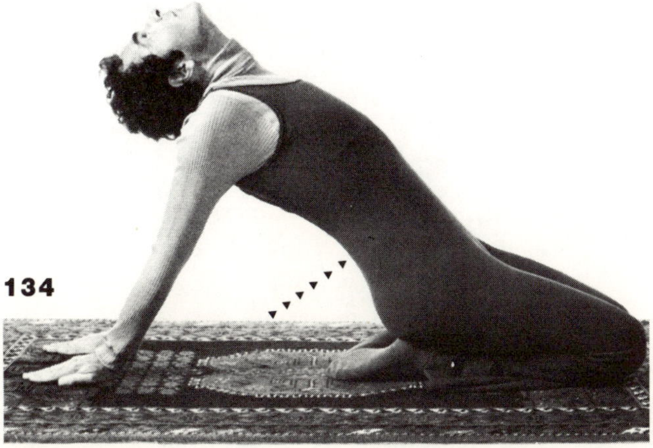

135

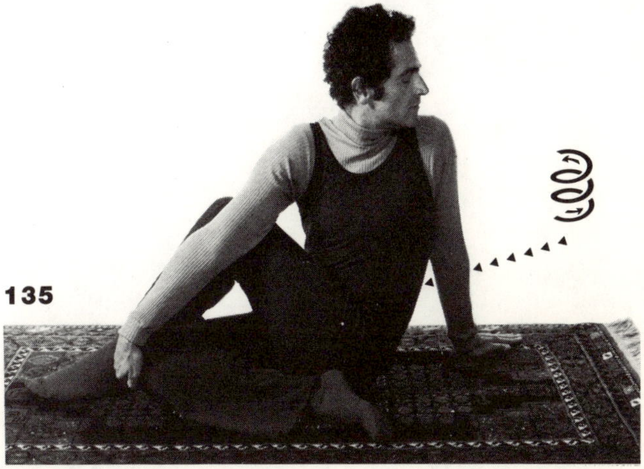

Tiefe Entspannung: Ein Weg in die Leere

Heute ist Halbzeit in unserem *30-Tage-Plan.*
In den vergangenen 14 Tagen haben wir verschiedene Gegenstände für unsere Meditationsübungen benutzt; wir haben Körper, Verstand und Sinne beschäftigt, indem wir ihnen etwas präsentiert haben – einen Gegenstand, ein Mantra, eine Haltung –, um sich darauf scharf einzustellen. Ein Hauptzweck dieser Scharfeinstellung ist, Fähigkeit in der Konzentration zu gewinnen, im Erreichen des wichtigen einpunktigen Zustands. Nun, da für dieses Ziel schon einiges Können entwickelt worden ist, wollen wir auch erfahren, was geschieht, *wenn da kein Meditationsgegenstand ist* – kein Objekt, kein Ding –, auf den das Bewußtsein gerichtet wird. Wir versuchen, den »Aus«-Knopf ausfindig zu machen, drücken ihn und schalten vorübergehend alle Gedanken und Empfindungen aus.
Der Übende mag geneigt sein, dies vorschnell als eine Praxis abzutun, welche den Geist stumpf macht und im Nichts endet. Wir sind gewohnt, »Nichts« als den Gegensatz von »Etwas« aufzufassen. Aber die Leere, die durch Meditation erfahren wird, ist alles andere als leer. Der Übende wächst zu der Erkenntnis, daß das, was für Nichts gehalten wurde, die größte Fülle enthält, und daß das Wesen dieser Fülle – von der alle Dinge herkommen – nur wahrgenommen werden kann, wenn diese Gedanken und Gefühle sie überlagern. Gedanken und die Gefühle, die sie begleiten, zerstreuen und halten einen ab vom Wissen um seine wahre Natur als die der Leere. Alle Dinge existieren in ihm, und er existiert in allen Dingen. Wenn der Anfänger in der Meditation über das Ich hinausgeht und mit der Leere sich vereint (als Yoga erreicht), und sei es nur für einen kurzen Augenblick, so ist es, als ob er im Inneren eines Wirbelsturmes wäre, dem sogenannten Auge: die Turbulenz um ihn herum mag er immer noch spüren, aber er selbst ist im Frieden, in völliger Ruhe. Nach und nach lernt er, diese Ruhe aus seiner täglichen Meditation hineinzunehmen in seinen Alltag. Bei unserer ersten Durchführung der Tiefenentspannung (1. Tag) haben wir geübt, das *Gefühl* des Körpers im völlig entspannten Zustand zu erlangen. Heute versuchen wir wieder, den Körper in diesen entspannten Zustand zu bringen, aber statt uns auf das Gefühl dieses Zustands zu konzentrieren, gestatten wir dem Bewußtsein, über alle Vorgänge und Erscheinungen hinauszugehen, sie zu transzendieren – alle Gedanken, Bilder und Empfindungen – und mit dem Alles-in-Allem der Leere zu verschmelzen. Diese Übung heißt schlicht »Meditation ohne Gegenstand«.

Anweisungen

Führen Sie das Hatha-Yoga-Übungsprogramm der Mittelstufe Übungsreihe C auf Seite 107 durch

Aus dem Schneider- oder Lotussitz heraus strecken Sie langsam Ihre Beine nach vorne aus.
Bringen Sie langsam Ihren Rücken auf den Boden.
Die ausgestreckten Arme sind ein wenig ab vom Körper, wie auf der Abb. 136 gezeigt. Handflächen zeigen nach oben. Schließen Sie die Augen. Atmen Sie normal.
Lassen Sie Ihren Körper schlaff werden. Alle Muskeln sind gelockert.
Sie gehen genauso vor wie am 1. Tag. Fangen Sie mit den Füßen an und gehen Sie sehr langsam und sehr bewußt Ihren Körper durch, entspannen Sie nacheinander jeden Bereich: Füße, Waden, Oberschenkel, Gesäß, Kreuzgegend, Bauch, Brust, Rücken, dann hinunter zu den Händen und durch die Arme hinauf, Schultern, Nacken, Kiefer und Gesicht. (Wenn Sie Zweifel bei der Ausführung der Übung haben sollten, schauen Sie sich noch einmal die Anweisungen für den 1. Tag an.)
Bleiben Sie in diesem entspannten Zustand noch ein paar Augenblicke und beobachten Sie Ihren Atem.
Um ganz sicher zu sein, daß Sie jede Muskelpartie richtig losgelassen haben, so daß der völlig entspannte Zustand erreicht ist, wiederholen Sie nun die Übung. Und darum gehen Sie, sehr langsam und bewußt, Ihren ganzen Körper noch einmal durch und werden dabei sensibel die kleinste Verspannung wahrnehmen.
Wenn Ihre Aufmerksamkeit zum zweitenmal beim Gesicht angekommen ist, werden etwa 5 Minuten vergangen sein und Ihr Körper wird sich im Zustand völliger Entspannung befinden.
Nun lassen Sie alle Gedenken und Gefühle los. Das Denken ist ausgeschaltet. Entlassen Sie alle Gedanken, Bilder oder Gefühle, die aufsteigen. Lenken Sie jetzt nicht Ihr Bewußtsein, erlauben Sie ihm jetzt, langsam zu fallen und zu sinken, wie es will. Bleiben Sie dabei ganz wach und nehmen Sie wahr, was vorgeht. Verwechseln Sie diesen Zustand nicht mit Schlaf.
Bleiben Sie ca. 5 Minuten in dieser völligen Ruhe. Wenn diese Zeit herum ist, öffnen Sie die Augen, richten langsam den Oberkörper auf und nehmen eine sitzende Stellung ein.
Damit ist die Meditationsübung für heute beendet. (Machen Sie sich Notizen.)

136 Der Zustand tiefer Entspannung. Das Bewußtsein ist von allen Erscheinungen getrennt und nach innen gewandt, um überzugehen in die Leere.

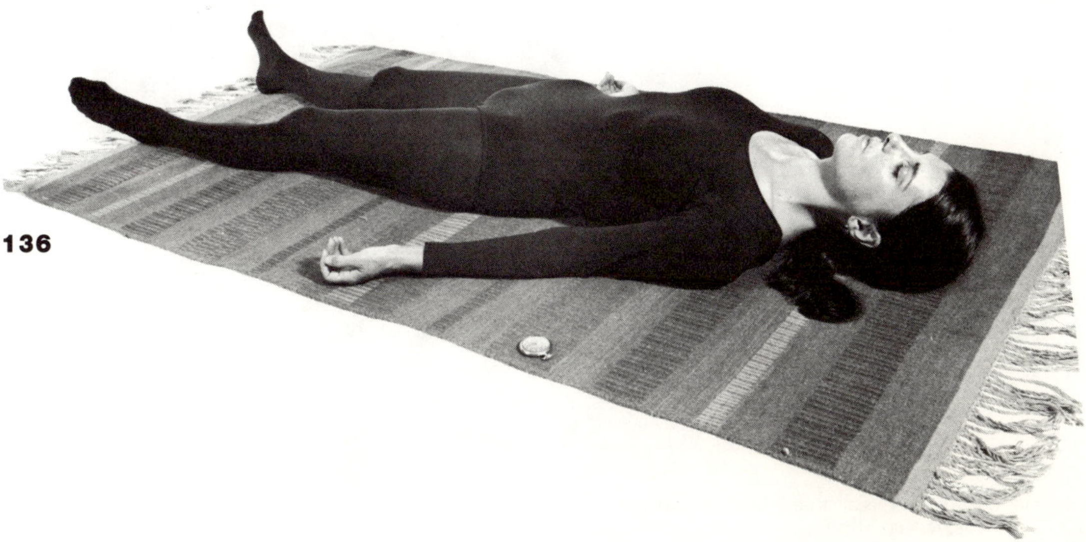

136

16. Tag

Yantra (4)

Das heutige Yantra ist Symbol für das *Aufsteigen des Bewußtseins.**

Das Ziel des Meditierenden ist es, sein Bewußtsein auf eine höhere Stufe zu heben und dadurch zu verwandeln. Obgleich der ernsthaft Übende verstandesmäßig durchaus einsieht, daß es nützlich ist, sich ständig über sein Ziel im klaren zu sein, geht ihm im Laufe der täglichen Geschäfte und Aktivitäten diese Wachheit leicht verloren, weil das Bewußtsein, das mit einem groben Raster durch Gedanken und Sinneseindrücke arbeitet, durch die täglichen Aktivitäten hypnotisiert und eingeschläfert wird. So merkwürdig es scheinen mag, Tatsache ist, daß der Übende es nötig hat, daß man ihn ständig aufweckt und an sein Ziel erinnert! Darum müssen Methoden, die dieses Aufwachen und Erinnern an die eigene Wirklichkeit, das Selbst, bewirken, regelmäßig in sein tägliches Üben eingeschaltet werden. Die Vergegenwärtigung der nach oben führenden Spirale ist ein solches Verfahren. Es dient nicht nur als Erinnerung, sondern hilft auch dem Übenden und bestärkt ihn in seinem Entschluß, sein Bewußtsein in dem Ausmaß zu heben und zu verfeinern, das nötig ist, um es mit seiner Quelle zu vereinen (Yoga). Das Spiral-Yantra drückt dem Bewußtsein ein Bild des Aufsteigens ein, und dieses reagiert entsprechend.

* In einer bestimmten Yoga-Art, *Laya* genannt, gehört das Heben des Bewußtseins zur Aktivierung der *Kundalini*-Kraft.

Anweisungen

Führen Sie das Hatha-Yoga-Übungsprogramm der Mittelstufe Übungsreihe A auf Seite 95 durch

Bleiben Sie in der Sitzhaltung mit gekreuzten Beinen. Öffnen Sie die Augen.
Stellen Sie das Buch so auf, daß Sie bequem den Blick auf Abb. 138 richten können. Ihr Blick und Ihre Aufmerksamkeit müssen beide völlig auf die Abbildung fixiert bleiben. (Abb. 137.) (Mußten Sie aufstehen, um das Buch in die richtige Lage zu bringen, so nehmen Sie die Sitzhaltung wieder ein, bevor Sie die Meditationsübung beginnen.)

Lenken Sie Ihre Augen langsam vom Boden der Spirale die aufsteigenden Linien entlang zur Spitze. Wenn Sie das obere Ende erreicht haben, stellen Sie die Augen *sofort* wieder auf das untere Ende ein.
Wiederholen Sie diesen Vorgang 5 Minuten. (Die heutige Übung besteht aus zwei Abschnitten von 5 Minuten. Früher waren die Yantra-Abschnitte auf 2 und 3 Minuten beschränkt.)
Nun schließen Sie die Augen und vergegenwärtigen sich die gleiche Figur wärend des zweiten 5-Minuten-Abschnitts. Erlauben Sie Ihrer Aufmerksamkeit nicht, abzuschweifen. Lassen Sie keinen anderen Gedanken jetzt zu. Wenn das Bild schwächer wird und verblaßt oder wenn Sie merken, daß Ihre Aufmerksamkeit nachläßt, holen Sie das Bild wieder zurück, indem Sie es in seiner aufsteigenden Form rekonstruieren. (Alle Yantras kann man sich schwarz, weiß oder farbig vorstellen.)

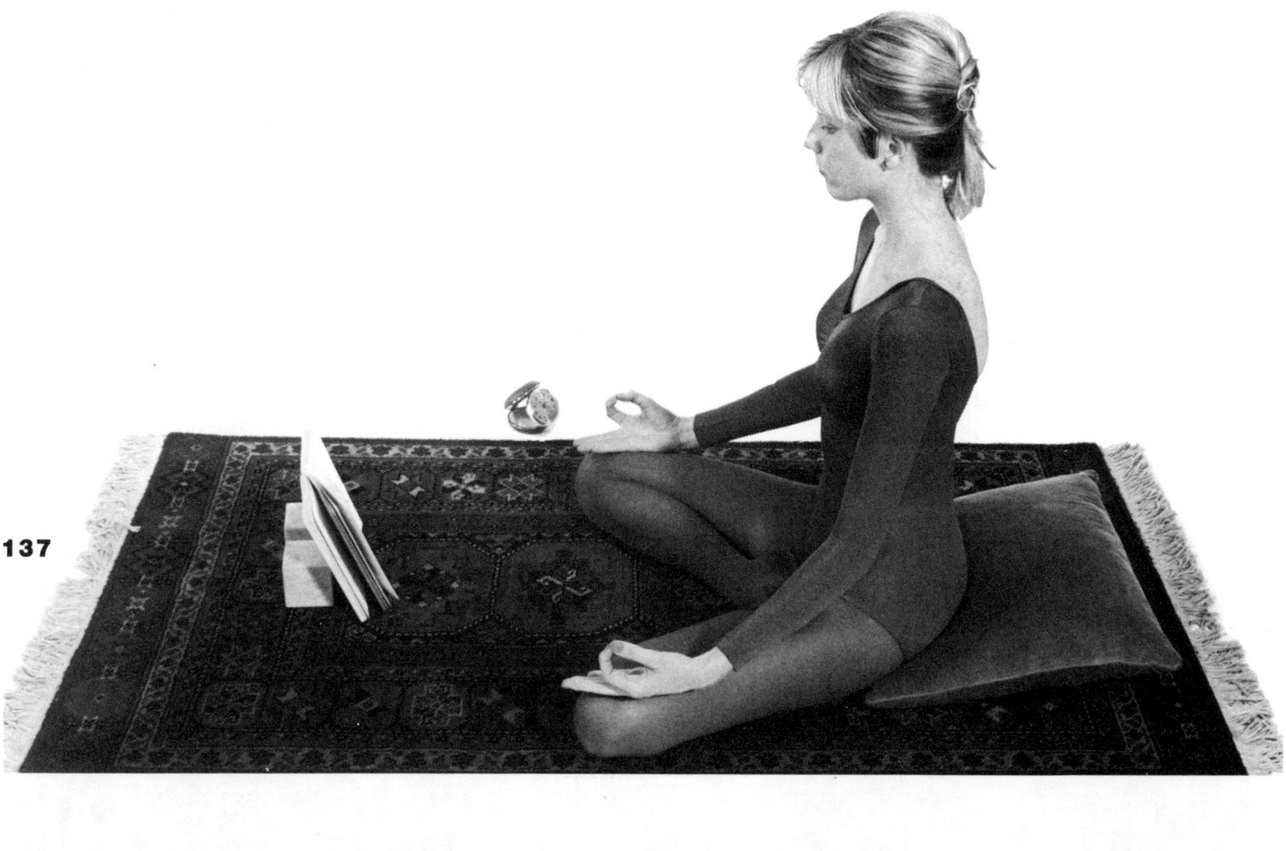

137

138 Yantra 4: Die aufsteigende Spirale.

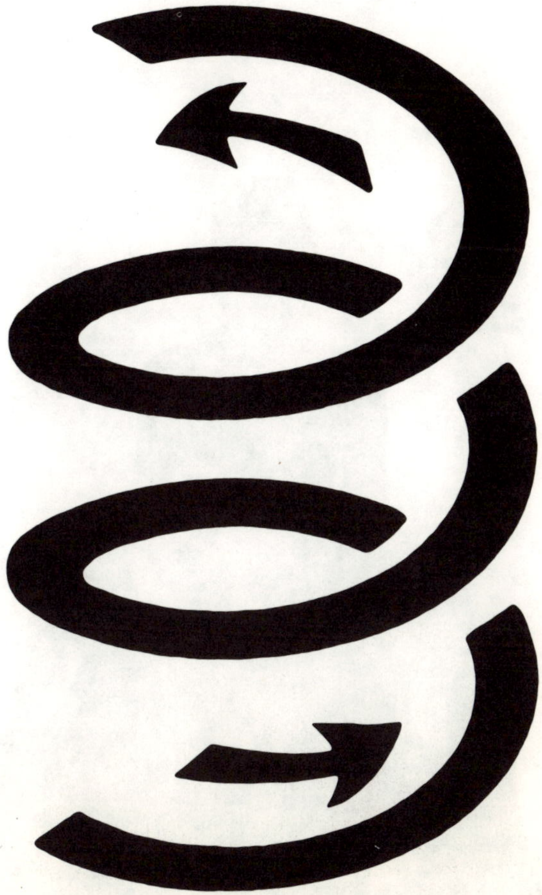

Wenn Sie das vorgestellte Bild immer noch schwach finden, verstärken Sie es, indem Sie die Augen öffnen und die Figur im Buch noch einmal eine kurze Zeit anschauen. Dann schließen Sie die Augen und machen einen neuen Versuch.
Wenn die 5 Minuten vorbei sind, öffnen Sie die Augen und strecken Sie langsam die Beine aus.

Damit ist Ihre heutige Meditationsübung beendet. (Machen Sie Ihre Notizen.)
(Für die morgige Meditation benötigen Sie Weihrauch, am besten in Form von Räucherstäbchen. Wählen Sie einen Duft, der Ihnen gefällt. Haben Sie das Räucherstäbchen und einen Halter dafür bei der morgigen Übung in Reichweite.)

139 Das Yantra wird 5 Minuten lang vergegenwärtigt.

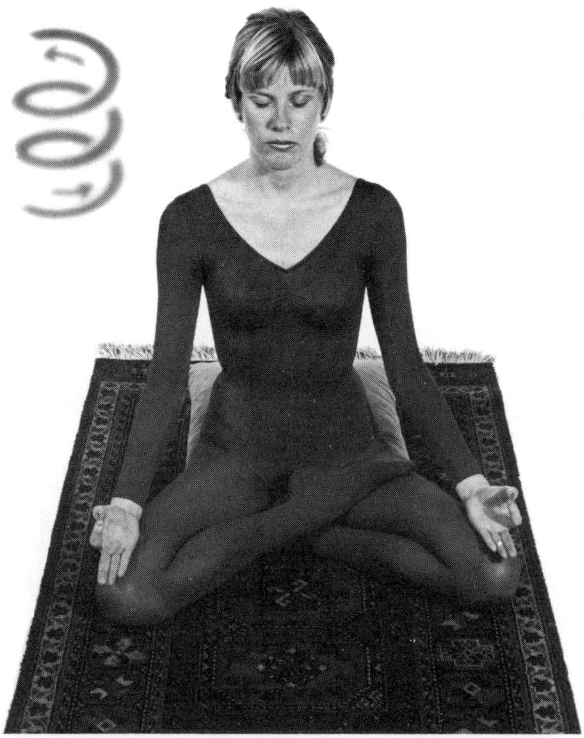

139

Weihrauch

In unserem 30-Tage-Kurs werden auch unsere Sinne, die mit den vorgeschlagenen Gegenständen beschäftigt sind, für die Meditation gebraucht. Sobald einer unserer Sinne ein tragendes Element der Meditation wird, nimmt er die völlig beherrschende Stellung ein. Das Bewußtsein des Übenden ist während der Meditation ganz mit *jenem* einen Sinn beschäftigt, die anderen Sinne sind vorübergehend abgemeldet und in Vergessenheit geraten. In der heutigen Meditation ist der Geruchssinn, der sich mit dem Weihrauch beschäftigt, das tragende Element der Meditation.

Seit Jahrtausenden wird Weihrauch in aller Welt an Stätten der Anbetung benutzt. Seine Funktion in diesem Zusammenhang ist eine doppelte: Erstens dient er dazu, zusammen mit anderen Dingen eine Atmosphäre zu schaffen, eine geeignete Umgebung für das Ritual; zweitens gewöhnen sich die Anhänger daran, den Duft eines bestimmten Weihrauchs mit dem Ort der Anbetung zu verbinden, wo er benutzt wird, und mit allem, was von dort ausgeht. Folglich kann man erwarten, daß jede Begegnung mit diesem Duft – beim Betreten des Tempels, zu Hause oder sonstwo – denselben innerlich aufgeschlossenen Zustand hervorruft, den man vorher erfahren hat. Die Menschen reagieren verschieden auf verschiedene Weihrauchsorten. Für manche kann ein bestimmter Duft Eigenschaften haben, die ihre augenblickliche Stimmung umschlagen läßt oder sogar ihren Bewußtseinszustand verändert. Für andere hat der gleiche Duft nicht solche Wirkungen. Das ist aber hier unwichtig. Uns ist wichtig, den einpunktigen Zustand zu erreichen, und der Wert des Weihrauchs besteht für uns darin, daß er uns ein wirksames Mittel zur Konzentration an die Hand gibt. Der Geruchssinn ist schnell fasziniert, und die Aufmerksamkeit kann leicht auf den Weihrauch gelenkt und auch gehalten werden. Für viele Anfänger in der Meditation ist Weihrauchmeditation die beste Methode, um sich mit dem Meditationsgegenstand zu verbinden und den Zustand des *Einsseins* (Yoga) zu erfahren.

Die heutige Meditation benötigt ein angezündetes Räucherstäbchen. Jede Ihnen angenehme Duftnote ist recht. Stellen Sie das Räucherstäbchen in seinem Halter auf und legen Sie sich Streichhölzer zurecht, bevor Sie mit der heutigen Hatha-Yoga-Praxis beginnen.

17. Tag

Anweisungen

Führen Sie das Hatha-Yoga-Übungsprogramm der Mittelstufe Übungsreihe B auf Seite 101 durch.

Öffnen Sie die Augen.
Zünden Sie das Räucherstäbchen an und stellen Sie es etwa 50–60 cm von sich entfernt auf. (Abb. 140.) Sie müssen den Duft leicht wahrnehmen können, aber er darf nicht erdrückend sein. Wenn nötig, rücken Sie das Stäbchen während der Meditation in die richtige Entfernung. Sie sitzen im Schneider- oder Lotussitz und senken die Augenlider, aber schließen die Augen nicht ganz. Während der nächsten 10 Minuten richten Sie Ihre Aufmerksamkeit auf den Weihrauch und lassen sich nicht ablenken. Werden Sie ganz eins mit dem Geruch. Stellen Sie fest, ob er schwer ist oder leicht, stark, mild, süß und dergleichen. Nehmen Sie sich Zeit, all die verschiedenen Eigenschaften festzustellen. Wenn Sie merken, daß Ihre Aufmerksamkeit nachläßt, wenden Sie sich wieder dem Weihrauch zu und fahren Sie fort, dem Duft nachzuspüren. Es wird Ihnen möglich sein, sich so auf den Duft *einzulassen*, daß Ihre Konzentration dort festgehalten bleibt. Wenn Ihr Geist und Geruchssinn völlig erfaßt worden sind von dem Weihrauch, ohne Unterbrechnung für mehrere Minuten, fangen Sie an, selbst der Weihrauch zu werden. Sie beenden die Subjekt-Objekt-Beziehung. Es gibt nicht län-

ger »Sie«, der den Weihrauch riecht. Ihre Identität ist nicht länger von der des Weihrauchs geschieden. Sie werden zu diesem Duft und bewirken Yoga mit ihm. Sie und der Duft sind *eins*, und in dieser *Einheit* ist kein »Sie« mehr und ist auch kein »Duft« mehr. Da ist nur noch *sein*.
Versuchen Sie, diesen Zustand der *Einheit* bis zum Schluß der Übung zu bewahren. Wenn während der Meditation sich dieser Zustand auflöst und die Subjekt-Objekt-Lage wieder zum Vorschein kommt, versuchen Sie, durch die Praxis der totalen, unerschütterlichen Konzentration auf den Duft wieder damit eins zu werden.
Wenn die 10 Minuten vergangen sind, strecken Sie langsam Ihre Beine aus.
Damit ist die heutige Meditationsübung beendet. (Machen Sie Ihre Notizen.)

140 Der Meditierende wird *eins*, bringt Yoga zustande, mit dem Duft des Weihrauchs durch totale, unerschütterliche, einpunktige Einstellung der Aufmerksamkeit.

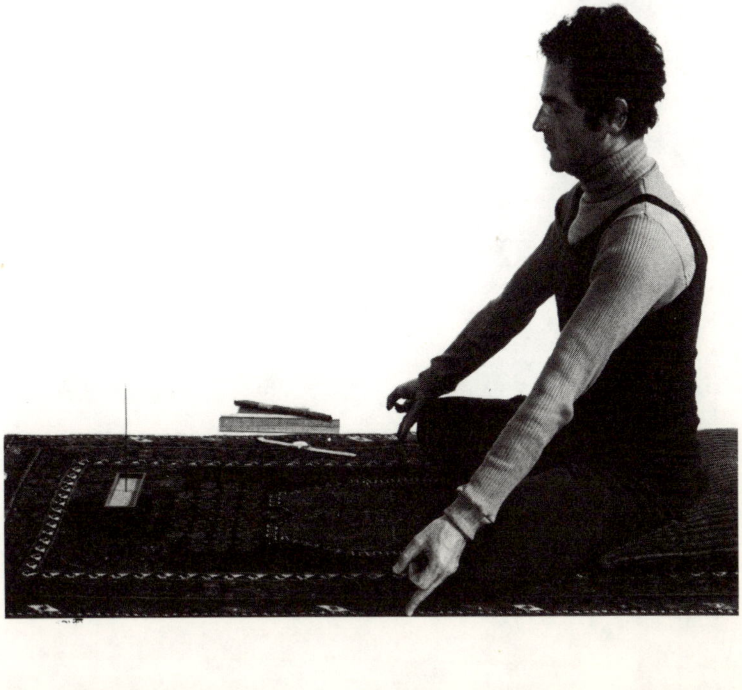

140

Abwechselndes Atmen durch die Nase (3)

In der heutigen Übung dieser Technik wird der Zählrhythmus der drei Teile wieder modifiziert. Während am 11. Tag das Einatmen, Anhalten und Ausatmen im Zählrhythmus von 8–8–8 ausgeführt wird, ist nun das Einatmen verkürzt zu 4, das Anhalten verlängert zu 16 und das Ausatmen bleibt bei 8. Dieses Verhältnis von 1:4:2 verstärkt die Wirkung der abwechselnden Nasenatmung durch das verbesserte Positiv-Negativ-Gleichgewicht von *prana.*

Nach der Ausführung von sieben Runden im heutigen Rhythmus sollten Sie deutlich die tiefe Ruhe spüren, in welcher der Geist still geworden, das Bewußtsein auf eine höhere Stufe gehoben und das Ego wenigstens einen Augenblick transzendiert ist.

Beachten Sie die Anmerkung zur Abwechselnden Nasenatmung (3) und (4) auf Seite 187

Anweisungen

Führen Sie das Hatha-Yoga-Übungsprogramm der Mittelstufe Übungsreihe C auf Seite 107 durch

141 bis 142 Bleiben Sie im Schneider- oder Lotussitz mit der linken Hand in der *mudra*-Stellung. Halten Sie Ihre Augen halb geschlossen (nur durch einen kleinen Spalt sollte noch etwas Licht eindringen).

Legen Sie die Kuppe Ihres rechten Daumens leicht an den rechten Nasenflügel und den Ringfinger und den kleinen Finger an den linken. Zeige- und Mittelfinger bleiben zusammen und liegen leicht an der Nasenwurzel (dem Bereich des »dritten Auges«).
Langsam und so geräuschlos wie möglich atmen Sie durch beide Nasenlöcher tief aus.

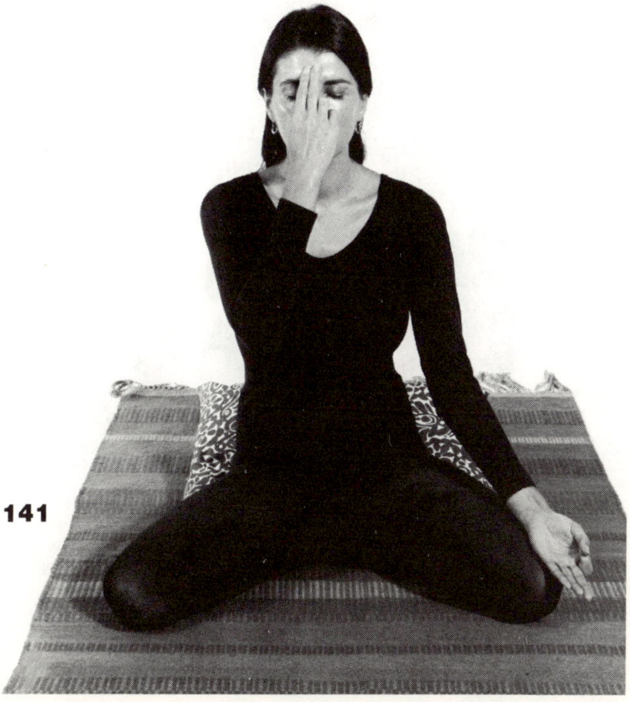

141

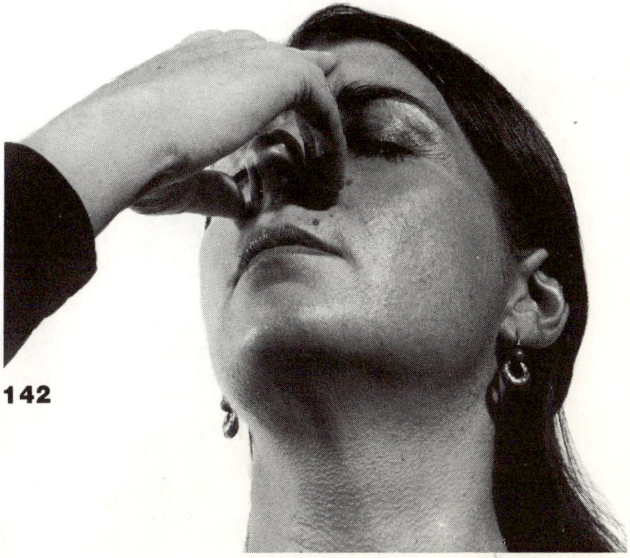

142

143 Sobald das Ausatmen beendet ist, schließen Sie durch Andrücken des Daumens das rechte Nasenloch. Langsam und ruhig atmen Sie tief durch das linke Nasenloch ein und zählen dabei gleichmäßig bis 4.

144 Das rechte Nasenloch bleibt geschlossen, und nun halten Sie auch das linke Nasenloch zu, so daß beide verschlossen sind. Halten Sie den Atem an, während Sie gleichmäßig bis 16 zählen.

145 Geben Sie den rechten Nasenflügel frei (der linke bleibt geschlossen) und atmen Sie langsam, tief und ruhig aus, wobei Sie gleichmäßig bis 8 zählen.

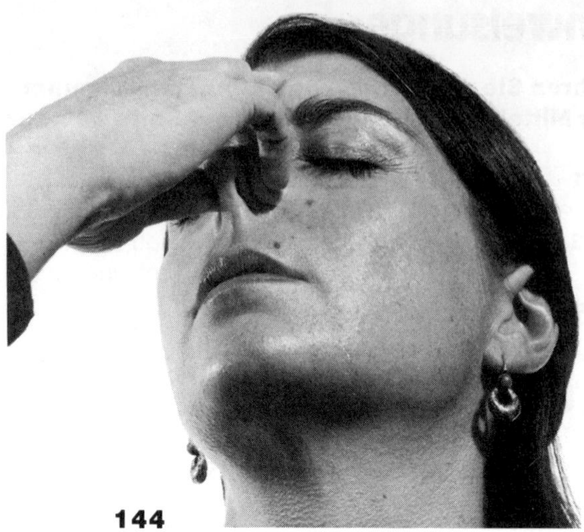

144

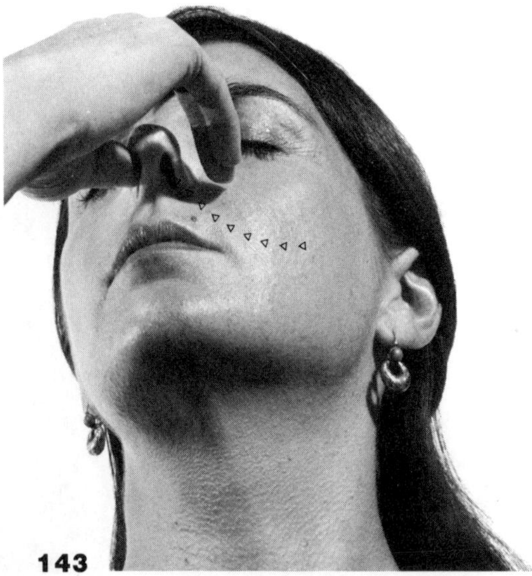

143

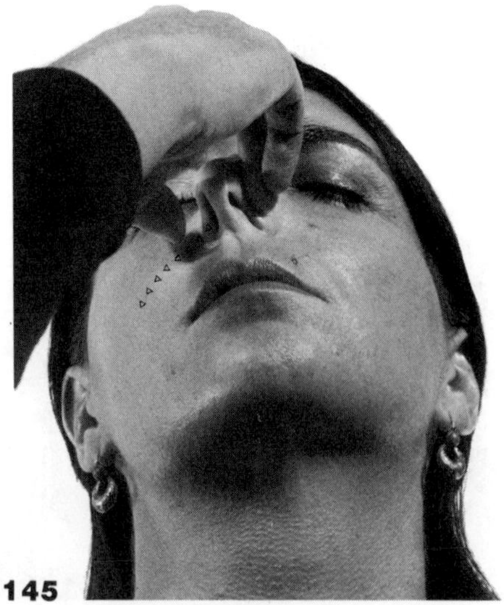

145

146 Wenn Sie völlig ausgeatmet haben, machen Sie keine Pause, sondern atmen sofort durch das *rechte* Nasenloch wieder ein (das gleiche Nasenloch, durch das Sie gerade ausgeatmet haben). Tief und ruhig atmen Sie durch das rechte Nasenloch ein und zählen dabei gleichmäßig bis 4. Das linke Nasenloch bleibt geschlossen.

147 Das linke Nasenloch bleibt weiter geschlossen, und nun halten Sie das rechte ebenfalls zu, so daß beide geschlossen sind. Behalten Sie die Luft tief in den Lungen, während Sie gleichmäßig bis 16 zählen.

148 Geben Sie das linke Nasenloch frei (das rechte bleibt verschlossen) und atmen Sie langsam, tief und ruhig aus, während Sie gleichmäßig bis 8 zählen.

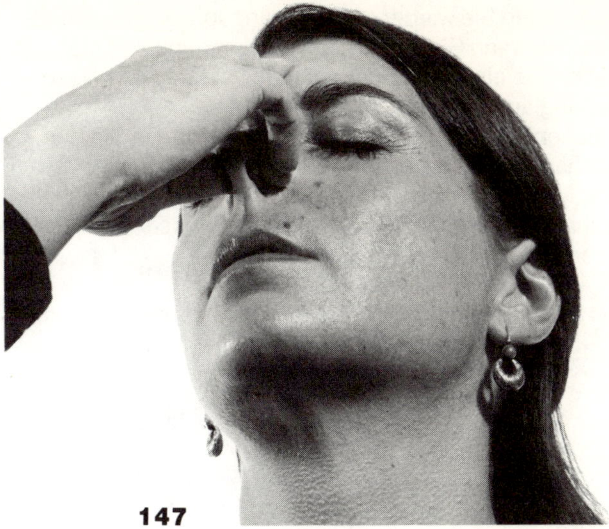
147

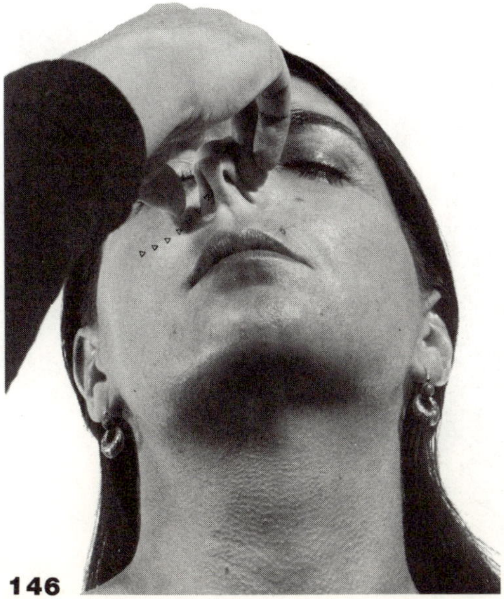
146

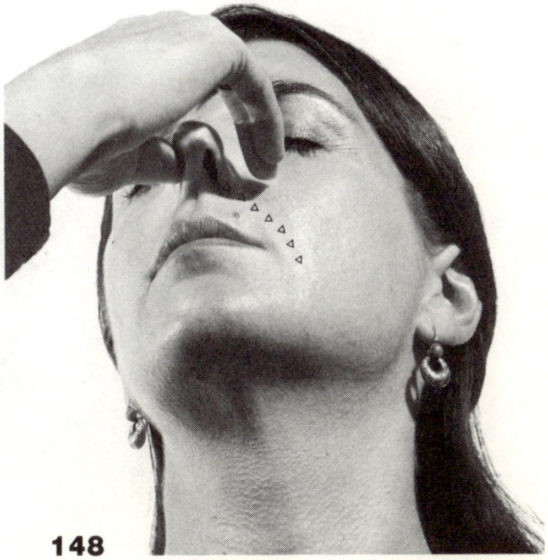
148

Nun haben Sie wieder den Ausgangspunkt erreicht. Jedesmal, wenn Sie wieder zum Ausgangspunkt gelangen, haben Sie eine volle Runde der abwechselnden Nasenatmung ausgeführt.
Machen Sie ohne Pause weiter und beginnen Sie die nächste Runde mit einem tiefen, ruhigen Einatmen durch das linke Nasenloch, wobei Sie gleichmäßig bis 4 zählen, während das rechte Nasenloch verschlossen bleibt. Machen Sie 7 Runden.

149 Nehmen Sie Ihre rechte Hand herunter und lassen Sie sie (in der *mudra*-Stellung) auf dem rechten Knie (oder Oberschenkel) ruhen.

Zusammenfassung

links einatmen	bis 4 zählen
Luft anhalten	bis 16 zählen
rechts ausatmen	bis 8 zählen

ohne Pause

rechts einatmen	bis 4 zählen
Luft anhalten	bis 16 zählen
links ausatmen	bis 8 zählen

Damit ist eine Runde beendet. Beginnen Sie ohne Pause die nächste.

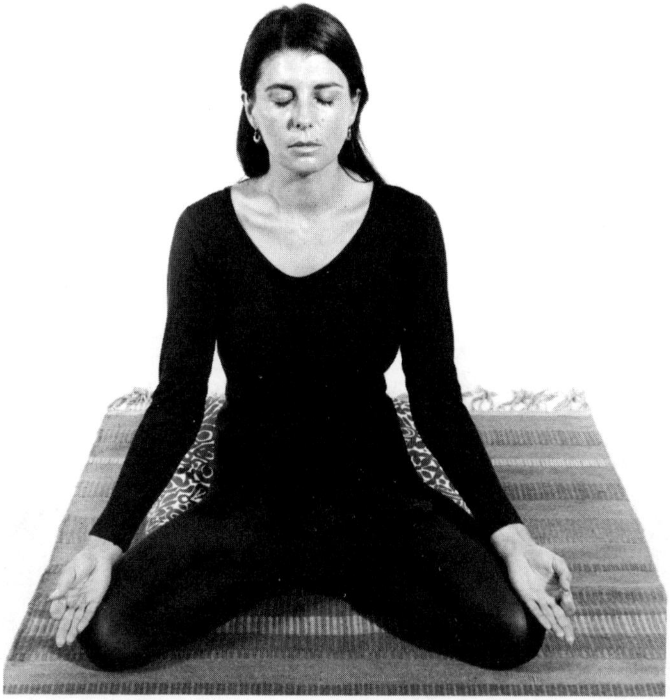
149

Vermeiden Sie Zischen, Pfeifen und andere Geräusche beim Ein- und Ausatmen. Atmen Sie, so ruhig es geht, ein und aus. Stellen Sie sich die Atmung als einen Vorgang vor, der mehr im Bauch als in der Nase stattfindet.
Das Zählen sollte gleichmäßig und kontinuierlich sein; es wird nie unterbrochen. Wenn Sie einmal mit dem Zählen angefangen haben, lassen Sie es weitergehen wie ein Metronom, stetig und rhythmisch.

Während der ganzen Übung muß Ihre Aufmerksamkeit völlig auf das Zählen gerichtet sein. Es darf jedoch nicht automatisch werden, wobei Ihre Aufmerksamkeit abschweifen kann. Eine völlige Konzentration auf das Zählen in Verbindung mit der Atmung ist die Aufgabe dieser Meditationsübung.

Wenn der Übende die Positiv–Negativ-Ströme ausgeglichen hat und als ein Resultat den Zustand tiefer Ruhe erfährt, wird er gewahr, daß seine wahre Natur, das, was er wirklich *ist*, hinter dem Positiv–Negativ-Zustand liegt, jenseits der Dualität. Alles ist *eins*. Nach Beendigung der 7 Runden bleiben Sie noch eine kleine Weile still sitzen und fühlen dieses *Einssein*. (Abb. 149.)
Öffnen Sie die Augen und strecken Sie langsam die Beine aus.
Damit ist die heutige Meditationsübung beendet. (Machen Sie sich Notizen.)

(Für die morgige Meditationsübung wird eine Kerze mit Kerzenhalter benötigt. Haben Sie beides für die morgige Übung zur Hand.)

Kerze (2)

Der Wert der Kerzenmeditation wurde am 2. Tag dargelegt. Damals benutzten wir die Flamme einmal als Einführung in die Visualisierung und dann als ein Mittel, das *Licht*element dem Bewußtsein einzuprägen.
Am 2. Tag ging es bei unserer Visualisierungspraxis nur darum, das Bild der Flamme genau so, wie es gesehen wurde, im Gedächtnis zu behalten. Aber heute wollen wir während der Visualisierung die Flamme *bewegen*; wir wollen die Größe und Lichtstärke der Flamme zunächst verkleinern und dann vergrößern. Schließlich wollen wir versuchen, damit *eins* zu werden.

Die heutige Meditation erfordert eine angezündete Kerze. Stellen Sie die Kerze (mit Halter) und Streichhölzern in die Nähe Ihres Meditationsplatzes, bevor Sie mit dem heutigen Hatha-Yoga-Programm beginnen.

Anweisungen

Führen Sie das Hatha-Yoga-Übungsprogramm der Mittelstufe Übungsreihe A auf Seite 95 durch

Öffnen Sie die Augen.
Entzünden Sie die Kerze und stellen Sie sie ungefähr 50–60 cm von Ihrem Sitz entfernt auf. Nehmen Sie wieder die Sitzhaltung mit gekreuzten Beinen ein.
Richten Sie Ihren Blick auf die Flamme und halten Sie ihn dort unentwegt 5 Minuten lang fest (blinzeln oder zwinkern Sie, wenn nötig). Beides, Ihr Blick und Ihre Aufmerksamkeit, muß völlig auf die Flamme gerichtet sein. (Abb. 150.)
Wenn 5 Minuten verstrichen sind, schließen Sie die Augen und legen Sie die Hände mit der Innenfläche auf die Augen. (Die Kerze bleibt angezündet.)
Behalten Sie das Bild der Flamme. Wenn es klar und stetig wird, versuchen Sie, es ganz langsam *zurücktreten* zu lassen. Rücken Sie es weit weg von sich, bis es gerade noch ein ganz kleiner Lichtpunkt ist. Dies muß *sehr langsam* geschehen, damit Sie dabei Ihre Fähigkeit entfalten können, ein Bild zu visualisieren und zu kontrollieren. (Abb. 151.)

150 Die ganze Aufmerksamkeit ist 5 Minuten lang auf die Flamme gerichtet.

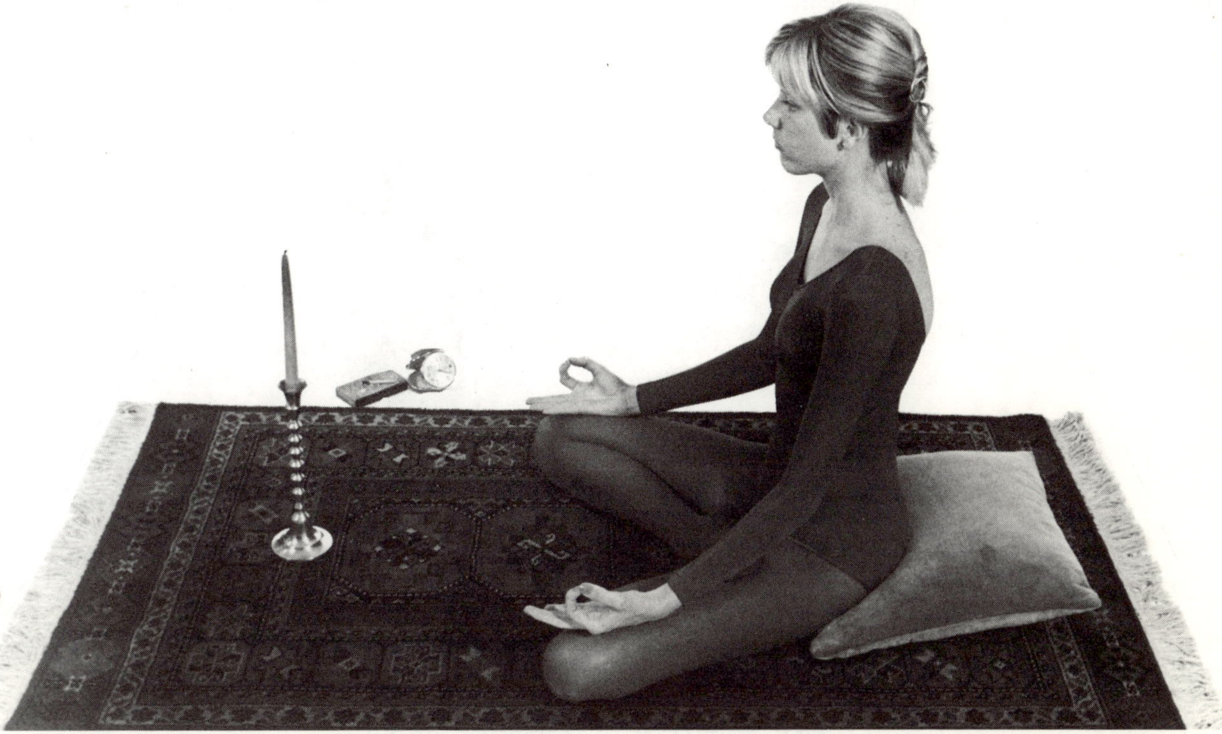
150

Wenn Sie die Flamme so weit von sich entfernt haben, daß sie nur noch ein kleiner Lichtpunkt ist, holen Sie sie langsam wieder zu sich heran. Fahren Sie fort, ganz langsam die Flamme immer mehr in den Vordergrund zu rükken. Während sie nach vorn gebracht wird, nimmt sie an Größe und Lichtstärke zu. (Abb. 151.)

Fahren Sie fort, die Flamme immer näher zu sich heranzuholen, bis sie so groß und hell ist, daß sie Sie verschlingt. Sie verschmelzen mit ihr und Ihr Bewußtsein ist durchstrahlt von einem Licht großer Intensität. In dieser Verschmelzung beenden Sie die Subjekt-Objekt-Beziehung. Da gibt es nicht länger ein »Sie« (Subjekt), das sich eine »Flamme« (Objekt) vorstellt. Ihre Identität ist nicht länger von derjenigen der Flamme unterschieden und getrennt; Sie *werden* die Flamme und bringen Yoga mit ihr zustande. Nun sind Sie und die Flamme *eins*, und in diesem *Einssein* ist kein »Sie« mehr da und keine »Flamme«. Nur noch *ist - sein*.

Versuchen Sie, diesen Zustand des Einsseins für die letzten Minuten Ihrer Übung zu halten. Am Anfang wird es Ihnen wahrscheinlich nur möglich sein, einen kurzen Augenblick in diesem Zustand zu verweilen, aber bereits ein paar Sekunden sind eine höchst bedeutsame Erfahrung.

Wann immer dieser Yogazustand aufhört während Ihrer Übung, wird der alte Subjekt-Objekt-Zustand zurückkehren, und wieder einmal existieren Sie als ein »Ich«, das eine »Flamme« wahrnimmt. Wenn dies passiert, versuchen Sie wieder, mit der Flamme zu verschmelzen. Das gelingt Ihnen am besten, wenn Sie die Augen öffnen und einen Augenblick die Kerze anstarren. Dann legen Sie wieder die Hände vor die Augen und wiederholen Sie die Übung. Wieder rücken Sie die Flamme weit von sich fort, bis sie nur noch ein kleiner Lichtpunkt ist, und holen sie dann zurück zu Ihrem Platz, wo die Verschmelzung stattfindet.

Wenn die 5 Minuten, die wir für diese Übung eingeräumt haben, verstrichen sind, öffnen Sie die Augen und strekken Sie langsam die Beine aus.

Damit ist die heutige Meditationsübung beendet. (Machen Sie sich Notizen.)

151 Die Flamme wird dazu gebracht, sich zu bewegen. Sie nimmt an Größe und Leuchtkraft ab, wenn sie in den Hintergrund zurücktritt, und nimmt an Größe und Leuchtkraft zu, wenn sie in den Vordergrund gebracht wird, wo eine Verschmelzung (Yoga) stattfindet.

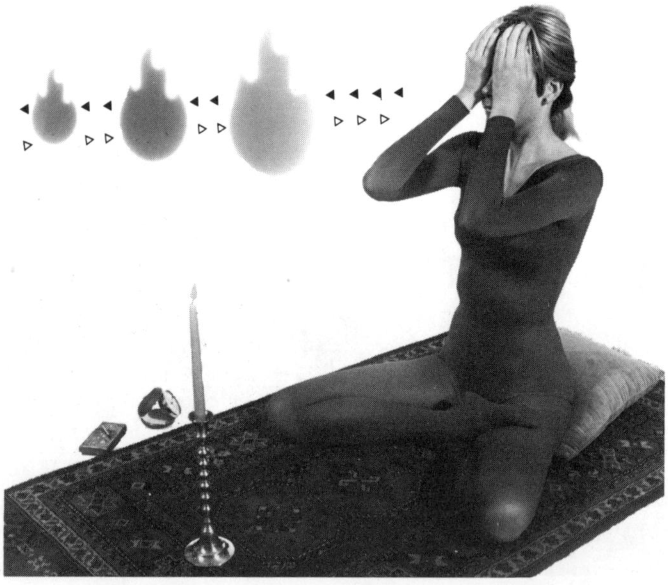

151

OM (3)

Der Yogi, der hauptsächlich OM als seinen Meditationsgegenstand benutzt, erwirbt nach und nach die Fähigkeit, es schweigend und *ununterbrochen* zu intonieren. Sogar mitten unter der täglichen Arbeit und Geschäftigkeit hört er den OM-Laut, der zum konstanten Unterton seines Lebens wird. Das Mantra wirkt auf die Auflösung des Ich hin, so daß die wahre Natur, das *Selbst*, hervorkommt.
Wir haben gelernt, wie man OM hörbar intoniert (6. und 13. Tag). Nun müssen wir üben, es ebenso schweigend und innerlich zu intonieren. Wir haben damit nicht nur eine hochwirksame Methode für die Meditationsübung, sondern es kommt noch hinzu, daß die innere, schweigende Intonation auch im geschäftigen Leben des Alltags anwendbar ist: wenn man im Bus fährt, eine Straße entlanggeht, auf einem Amt warten muß und dergleichen. Statt des ziellosen, unfruchtbaren Denkens, das in diesen Situationen üblich ist, ziehen Sie besser den ruhelosen, angefochtenen Geist nach innen zurück und hören den Laut OM. (Dies kann mit offenen oder geschlossenen Augen geschehen.) Wir wollen heute die Praxis des schweigenden OM kennenlernen.

OM gibt isolierenden Schutz gegen alle Arten von gefühlsmäßigen und geistigen Störungen und führt zu heiterer Gelassenheit. Darum ist jeder Augenblick, den Sie diesem höchsten Mantra widmen, gut angewandte Zeit.

Anweisungen

Führen Sie das Hatha-Yoga-Übungsprogramm der Mittelstufe Übungsreihe B auf Seite 101 durch

Bleiben Sie im Schneider- oder Lotussitz. Ihre Augenlider sind halb geschlossen.
Atmen Sie tief aus.
Während Sie bis vier (ca. Sekunden) zählen, atmen Sie tief und ruhig ein.
Mit fester, ruhiger Stimme, die Sie gut in der Gewalt haben, bringen Sie den Laut »Oh« aus der Tiefe der hinteren Mundhöhle hervor (Abb. 152). Dies sollte in einem Zählrhythmus von 4 Zeiteinheiten ausgeführt werden (während Sie den Ton hervorbringen, zählen Sie bis 4).
Ohne Unterbrechung fahren Sie fort mit dem »Oh«-Laut, aber nun lassen sie ihn vorn in Ihrem Mund entstehen. Während er nach vorn gebracht wird, nimmt er eine leicht nasale Färbung an (Abb. 153). Auch dieser zweite Laut wird in einem Zählrhythmus von 4 Zeiteinheiten (= Sekunden) ausgeführt.
Ohne Unterbrechung pressen Sie jetzt die Lippen zusammen und bilden den Laut »Mmmm« (Abb. 154). Dieser Laut sollte starke Resonanz haben, wie das Summen einer Biene, und Sie sollten die Schwingungen überall in Kopf und Brust spüren. Führen Sie dies in einem Zählrhythmus von 8 Zeiteinheiten (= Sekunden) aus.
Halten Sie die Lippen weiter geschlossen und atmen Sie völlig *geräuschlos* aus, so daß Ihre Lungen entleert sind, während Sie noch einmal bis 2 zählen.
Ohne Unterbrechung atmen Sie wieder tief und ruhig ein, zählen dabei bis 4 und wiederholen dann das Mantra.
Widmen Sie 4 Minuten der Wiederholung (*japa*.) Es wird Ihnen möglich sein, in dieser Zeit ca. 11mal die Übung zu wiederholen.
Wenn die 4 Minuten vorbei sind, fahren Sie mit derselben *japa* fort, aber nun *schweigend,* für nochmals 4 Minuten.
Alles bleibt gleich: das Zählen, das Einatmen, die Intonation, das Ausatmen, aber nun kommt der Laut von der inneren Stimme her und wird mit dem inneren Ohr vernommen. Selbstverständlich erfordert diese innerliche Methode Ihre ständige und völlige Aufmerksamkeit. (Wenn Sie den Laut verlieren oder Ihre Aufmerksamkeit abschweift, holen Sie einfach tief Luft und fangen wieder von vorne an.) Während diesen zweiten 4 Minuten werden Sie ca. 11 Wiederholungen ausführen. (Siehe Zusammenfassung Seite 142.)
Wenn diese 4 Minuten verstrichen sind, bleiben Sie noch weitere 2 Minuten in aller Ruhe sitzen und nehmen wahr, was in Ihnen geschieht. Richten Sie Ihre Aufmerksamkeit völlig auf das, was Sie erfahren, und erlauben Sie Ihrem Geist nicht, abzuschweifen.
Wenn die 2 Minuten vorbei sind, öffnen Sie die Augen und strecken langsam Ihre Beine aus.

Damit ist Ihre heutige Meditationsübung beendet. (Machen Sie sich Notizen.)

152 Der »Oh«-Laut kommt aus der hinteren Mundhöhle; Lippen in O-Form.

153 Der »Oh«-Laut wird im Mund nach vorn verlegt und hat leicht nasale Färbung; Lippen bleiben in-O-Form.

154 Lippen zusammen; starke Schwingungen des »Mmmm«, überall in Kopf und Brust spürbar.

155 Stumme Intonation.

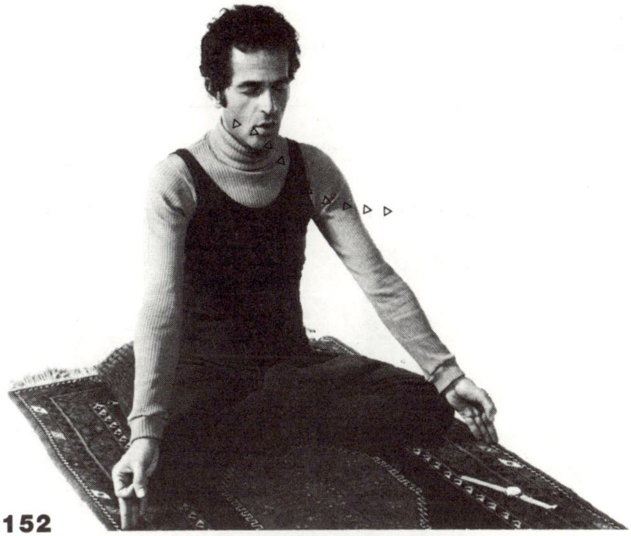

152

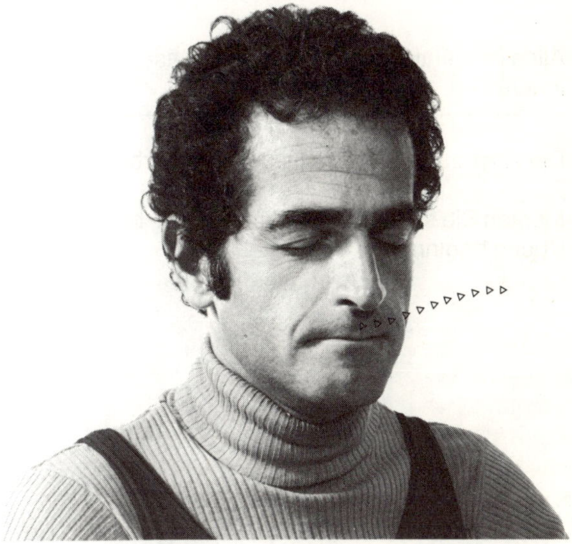

154

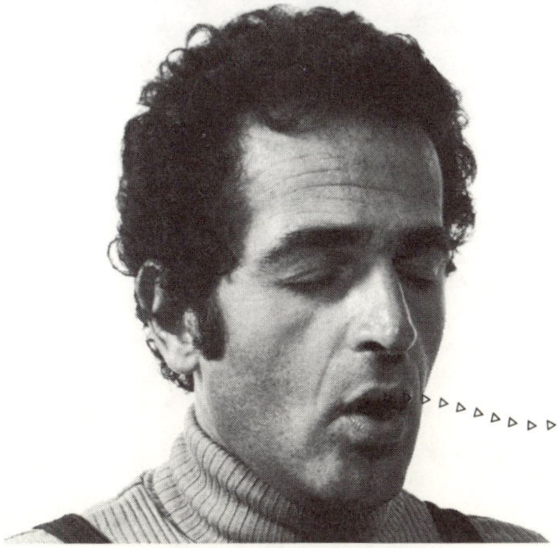

153

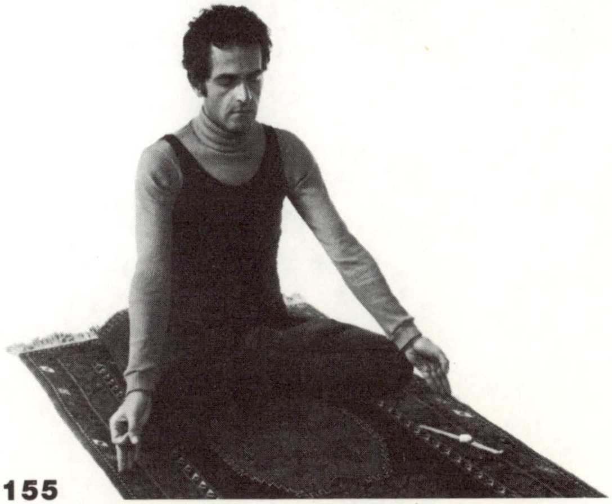

155

Zusammenfassung

Erste 4-Minuten-Phase

	Tiefes Einatmen	»Oh«	»Oh«	»Mmmm«	Abschließ. Ausatmen
Laut-merkmal	still	kommt aus der hinteren Mundhöhle, Lippen in O-Form	im Mund nach vorn verlegt, hat leicht nasale Färbung; Lippen bleiben in O-Form	Lippen zusammen; starke Resonanz, überall in Kopf und Brust spürbar	still
Zeit (ca. Sek.)	4	4	4	8	2

Zweite 4-Minuten-Phase

Alles ist identisch mit der obigen Phase, außer daß *japa schweigend* vollzogen wird durch die innere Stimme und das innere Ohr.

Der Rhythmus bleibt stetig und ununterbrochen 4, 4–4–8, 2.

Merken Sie sich diesen Rhythmus gut, bevor Sie mit der Übung beginnen.

Die Stimme ist ruhig und fest unter Kontrolle und bleibt auf der gleichen Höhe.

Die Aufmerksamkeit ist völlig auf den äußeren und inneren Laut gerichtet.

Yantra (5)

Der sechszackige Stern ist das Yantra, das im Herzzentrum *(anahata chakra)* herrscht. Abb. 156 zeigt den Sitz der *chakras* im Geistleib. In aufsteigender Ordnung ist das Herzzentrum das vierte der sechs *chakras*. Für den Anfänger ist es von besonderem Wert, die beiden *chakras* zu meditieren, die das Herz- und Kopfzentrum repräsentieren. Das Herzzentrum, unser heutiger Meditationsgegenstand, ist der Brennpunkt der allumfassenden Liebe und des Mitleids, deren Wesen sich in und durch den Meditierenden in dem Maße zeigt, wie er fortfährt, sein Bewußtsein dorthin zu lenken. Das Herzzentrum des Geistleibes befindet sich rechts vom physischen Herzen. Es ist in dem Bereich der Brust, auf den ein Mensch zeigt, der »Ich« oder »mich« damit sagt.
Das Herz-Yantra ist etwas komplizierter als die früheren Yantras, die wir zur Meditation benutzt haben. Das Yantra wird zunächst in seiner Grundform vergegenwärtigt, dann ist es umschlossen von einem Kreis, und außerdem ist in seinem Zentrum noch ein umgekehrtes Dreieck angebracht.

156 Der Sitz der sechs *chakras* (Zentren) im Geistleib. Das Herzzentrum, das vierte in aufsteigender Ordnung, ist der Sitz der allumfassenden Liebe.

156

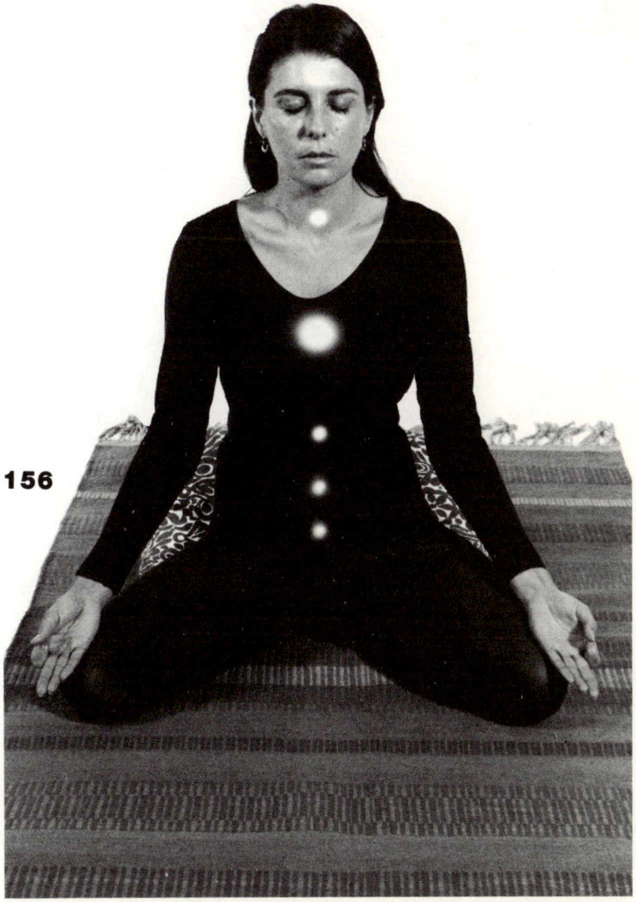

Anweisungen

Führen Sie das Hatha-Yoga-Übungsprogramm der Mittelstufe Übungsreihe C auf Seite 107 durch

Bleiben Sie im Schneider- oder Lotussitz. Öffnen Sie die Augen.
Legen Sie das Buch so hin, daß Sie bequem die Abb. 157 anschauen können. (Mußten Sie aufstehen, um das Buch in die richtige Lage zu bringen, so nehmen Sie die Sitzhaltung wieder ein, bevor Sie die Meditationsübung beginnen.)
In den vorangegangenen Übungen sind Sie mit Ihren Augen die verschiedenen Linien des Yantras entlanggegangen, um auf diese Weise den Eindruck zu verstärken. Versuchen Sie heute aber einmal, einen Eindruck von dem Yantra zu gewinnen, indem Sie es in seiner Ganzheit erfassen, ohne es in seine Einzelteile zu zergliedern und ohne es zu konstruieren. Blicken Sie deshalb während einer 2-Minuten-Phase unverwandt auf die Abbildung und nehmen Sie das Yantra als Ganzes in sich auf. Ihre Aufmerksamkeit darf nicht abschweifen und umherwandern.
Nun schließen Sie die Augen und vergegenwärtigen sich den gleichen Stern 3 Minuten. Keine anderen Gedanken dürfen jetzt dazwischenkommen. Wenn das Bild schwächer wird und verblaßt oder wenn Sie merken, daß Ihre Aufmerksamkeit nachläßt, holen Sie den Stern durch eine verstärkte Bemühung der Vergegenwärtigung wieder zurück. Wenn nötig, verstärken Sie das Bild, indem Sie die Augen öffnen und die Figur im Buch noch einmal kurz anschauen. Dann schließen Sie die Augen und stellen sich wieder den Stern vor.
Wenn die 3 Minuten verstrichen sind, öffnen Sie die Augen.

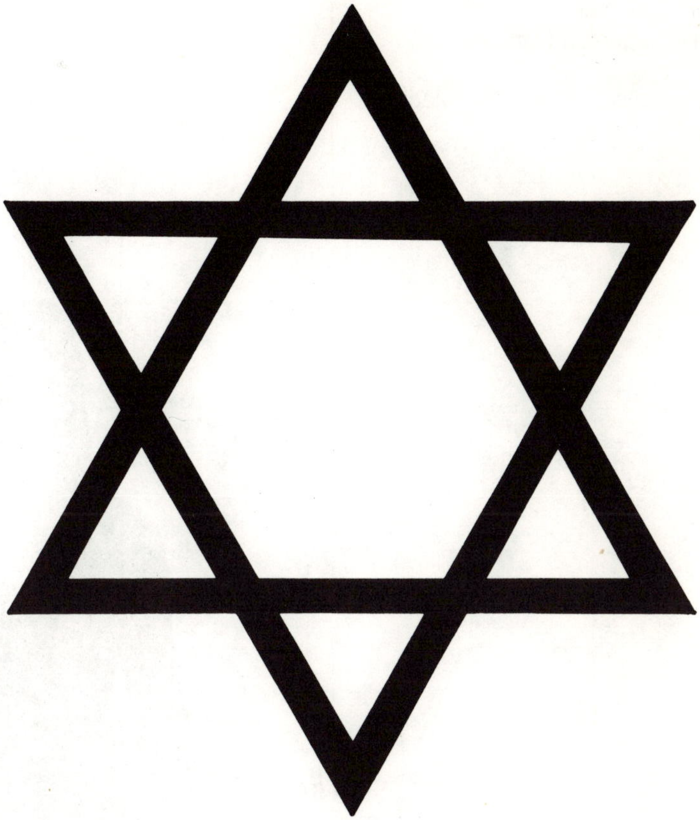

157 Das Yantra des Herz-chakras.

21. Tag

Richten Sie Ihren Blick auf Abb. 159. Sie werden bemerken, daß der Stern nun von einem Kreis umgeben ist und außerdem noch in seinem Mittelpunkt ein umgekehrtes Dreieck hinzugekommen ist. Blicken Sie 2 Minuten lang unverwandt auf diese Figur.
Wenn die 2 Minuten verstrichen sind, schließen Sie die Augen und stellen sich die gleiche Figur 3 Minuten lang vor. Die Anweisungen zur Vergegenwärtigung, die wir oben gegeben haben, gelten auch hier.
Nach 3 Minuten öffnen Sie die Augen und strecken langsam die Beine aus.
Damit ist die heutige Meditationsübung beendet. (Machen Sie sich Notizen.)

158 Die einfache (links) und erweiterte Form des Yantras werden nacheinander vergegenwärtigt.

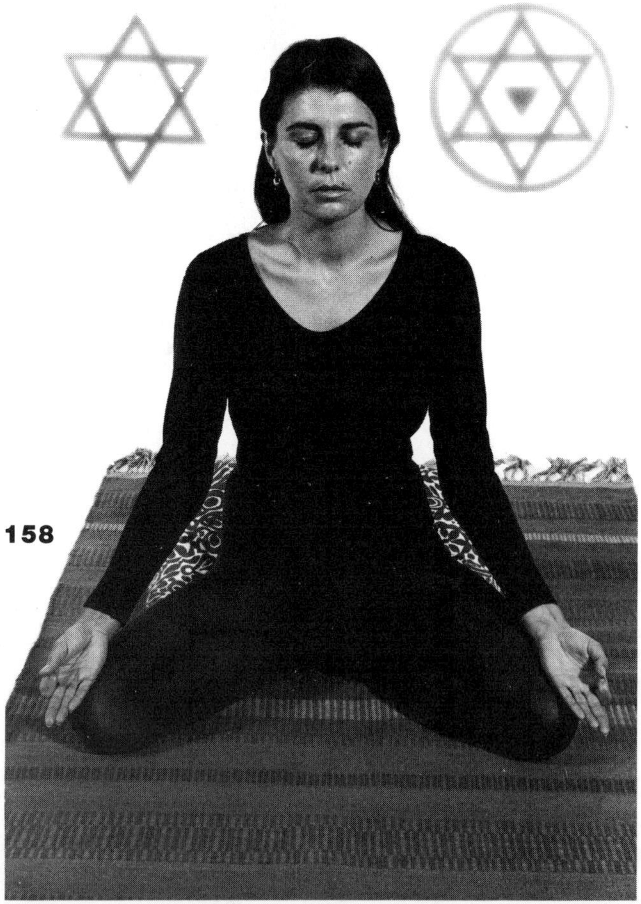

158

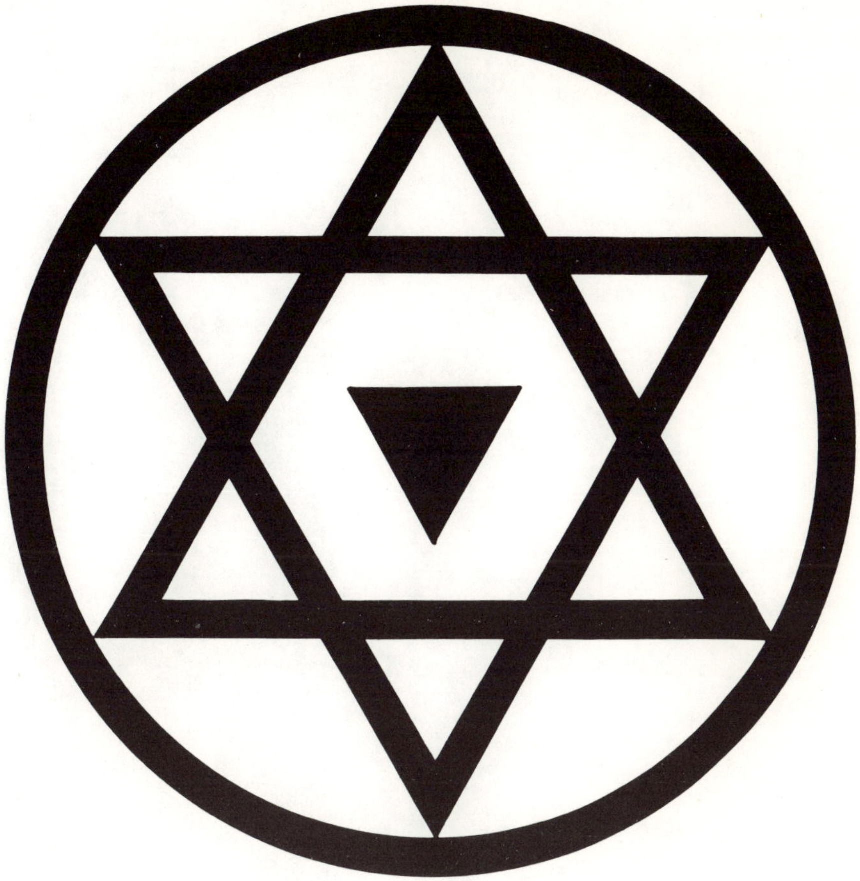

159 Der von einem Kreis umgebene Stern mit einem auf den Kopf gestellten Dreieck in seinem Mittelpunkt.

Hatha Yoga

OBERSTUFE ÜBUNGSREIHE A

Am 22., 25. und 28. Tag zu benutzen

Je nach Ihrem Vermögen können Sie jetzt die Körperhaltungen der Oberstufe ausführen oder aber noch bei den Übungen der Grundstufe oder Mittelstufe bleiben und allmählich auf die Ausführung der schwierigeren Übungen hinarbeiten. Hören Sie auf Ihren Körper, der Ihnen raten wird, wie Sie am besten bei jeder Asana vorzugehen haben. Sie dürfen sich niemals überfordern. Anhaltendes Unbehagen sollte beim Hatha Yoga nicht vorkommen.
Es mag sein, daß Sie von einigen Asanas die schwierigeren Stellungen der Oberstufe ausführen können, bei anderen aber nur die Haltungen der Grundstufe oder Mittelstufe schaffen. Das ist ganz in Ordnung.
Fahren Sie nur einfach fort zu üben, bis Sie eines Tages von jeder Asana auch die fortgeschrittenen Stellungen der Oberstufe ausführen können.
Denken Sie daran, daß Sie jede Asana mit der Ausgangsstellung beginnen, die Sie als Übung der Grundstufe kennengelernt haben.

Dehnung der Brust

160 Aufrechte Stellung.

161 Stark zurückgebeugte Stellung. Arme werden so weit wie möglich vom Oberkörper weggehalten. Knie bleiben durchgedrückt, Augen schauen nach oben. Vergessen Sie das Atmen nicht! Bleiben Sie regungslos in dieser Stellung 5 Sekunden.

162 Vorwärtsbeuge. Achten Sie darauf, daß die Arme nun fast parallel zum Boden sind. Stirn ist den Knien nahe und kann sie evtl. berühren. Knie sind durchgedrückt und der Nacken ist locker und weich. Bleiben Sie so regungslos 10 Sekunden. Kommen Sie langsam hoch in die aufrechte Stellung und wiederholen Sie noch einmal die Übung. Nehmen Sie die verklammerten Hände auseinander und gehen Sie anmutig hinunter in sitzende Stellung.

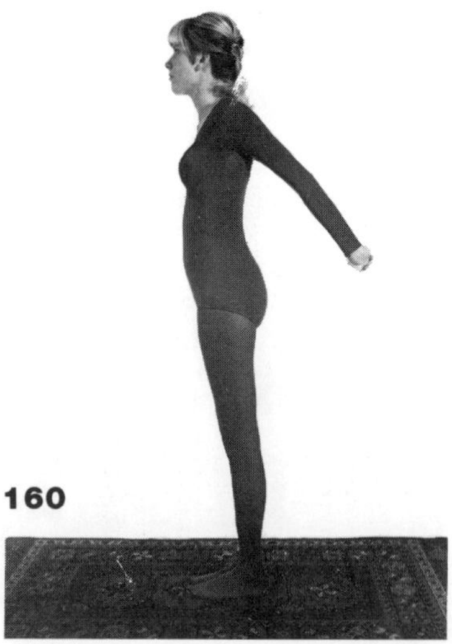
160

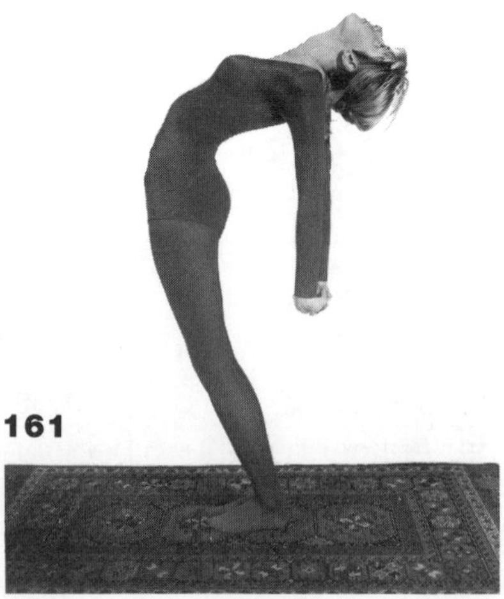
161

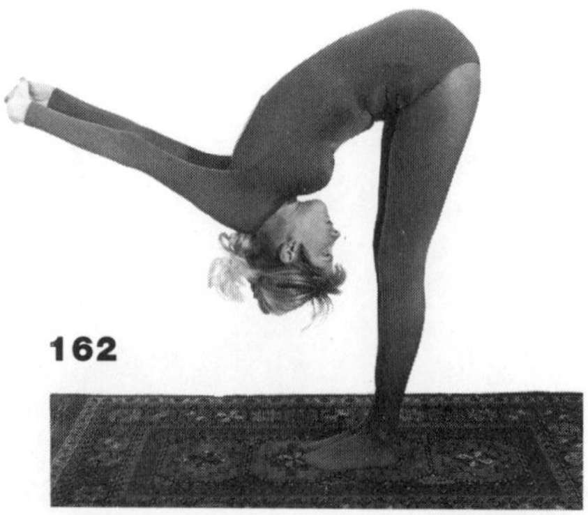
162

Knie- und Oberschenkelstreckung

163 Die Ausgangsposition.

164 Sie sind jetzt vielleicht imstande, die Knie noch ein Stück weiter zum Boden hinunterzubringen, so daß sie jetzt nahe am Boden sind oder den Boden berühren. Halten Sie den Oberkörper gerade und bleiben Sie in dieser äußerst gestreckten Lage, während Sie bis 10 zählen.

Entspannen Sie dann Hände und Arme ein paar Sekunden. Während dieser Lockerung dürfen die Knie wieder hochkommen. Wiederholen Sie. Führen Sie die Übung 3mal aus.
Nehmen Sie die Hände auseinander und begeben Sie sich anmutig in liegende Stellung. Bauch und Stirn ruhen auf der Matte.

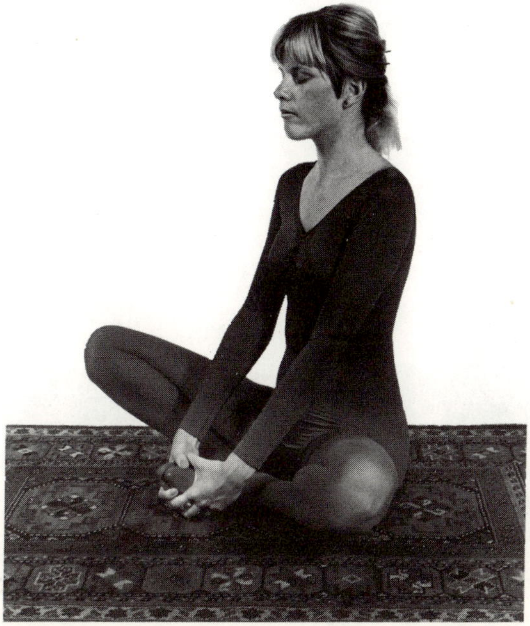

163

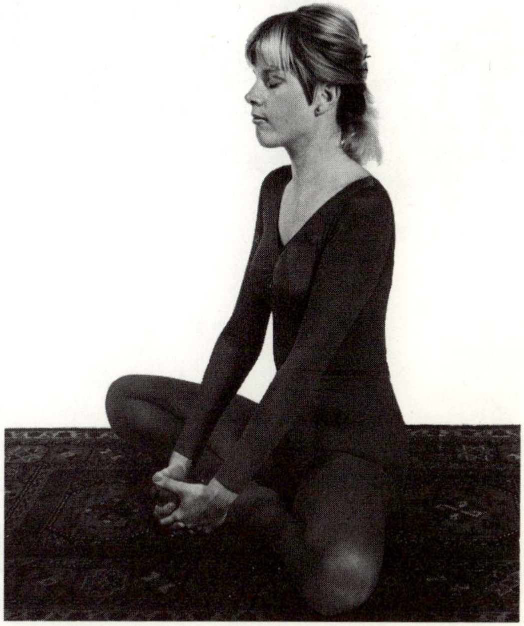

164

Kobra

165 Halten Sie die Arme seitwärts parallel zum Körper und heben Sie sehr langsam den Oberkörper so hoch, wie es geht.

166 Wenn Sie Ihre Grenze erreicht haben, bringen Sie anmutig die Hände nach vorn und plazieren Sie sie in der üblichen Stellung unterhalb der Schultern. In sehr langsamer Bewegung fahren Sie nun fort, den Oberkörper zu heben, während Sie mit den Händen sich jetzt vom Boden abstemmen. Der Kopf beugt sich weit nach hinten und das Rückgrat wird immer weiter durchgebogen, je höher Sie sich aufrichten. Abb. 166 zeigt die Kobra in der vollendeten Stellung. Arme sind jetzt gestreckt, Ellbogen durchgedrückt. Bleiben Sie so ohne Regung 10 Sekunden.
Sehr langsam senken Sie wieder den Oberkörper halbwegs zum Boden. Wenn Sie den halben Weg zurückgelegt haben, nehmen Sie mit einer sanften, anmutigen Bewegung die Arme wieder zurück an die Seiten, so daß die Rückenmuskeln nun den Oberkörper halten müssen.
Fahren Sie fort, *langsam* den Oberkörper zu senken, bis die Stirn auf der Matte ruht. Entspannen Sie sich ein paar Sekunden und wiederholen Sie dann. Führen Sie 3mal die Übung aus. Mit der Stirn auf der Matte ruhen Sie dann aus.

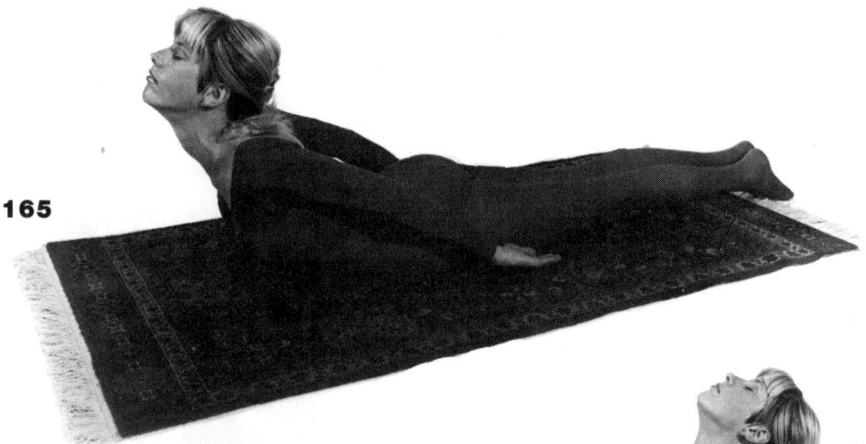

165

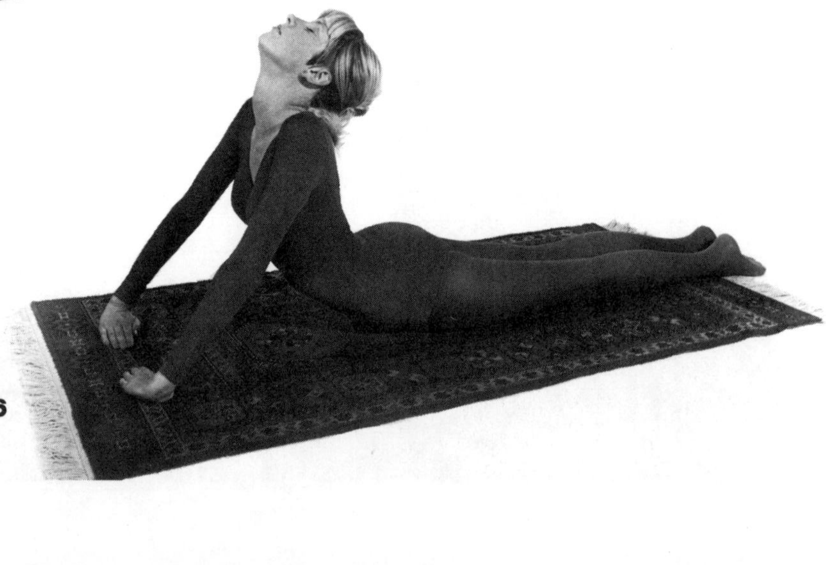

166

Kopfdrehung

167 bis 168 Es gibt in der Oberstufe keine schwierigeren Stellungen für die Kopfdrehung. Führen Sie die Bewegungen wie früher aus und bleiben Sie jedesmal in der äußersten Position, bis Sie bis 20 gezählt haben.

Machen Sie die Übung zweimal.
Mit aufgestütztem Kinn und den Armen seitwärts parallel zum Körper ruhen Sie dann auf der Matte aus.

167

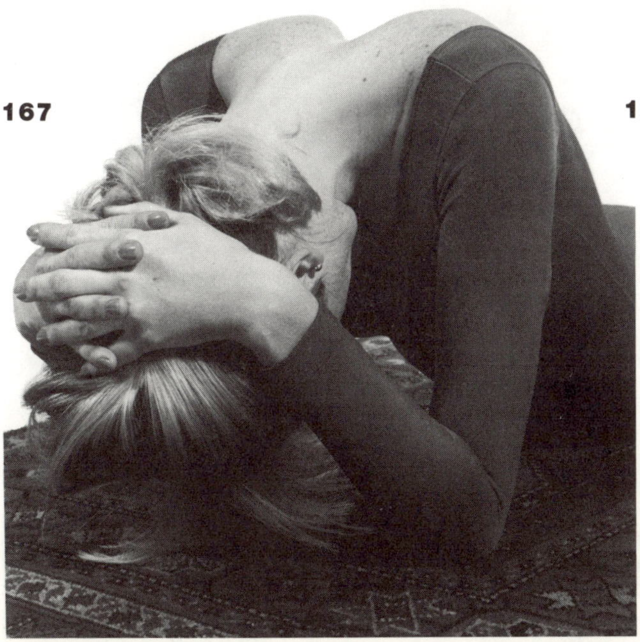

168

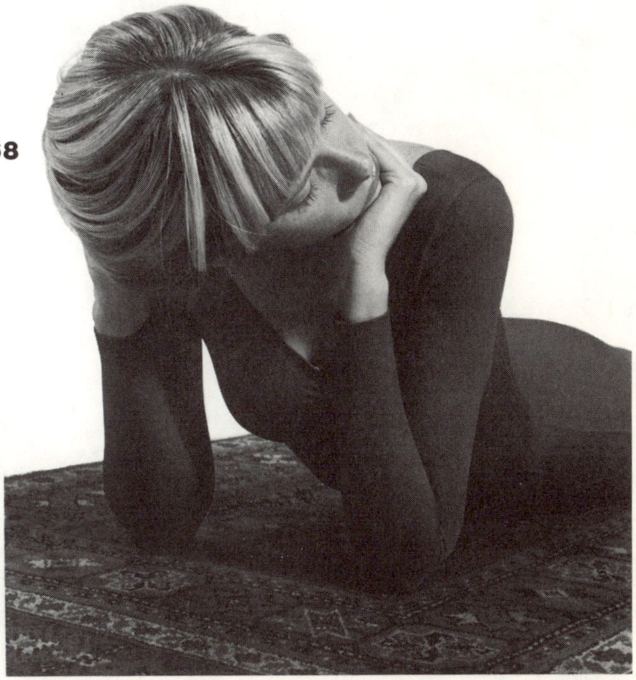

Bogen

169 Die Ausgangsposition.

170 Der höchste Grad der ausgeführten Stellung. Augen schauen nach oben und Knie sind so nah wie möglich zusammen. Atmen Sie normal. Bleiben Sie in dieser Stellung ohne Bewegung 10 Sekunden. Senken Sie Knie und Kinn langsam zu Boden, aber halten Sie weiter die Füße fest.
Ruhen Sie einen Augenblick aus und wiederholen Sie dann. Führen Sie die Übung 3mal aus. Nach der letzten Wiederholung lassen Sie die Füße los und senken sie langsam auf den Boden. Dann drehen Sie den Kopf auf die Seite und ruhen mit der Wange auf der Matte aus.

Beobachtung des Atems

Sitzen Sie im Lotussitz und beobachten Sie den Atem eine Minute lang entsprechend der Anweisung auf Seite 25.

169

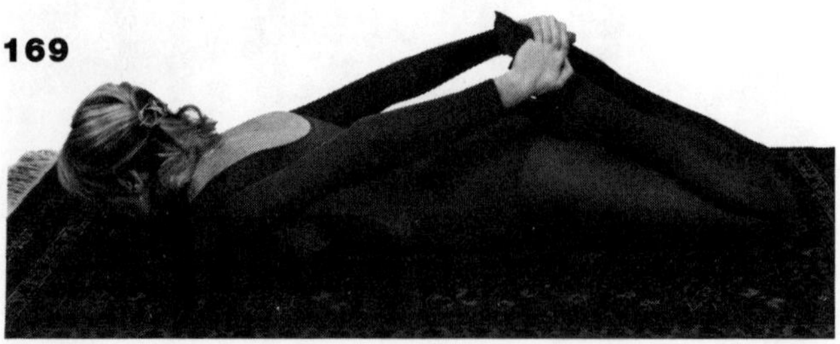

170

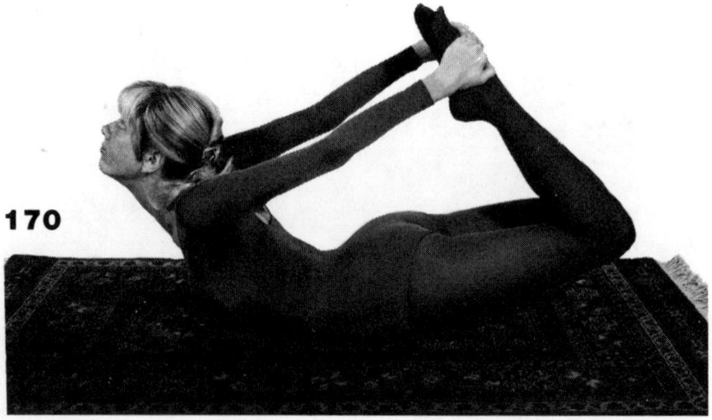

Hatha Yoga

OBERSTUFE ÜBUNGSREIHE B

Am 23., 26. und 29. Tag zu benutzen

Alle Ausgangsstellungen sind identisch mit denjenigen, die in der Übungsreihe B der Grundstufe erlernt wurden.

rishi-Stellung

171 Oberkörper und Arme werden um 90 Grad nach links gedreht.

172 Die rechte Hand findet am Fußgelenk oder an der Ferse einen festen Halt, während der Blick der linken Hand, wie abgebildet, nach oben folgt. Bleiben Sie 10 Sekunden ohne Bewegung in dieser Stellung. Langsam richten Sie den Oberkörper wieder auf, die ausgestreckten Arme bringen Sie wieder zurück nach vorn in die Ausgangsstellung. Drehen Sie sich langsam nach rechts und führen Sie die gleichen Bewegungen aus. Machen Sie die Übung 3mal nach jeder Seite, abwechselnd links – rechts. Nach der letzten Wiederholung lassen Sie langsam die Arme seitwärts sinken und entspannen sich.

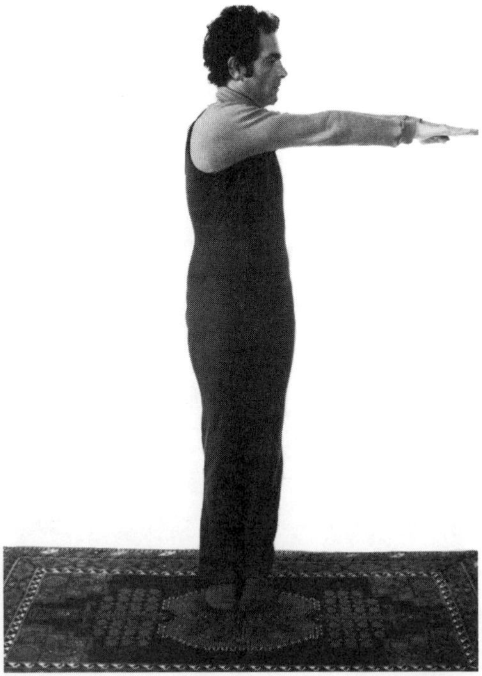
171

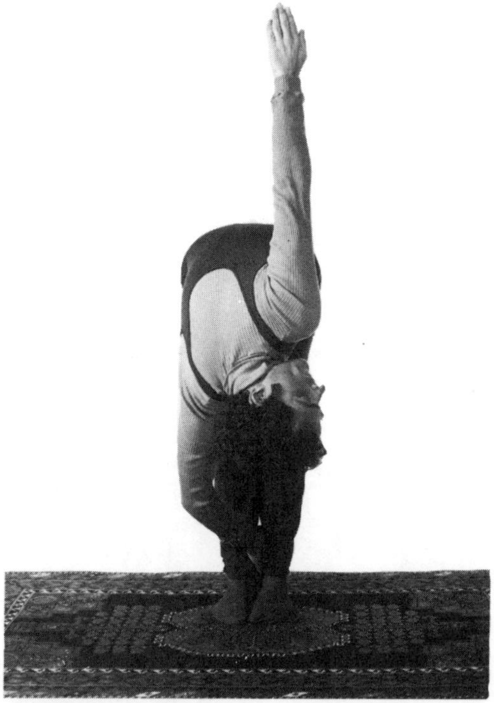
172

Gleichgewichtsübung

173 Führen Sie die Stellung der Mittelstufe aus und bleiben Sie darin 5 Sekunden.

174 Mit einer sehr langsamen und anmutigen Bewegung ziehen Sie den rechten Fuß hoch und nach hinten. Gleichzeitig senken Sie den linken Arm, so daß er sich jetzt parallel zum Boden in horizontaler Stellung befindet. Halten Sie Ihr Gleichgewicht und bleiben Sie in dieser Stellung so ruhig wie möglich 5 Sekunden.
Langsam lassen Sie den Fuß nun wieder auf den Boden hinunter und die Arme zu den Seiten herab. Führen Sie die gleichen Bewegungen mit der anderen Körperseite aus.
Führen Sie die Übung 3mal abwechselnd auf jeder Seite aus.
Nach der letzten Wiederholung lassen Sie sich anmutig in einer sitzenden Stellung auf der Matte nieder.

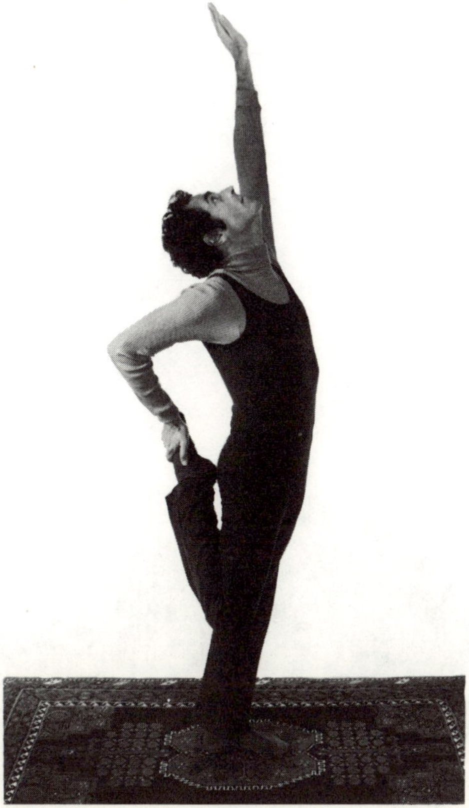

173

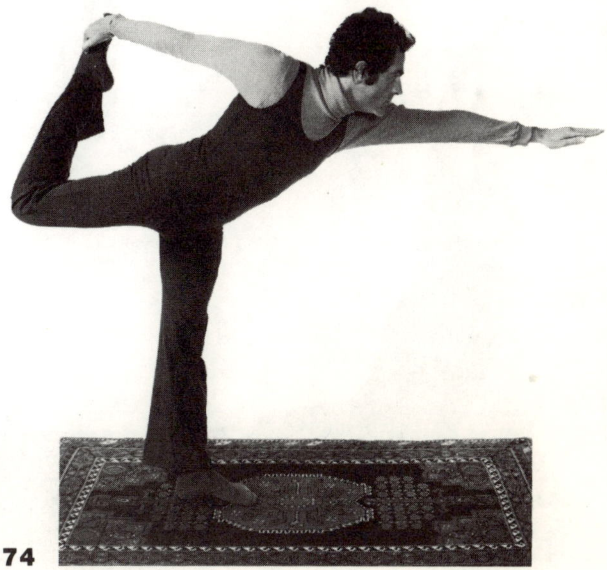

174

Abwechselndes Beinstrecken

175 In der Ausgangsstellung biegt sich der Oberkörper so weit wie möglich nach hinten. Kopf liegt zurück und Augen schauen nach oben.

176 Während des langsamen Hinuntergehens kommt der Oberkörper so weit nach vorn, daß beide Hände den linken Fuß umfassen können. Der Oberkörper wird so weit wie möglich hinuntergebeugt und die Stirn ruht beinahe oder tatsächlich auf dem Knie. Die Ellbogen senken sich zum Boden hin. Entspannen Sie Ihren Körper so weit wie möglich. Bleiben Sie in dieser Stellung regungslos 10 Sekunden.
Langsam richten Sie den Oberkörper wieder auf. Heben Sie die Arme langsam und wiederholen Sie die Bewegungen. Führen Sie dann die gleichen Bewegungen 3mal mit dem ausgestreckten rechten Bein aus.
Nach der letzten Wiederholung strecken Sie das linke Bein aus und lassen die Hände auf den Oberschenkeln ruhen.

175

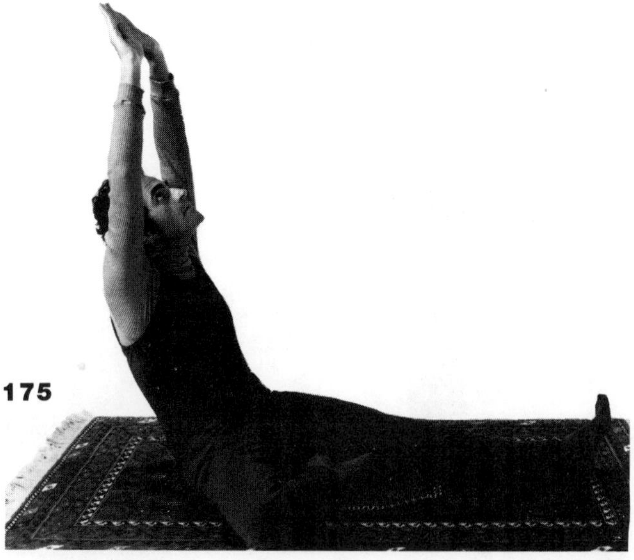

176

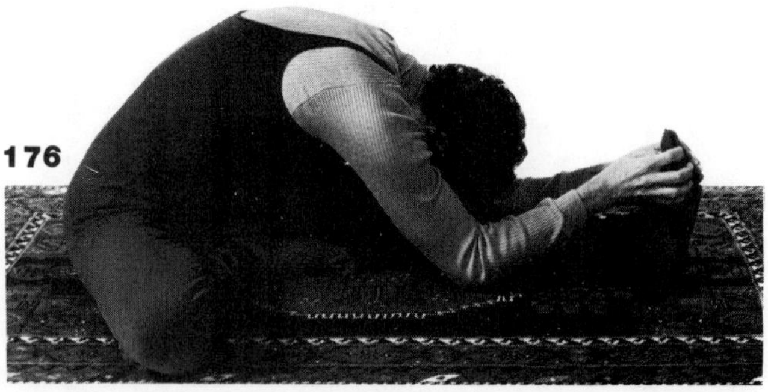

Rückwärtsbeuge

177 Beginnen Sie wie üblich damit, daß im Fersensitz ihre Füße mit der Oberseite auf dem Boden ruhen, aber dann wechseln Sie die Stellung, so daß sich jetzt die Zehen (mit ihrer Unterseite) auf dem Boden befinden und ihre Füße abstützen. Während der Bewegungen bleiben die Knie zusammen.

178 Vorsichtig und langsam schieben Sie sich mit Hilfe Ihrer Fingerspitzen immer weiter zurück, so weit, wie es nur geht. Ihre Hände sind fest auf den Boden gedrückt. Die Arme sind parallel mit den Seiten. Langsam wölben Sie den Oberkörper so weit wie möglich nach oben und neigen den Kopf so weit wie möglich zurück. Bleiben Sie dabei auf den Fersen sitzen.
Streben Sie an, in dieser Stellung 20 Sekunden zu bleiben. (Diese *asana* wird nur einmal ausgeführt.)
Langsam heben Sie den Kopf und rücken, wieder mit Hilfe der Fingerspitzen, vorsichtig, millimeterweise, wieder nach vorn und kehren in die Ausgangsstellung von Abb. 177 zurück.
Kommen Sie von Ihren Fersen herunter, schwingen Sie Ihre Beine herum und strecken Sie sie nach vorne aus.

177

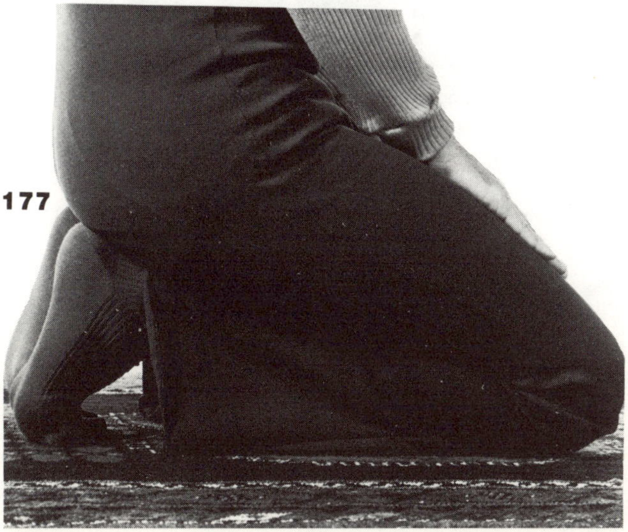

178

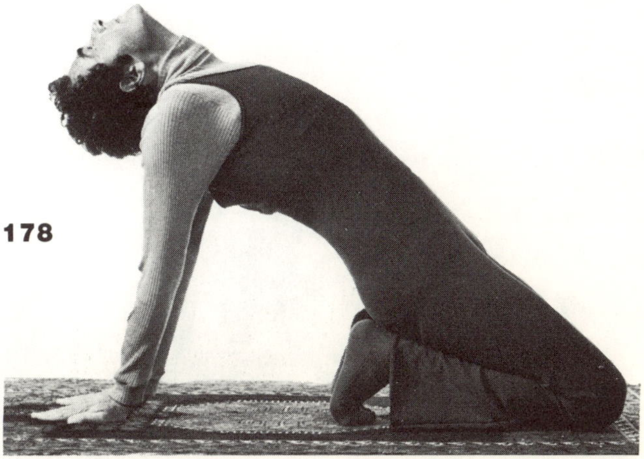

Drehung

179 Die der Drehung vorausgehende Stellung.

180 bis 181 Wenn Sie damit beginnen, Ihren Körper nach links zu drehen, nehmen Sie die linke Hand vom Boden und legen Sie sie an der rechten Hüftseite an. Drehen Sie den Oberkörper so weit wie möglich nach links. Bleiben Sie ohne Bewegung in dieser Stellung 10 Sekunden.
Stützen Sie die linke Hand wieder am Boden auf und drehen Sie den Oberkörper langsam nach vorn. Mit der anderen Hand umfassen Sie weiterhin das Knie.Entspannen Sie sich einen Augenblick. Wiederholen Sie die Drehung des Oberkörpers. Führen Sie 3 Drehungen aus.
Nach der letzten Wiederholung drehen Sie sich wieder nach vorne und strecken beide Beine aus. Führen Sie nun 3mal die gleichen Drehbewegungen nach rechts aus, wobei Sie in der obigen Anweisung die Wörter »links« und »rechts« miteinander austauschen.
Nach der letzten Wiederholung drehen Sie sich nach vorne, strecken beide Beine aus und nehmen dann die Sitzstellung mit gekreuzten Beinen ein.

Beobachtung des Atems

Sitzen Sie in der Stellung mit gekreuzten Beinen und beobachten Sie den Atem eine Minute lang, wie auf Seite 25 beschrieben.

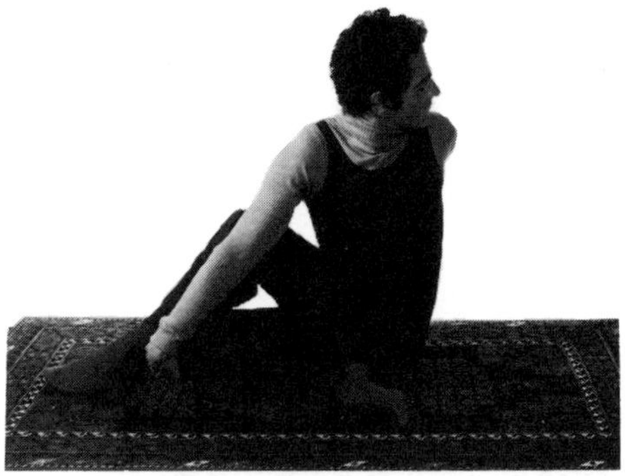
180

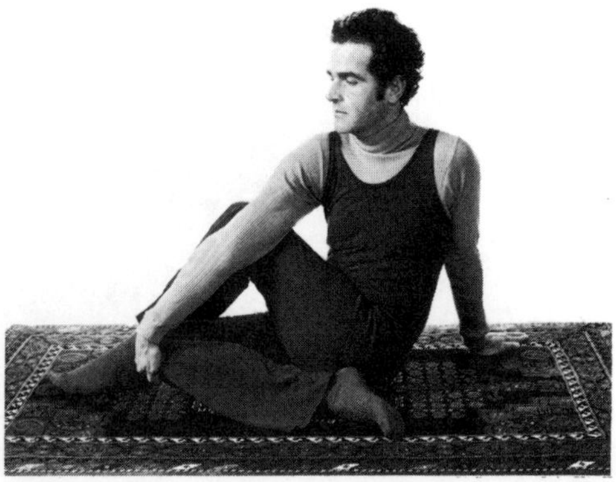
179

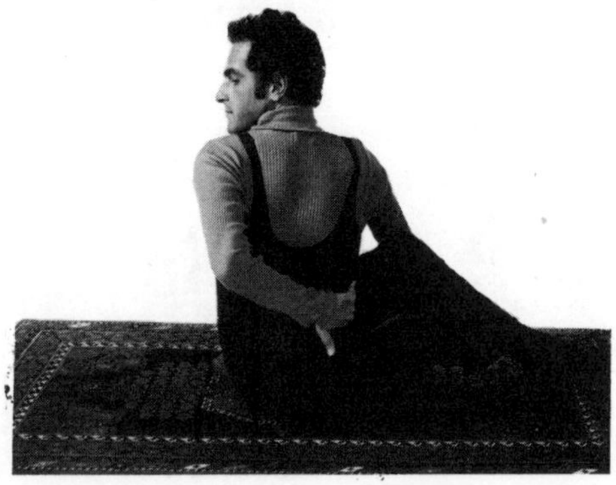
181

Hatha Yoga

OBERSTUFE ÜBUNGSREIHE C

Am 24., 27. und 30. Tag zu benutzen

Alle Ausgangsstellungen sind mit denen identisch,
die in der Übungsreihe C
der Grundstufe erlernt wurden.

Dreieck

182 Stehen Sie mit weit gespreizten Beinen und heben Sie die Arme in Schulterhöhe.

183 Beugen Sie sich langsam nach links und umfassen Sie das linke Fußgelenk. Ziehen Sie am Fußgelenk und neigen Sie den Oberkörper so weit, daß er sich parallel zum Boden befindet. Bringen Sie den rechten Arm (mit durchgedrücktem Ellbogen) über den Kopf, so daß er sich auch in paralleler Position befindet. Knie müssen durchgedrückt bleiben. Bleiben Sie in dieser Stellung 10 Sekunden.
Langsam begeben Sie sich wieder in die aufrechte Stellung von Abb. 182.
Führen Sie nun die gleichen Bewegungen nach rechts aus.
Machen Sie die Übung 3mal nach jeder Seite, abwechselnd links – rechts.
Nach der letzten Wiederholung lassen Sie die Arme sinken, ziehen in einer anmutigen Bewegung die Beine zusammen und lassen sich in einer sitzenden Haltung auf der Matte nieder.

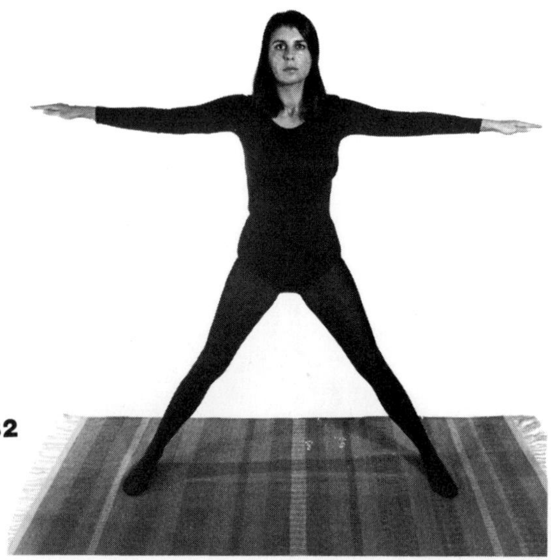
182

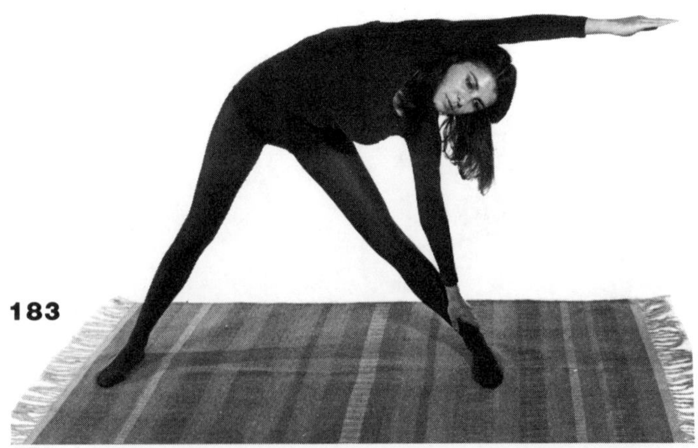
183

Strecken des Rückens

184 Strecken Sie beide Beine nach vorne aus. In sehr langsamer Bewegung heben Sie die Arme über den Kopf und neigen sich so weit wie möglich zurück. Schauen Sie nach oben.

185 Während der langsamen Vorwärtsbeuge kommt der Oberkörper ein gutes Stück nach vorn, so daß die Hände die Füße festhalten können.
Ziehen Sie an den Füßen und bringen Sie langsam den Oberkörper so weit herunter, wie es ohne Überanstrengung möglich ist. In der äußersten Position ruht die Stirn auf den Knien, und Ellbogen und Unterarme sind nahe am Boden oder berühren ihn. Auch wenn die Streckung bis zum Äußersten geht, bleibt der Körper doch entspannt. Reglos verharren Sie in dieser Stellung 10 Sekunden.
Langsam richten Sie den Oberkörper wieder auf. Heben Sie langsam die Arme und wiederholen Sie die Bewegungen. Führen Sie die Übung dreimal aus.
Nach der letzten Wiederholung richten Sie den Oberkörper wieder auf, lassen die Hände auf den Oberschenkeln ruhen und sinken langsam zurück, bis Sie mit dem Rücken auf dem Boden aufliegen.

184

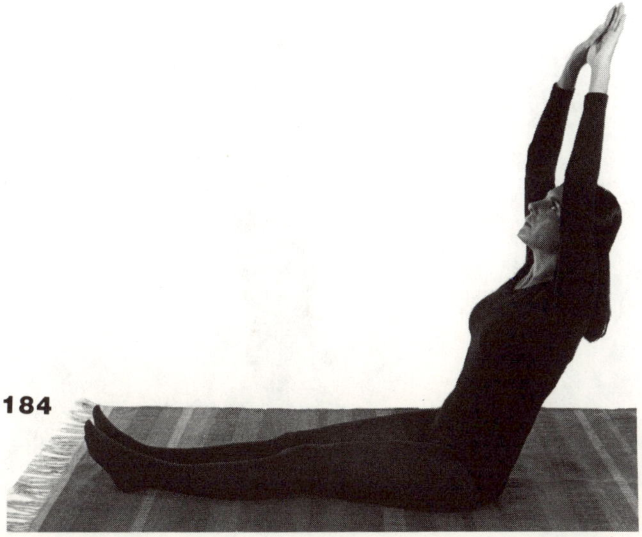

185

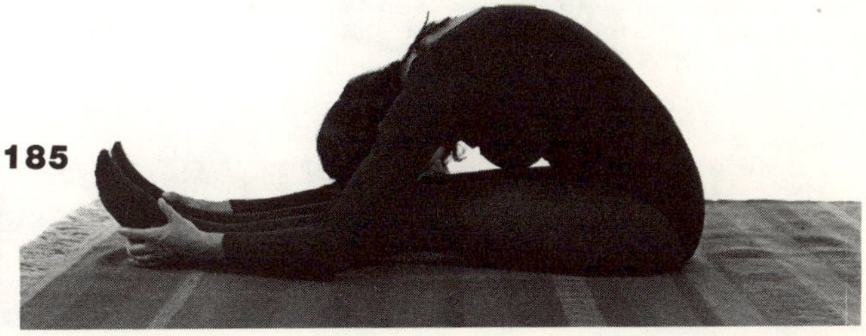

Schulterstand (Kerze)

186 Bringen Sie die Beine in einer anmutigen Bewegung nach hinten über den Kopf.

187 Strecken Sie Oberkörper und Beine zur perfekt ausgeführten Kerze. Der Oberkörper ist nun völlig senkrecht und mit dem Kopf genau im rechten Winkel. Das Kinn wird gegen das Brustbein gedrückt. Der Körper ist gerade, aber entspannt. Atmen Sie normal. Bleiben Sie in dieser Stellung 1–3 Minuten.
Langsam lassen Sie die Beine hinter dem Kopf hinunter zur Pflug-*asana*.

186

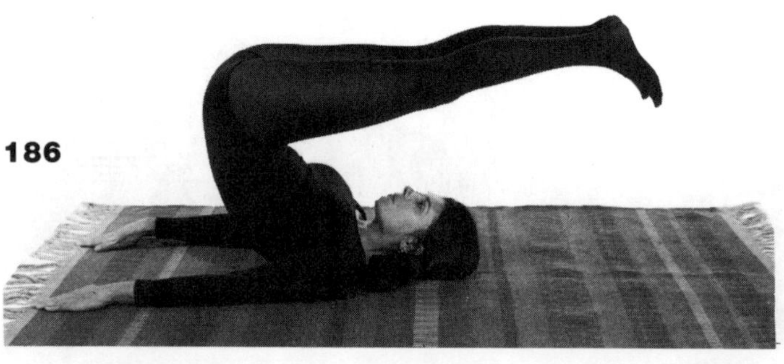

187

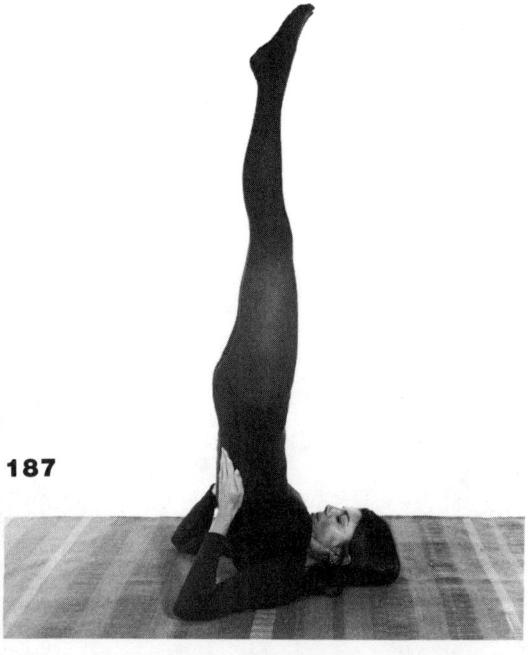

Pflug

188 Die perfekt ausgeführte Stellung der Mittelstufe. Bleiben Sie darin 30 Sekunden.

189 Verschränken Sie die Arme hinter dem Kopf. Es wird Ihnen nun möglich sein, mit den Zehen noch ein kleines, aber bedeutsames Stück zurückzurükken. (Das Körpergewicht verlagert sich nun vom unteren auf den Mittelbereich des Rückens, der stark herausgestellt wird und besondere Belastung erfährt.) Knie bleiben durchgedrückt. Bleiben Sie bewegungslos in dieser Stellung 30 Sekunden.
Bringen Sie die Arme zurück zu den Seiten und drücken Sie mit den Handflächen wieder gegen den Boden. Sie kommen auf die gleiche Weise aus dieser Stellung heraus, wie Sie es bisher geübt haben. Ausgestreckt auf dem Boden liegend, entspannen Sie sich ein paar Augenblicke und begeben sich dann in die Sitzhaltung mit gekreuzten Beinen.

188

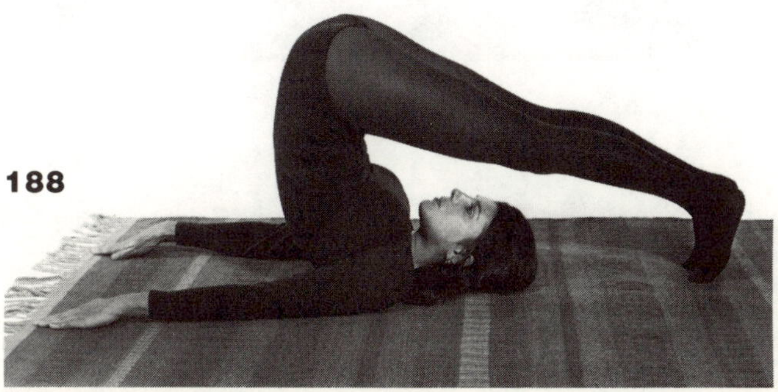

189

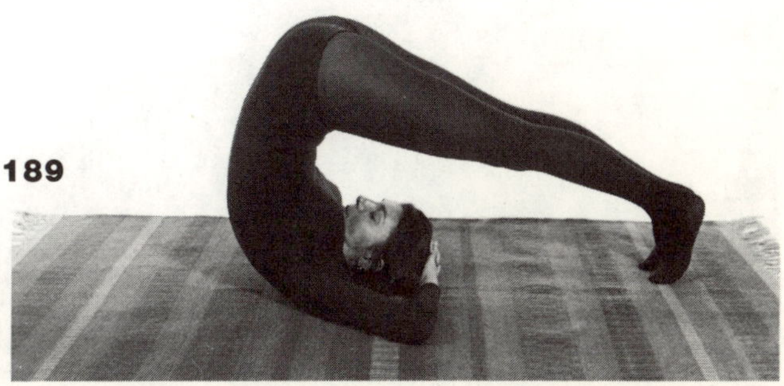

Kopf- und Nackenrollen

190 bis 191 Übungstechnisch gibt es für das Kopf- und Nackenrollen keine fortgeschrittenen Stellungen. Führen Sie die Bewegungen wie bisher aus und bleiben Sie in jeder der 4 Stellungen, bis Sie bis 10 gezählt haben. Machen Sie die Übung zweimal. Wenn Sie damit fertig sind, bleiben Sie im Lotussitz, halten die Augen geschlossen und heben den Kopf.

Beobachtung des Atems

Sitzen Sie im Lotussitz und beobachten Sie eine Minute den Atem entsprechend der Anweisung auf Seite 25 (Übung Nr. 19).

191

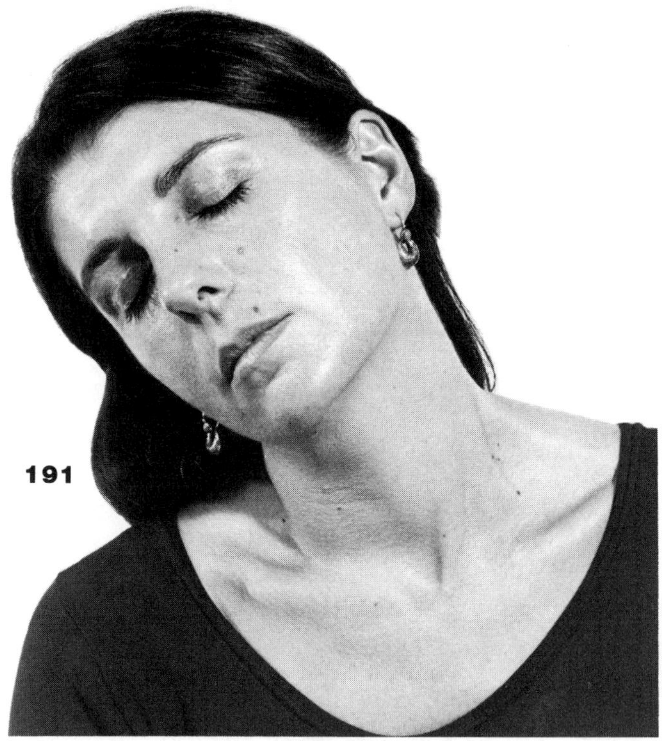

190

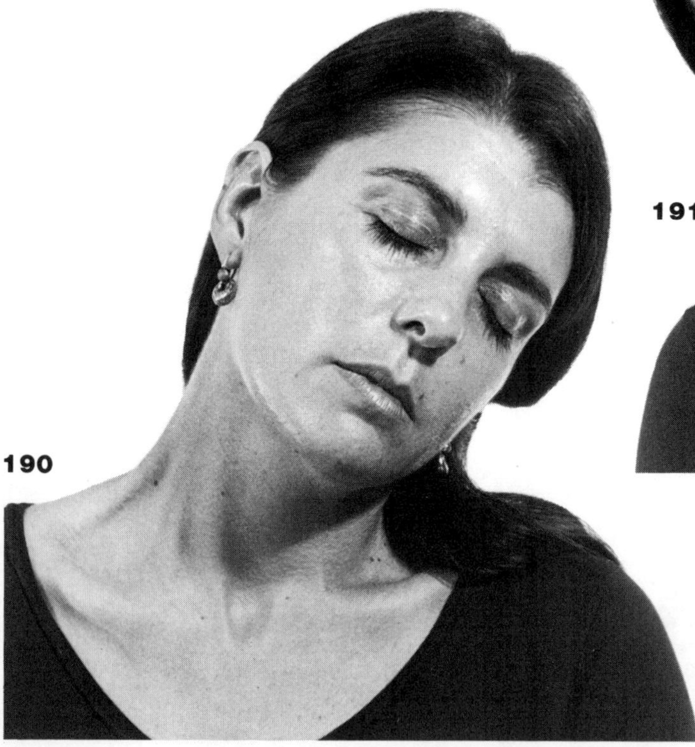

Vergegenwärtigung der vollkommenen Gesundheit während der Tiefenentspannung

Gewöhnlich glaubt der Mensch, daß er in einer *realen* Welt lebt, eine Welt, die außerhalb von ihm ist, in welcher er sich vorfindet, ohne zu wissen, warum er hier ist oder woher er kommt. Sein Leben verbringt er im allgemeinen in einer beständigen Subjekt-Objekt-Beziehung mit dieser Welt: Er versteht seine Situation als eine, in der es ein »Ich« gibt, ein »Ego«, auf das er sich bezieht, wenn er »ich« sagt (Subjekt), und daß dieses »Ich« in einer Welt (Objekt) existiert, wo es alles unternehmen muß, was für sein Überleben notwendig ist. Die Tatsache, daß dies nicht der Fall ist, daß die Welt nicht eine von dem »Ich« getrennte Wirklichkeit ist, sondern daß das »Ich« das Universum projiziert und daß alle Dinge, die er glaubt in einer realen, äußeren Welt wahrzunehmen, in Wirklichkeit *durch ihn hindurchfließen,* kommt als eine Offenbarung von größter Bedeutung. Durch regelmäßige, ernsthafte Meditation erkennt der Schüler allmählich, daß er in einer Welt oder Dimension lebt, die ganz und gar sein Gedankengebilde ist, die er sich eingebildet hat. Er sieht ein, daß er seine Welt projiziert, wie der Filmprojektor den Film auf die Leinwand wirft, und dann in dieser Projektion sein Glück und erfülltes Leben sucht, als ob sie wahr wäre!
Diese Erkenntnis führt den Schüler zu weiteren Einsichten von großer Tragweite. Er versteht zum Beispiel, daß gerade so, wie ein Mensch sein Universum projizieren kann, er es auch zurückziehen kann. Tatsächlich befassen sich eine Reihe von Techniken, die wir benutzen, genau mit diesem Zurückziehen.
Der Anfänger empfindet gewöhnlich dieses Zurückziehen als Rückzug aus der realen, gegenständlichen Welt. Aber der mehr fortgeschrittene Meditierende nimmt wahr, daß er sich nicht aus der Welt zurückzieht, wie eine Schnecke sich in ihr Gehäuse zurückzieht, sondern *daß er sein Universum völlig zurückzieht und daß keine reale, gegenständliche Welt (außerhalb von ihm) übrigbleibt, sobald dieser Rückzug einmal stattgefunden hat.* Diese Tatsache wird im Laufe kontinuierlicher Übung erkannt.
Der physische Organismus, der Körper, ist ein Aspekt der Welt, die der Mensch projiziert. Und ebenso, wie seine Gedanken und Vorstellungen, bewußt in einer bestimmten Weise angewandt, seine Welt entsprechend beeinflussen, so haben sie auch ihre Auswirkungen auf seinen Körper. Wenn auch das Verständnis des Yogaschülers dafür wächst, daß der Versuch, bewußt die Welt, die er projiziert, zu verändern, *nicht* zu seinem Vorteil dient (genaugenommen wirft ihn ein solcher Versuch in seiner Bemühung um die Selbstverwirklichung zurück und wird daher vom Guru streng abgelehnt), so ist in diesem Anfangsstadium nichts dagegen einzuwenden, daß Gesundheit und Wohlbefinden des *Körpers* durch ein geistiges Bild gefördert wird. Die sich darauf beziehende Methode ist der Gegenstand der heutigen Übung.

Viele Schüler haben die Wirksamkeit dieser Methode in bezug auf die Erhaltung und Wiederherstellung der Gesundheit in den Himmel gehoben und sind davon begeistert. Aber der größere Wert liegt in der Tatsache, daß der Schüler aufgrund der Erfahrung, daß *er wird, was er denkt und sich als ein Bild lebendig vor Augen stellt,* zu verstehen beginnt, daß er für jedwede Umstände, in welchen er sich befindet, selbst völlig verantwortlich ist. Er erfährt die illusorische Natur von Schicksal, Glück und Reichtum, und diese Erkenntnis führt ihn dazu, sich mehr und mehr nach innen zu wenden, die Beschaffenheit seiner Gedanken zu untersuchen und sie bis zu ihrem Ursprung zurückzuverfolgen. Es ist an diesem Ursprung – der Stelle, wo die Gedanken entstehen, und nicht in der Welt, die sie projizieren –, wo seine Erfüllung liegt.

Anweisungen

Führen Sie das Hatha-Yoga-Übungsprogramm der Oberstufe Übungsreihe A auf Seite 149 durch.

Aus dem Lotussitz strecken Sie langsam Ihre Beine nach vorne aus.
Langsam lassen Sie sich mit dem Rücken zu Boden gleiten.
Ihre Arme liegen so, wie es Abb. 192 zeigt. Die Handinnenflächen zeigen nach oben. Schließen Sie die Augen. Atmen Sie normal.
Lassen Sie Ihren Körper sich entspannen. Alle Muskeln sind gelockert.

Sie gehen ebenso vor wie am 1. und 15. Tag. Sie beginnen mit Ihren Füßen und gehen sehr langsam und sehr bewußt durch Ihren Körper, dabei entspannen Sie nacheinander Füße, Waden, Oberschenkel, Gesäß, Leistengegend, Bauch, Brust, Rücken, dann hinunter zu den Händen und die Arme hinauf zu den Schultern, Nacken, Kiefer und Gesicht. (Wenn Sie nicht ganz sicher sind, wie Sie vorzugehen haben, lesen Sie sich die Anweisungen für den 1. und 15. Tag noch einmal durch.)

192 Ein Bild strahlender Freude erscheint, während der Körper in völlig entspanntem Zustand bleibt.

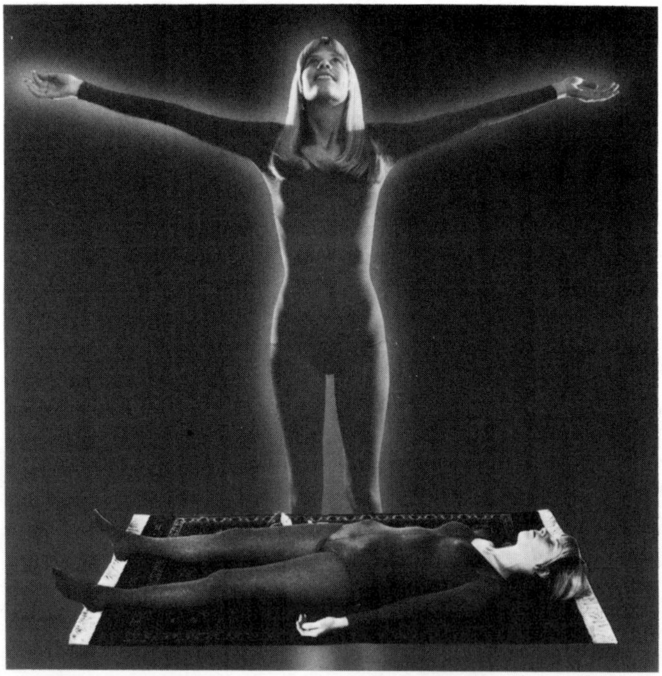
192

Bleiben Sie einige Augenblicke in dem entspannten Zustand und beobachten Sie Ihren Atem.
Jetzt wiederholen Sie die Übung, damit Sie sicher sind, daß Sie jede Muskelpartie völlig losgelassen haben, so daß das Stadium größtmöglicher Entspannung erreicht ist. Darum gehen Sie noch einmal sehr langsam und sehr bewußt den ganzen Körper durch und entdecken Sie feinfühlig, welche Körperteile noch nicht völlig entspannt sind. Auch nicht die kleinste Verspannung sollte Ihnen entgehen.
Wenn Ihre Aufmerksamkeit den Bereich Ihres Gesichts zum zweiten Mal erreicht hat, werden etwa 5 Minuten vergangen sein, und Ihr Körper sollte sich jetzt in total entspanntem Zustand befinden.
Nun *stellen Sie sich Ihren Körper in dem Zustand vollkommener Gesundheit vor.* Abb. 192 zeigt ein mögliches Bild für diese Vergegenwärtigung. Die Meditierende sieht sich selbst in einem Zustand strahlender Freude, der für sie vollkommene Gesundheit bedeutet. Sie können sich selbst in der gleichen Haltung sehen oder in jeder beliebigen Stellung und Umgebung, die für Sie einen Zustand des Wohlbefindens ausdrückt.
Bleiben Sie mit geschlossenen Augen in diesem total entspannten Zustand und entwerfen Sie Ihr Bild. Wenn es da ist, umgeben Sie es mit einer Aura von weißem Licht, das strahlt und vibriert. Halten Sie dieses Bild ca. 5 Minuten lang fest. Die Aura weißen Lichts, die von der Gestalt ausgeht, bleibt strahlend hell und vibriert. Wenn das Bild blaß wird oder verschwindet, stellen Sie es sich wieder neu vor Augen.
(Wenn Sie von Krankheit und Schmerzen geplagt sind, stellen Sie sich während der gesamten Übungszeit von 5 Minuten Ihren Körper in einer ruhenden Stellung vor, wobei von der [den] betroffene[n] Körperpartie[n] Licht ausstrahlt. Wenn Sie Schwierigkeiten mit Ihrem Rücken haben, sehen Sie Ihre Gestalt von hinten, stehend und unbeweglich, und sehen Sie das Licht von den betroffenen Stellen Ihres Rückens ausstrahlen, 5 Minuten lang. Wenn Sie krank sind oder sich gerade von einer Krankheit erholen, können Sie dieses Verfahren mehrmals jeden Tag anwenden, ohne die für den Tag vorgeschriebenen Hatha-Yoga-Übungen.)
Wenn die 5 Minuten verstrichen sind, öffnen Sie die Augen, richten langsam Ihren Oberkörper auf und begeben sich in eine sitzende Stellung.

Damit ist die Meditationsübung für heute beendet. (Machen Sie sich Notizen.)

23. Tag Aktive Meditation (2)

Am 13. Tag haben wir erklärt, wie die Intonation der Silbe OM ein Symbol ist für die Schöpfung, Erhaltung, Auflösung und Zurückziehung des Universums. (Lesen Sie noch einmal den betr. Abschnitt auf S. 113.) Heute wird der aktiven Meditation ein zusätzliches Element eingefügt und die Vorstellung vom 9. Tag geändert, und damit wird dieser gleiche Kreislauf – Schöpfung, Erhaltung, Auflösung und Zurückziehung – nachempfunden. Stimmen Sie sich deshalb beim Bewegungsablauf der heutigen aktiven Meditation ein in die Harmonie mit dem ewigen kosmologischen Kreislauf und folglich mit dem *Einen*, der diesen Kreislauf in Bewegung hält. Diese Harmonie ist Yoga.

Anweisungen

Führen Sie das Hatha-Yoga-Übungsprogramm der Oberstufe Übungsreihe B auf Seite 155 durch

Begeben Sie sich in stehende Haltung.

193 Atmen Sie tief aus und lassen Sie Ihren Oberkörper sich dabei entspannen, wie abgebildet. Diese Haltung drückt Entleerung aus. Nur ein Minimum an Lebenskraft ist noch vorhanden. Das Universum ist in seinem ungeborenen, latenten Stadium. Fühlen und sehen Sie diesen passiven Zustand. (Ihre Augen können geöffnet oder teilweise geschlossen sein, was immer Ihnen dienlich scheint, um den angegebenen Zustand kundzutun.)

194 Beginnen Sie mit einem sehr tiefen, sehr langsamen Einatmen. Während Sie einatmen, dehnen Sie Ihren Unterleib, so daß die Luft in die unteren Lungen gelangen kann. Beginnen Sie, die Arme langsam emporzuheben, Handinnenflächen nach oben gewandt, Ellbogen durchgedrückt. Während Lebenskraft *(prana)* in Ihre Lungen dringt, wird der Organismus lebendig und regt sich. Die Schöpfung ist in ihrem Anfangsstadium. Fühlen und sehen Sie diese Geburt der Aktivität.

195 Fahren Sie fort, langsam einzuatmen und die Arme dabei langsam hochzuheben, wobei die Ellbogen durchgedrückt bleiben. (Wenn das Einatmen nicht sehr langsam und sehr tief geschieht, werden Sie damit fertig sein, bevor Sie die dazu nötigen Körperbewegungen ausgeführt haben oder genügend Zeit für eine entsprechende lebendige Vorstellung hatten.) Nun dehnt sich Ihre Brust und Sie werden immer lebendiger, je mehr Luft in Ihre Lungen dringt und Ihren Körper mit Lebenskraft erfüllt. Die Schöpfung nimmt ihren Lauf.

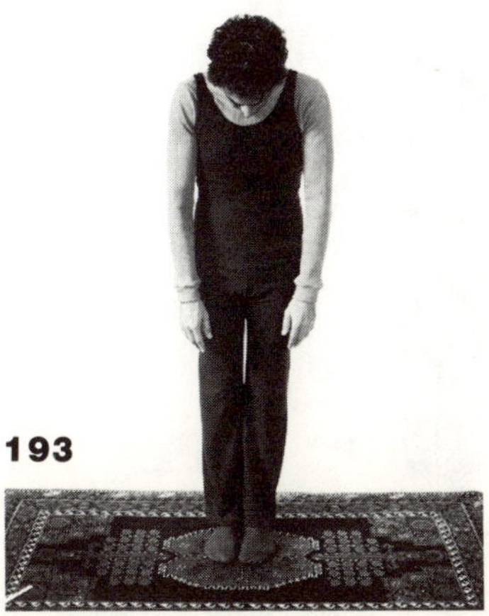

193

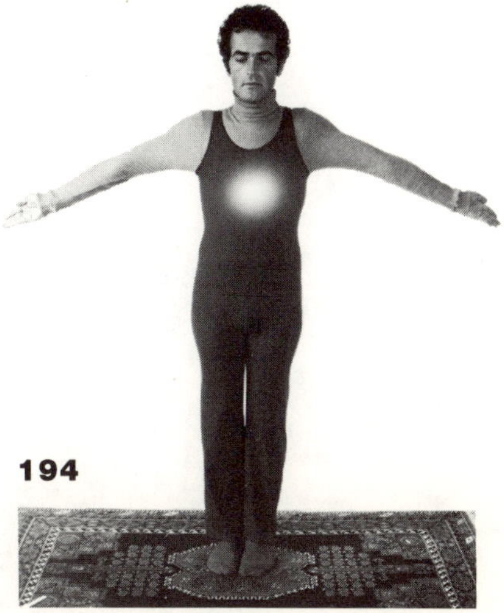

194

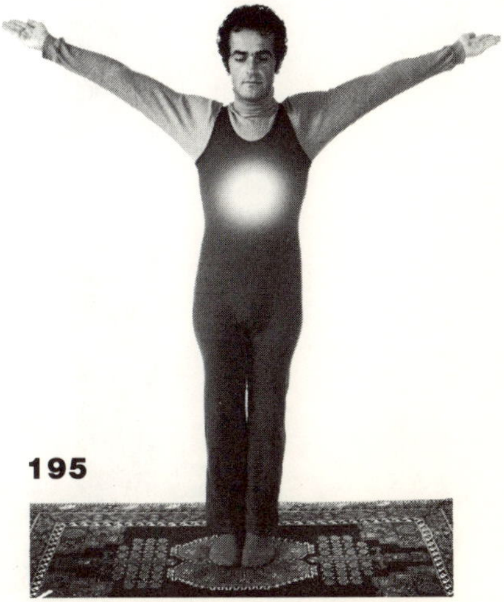

195

196 Wenn sich Ihre Handflächen über dem Kopf treffen, ist das Einatmen, das die Schöpfung bedeutet, vollendet. Nun sind Ihre Lungen gefüllt, Ihre Brust gedehnt, Ihr Bauch leicht eingezogen. Halten Sie die Luft 5 Sekunden an. Während Sie den Atem anhalten, fühlen und sehen Sie, wie Ihr Körper von *prana* durchdrungen ist und völlig lebendig wird. Das ist das Stadium der Erhaltung im Kreislauf.

197 Beginnen Sie langsam mit dem Ausatmen. Die Bewegungen sind nun umgekehrt. Ihre Arme senken sich langsam, die Handflächen sind nach unten gewandt, die Ellenbogen durchgedrückt. Wie Sie immer weiter ausatmen, weicht auch langsam die Lebenskraft von Ihnen, und Ihr Oberkörper wird immer schlaffer. Das Stadium der Auflösung ist jetzt sichtbar. Fühlen und sehen Sie diese fortschreitende Entleerung. (Wenn Sie das Ausatmen nicht gut unter Kontrolle haben, sind Sie damit fertig, bevor Sie die Gelegenheit zu einer angemessenen Vorstellung oder Zeit für die Ausführung der nötigen Körperbewegungen hatten.)

Wenn Sie mit dem Ausatmen fertig sind, befinden sich die Arme wieder an Ihren Seiten in Ruhestellung. Der Organismus sollte nun in seinem passiven, völlig entleerten Zustand gefühlt und vorgestellt werden. Die Auflösung ist vollständig. Halten Sie den Atem an, so daß einige Sekunden keine Luft in Ihre Lungen dringen kann. Das Universum hat sich nun zurückgezogen, ist in Ruhe, noch unentwickelt (Abb. 193).
Wiederholen Sie die *asana*. Widmen Sie 7 Minuten der aktiven Meditation. Während dieser Zeit sollten Sie imstande sein, etwa 10 Wiederholungen auszuführen.
Am Ende der 7-Minuten-Übung lassen Sie sich auf dem Boden nieder und setzen sich in den Lotussitz. Schließen Sie die Augen.
Während der folgenden 3 Minuten nehmen Sie wahr, was in Ihnen vorgeht. Richten Sie Ihre Aufmerksamkeit völlig auf das, was Sie erfahren, und gestatten Sie Ihrem Geist nicht, unaufmerksam zu werden und abzuschweifen.
Wenn die 3 Minuten vorbei sind, öffnen Sie die Augen und strecken langsam die Beine aus.

Damit ist die heutige Meditationsübung beendet. (Machen Sie Ihre Notizen.)

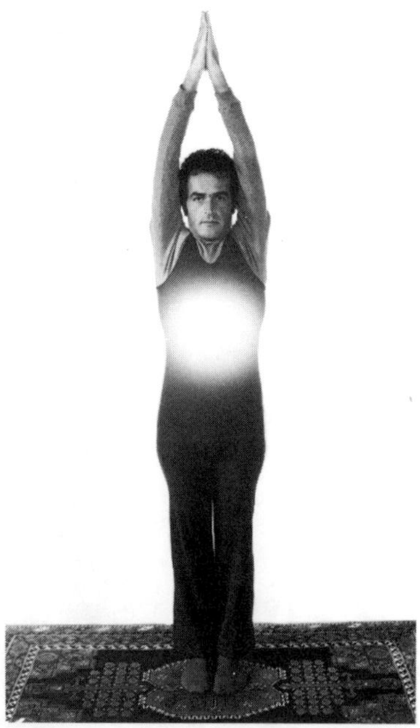
196

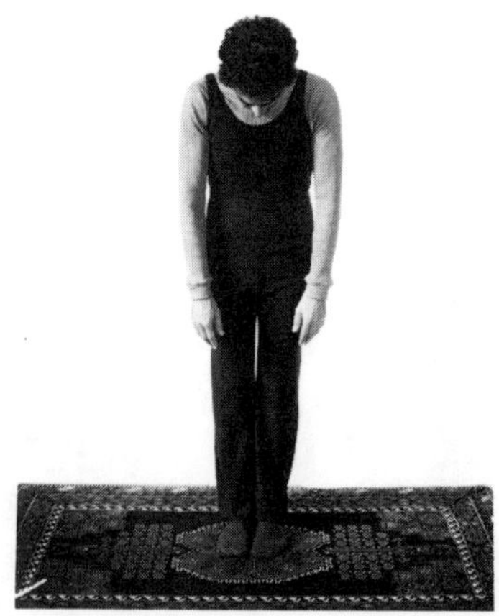
197

Das weiße Licht (Heilen)

Am 3. Tag verwandten wir das weiße Licht zur Neubelebung (Revitalisierung). Heute soll es als ein Element zur Heilung benutzt werden.
In einer »Physiologie des Hatha Yoga«, wenn wir diesen Ausdruck gebrauchen wollen, werden Gesundheit und Wohlbefinden als angemessene Zufuhr und normale Zirkulation des *prana* definiert. Zum Teil üben wir deshalb Hatha Yoga, um dies zu gewährleisten. Wenn die Zufuhr von *prana* reduziert oder seine Zirkulation gestört ist, entwickeln sich verschiedenste negative Zustände, und die Gesundheit ist dementsprechend angegriffen. Alles Heilen, ohne Rücksicht darauf, welches die Methode ist oder von wem sie angewandt wird, ist ein bewußtes oder unbewußtes Bemühen, den *prana*-Fluß zu normalisieren.
In der heutigen Meditationsübung lernen wir, wie wir *prana* bewußt zu jenen Körperregionen leiten, wo ein negativer Zustand besteht. Wir setzen dabei voraus, daß eine verstärkte Zufuhr an *prana*-Lebenskraft zu der Stelle hin, wo sie benötigt wird, die Heilung vorantreibt.
In dem Maße, wie Sie die Fähigkeit gewinnen, sich lebendig und stark ein geistiges Bild vor Augen zu stellen, wird die Wirksamkeit der Methode des weißen Lichts zunehmen und Ihnen helfen, Sie vitaler zu machen und Ihre Gesundheit zu stärken.

Anweisungen

Führen Sie das Hatha-Yoga-Übungsprogramm der Oberstufe Übungsreihe C auf Seite 161 durch

Bleiben Sie im Lotussitz. Schließen Sie die Augen.
Lassen Sie uns annehmen, daß Sie gerade an Verspanntheit, Steifheit und Schmerzen in Ihrer linken Schulter leiden. In diese Körperregion möchten Sie also zusätzliches *prana* leiten.
Legen Sie alle zehn Fingerspitzen leicht an Ihren Solarplexus (das Sonnengeflecht, das dritte *chakra*). Atmen Sie tief aus.
Sehr langsam atmen Sie nun tief und voll ein. Während dieses Einatmens stellen Sie sich den *prana*-Strom als ein intensives weißes Licht vor (Abb. 198). Es dringt durch die Nasenlöcher in Sie ein, strömt hinunter zu Ihrem Sonnengeflecht und geht in Ihre Fingerspitzen über, wo es verbleibt. Dies stellen Sie sich ununterbrochen vor, während des ganzen *langsamen* Einatmens (Abb. 199).

Wenn Sie mit dem Einatmen fertig sind, *halten Sie die Luft an* und bringen Sie alle zehn Fingerspitzen in den Bereich Ihrer Schulter, wo das Unbehagen sitzt.
Sie atmen nun *sehr langsam* tief und gründlich aus. Während des Ausatmens stellen Sie sich das *prana* vor, das weiße Licht, das von Ihren Fingerspitzen in Ihre Schulter fließt und diese mit Lebenskraft überflutet. Sie stellen sich dies ununterbrochen vor, während Sie ganz *langsam* ausatmen (Abb. 200).

198 Das weiße Licht *(prana).*

199 Der Lauf des *prana* während des langsamen Einatmens.

198

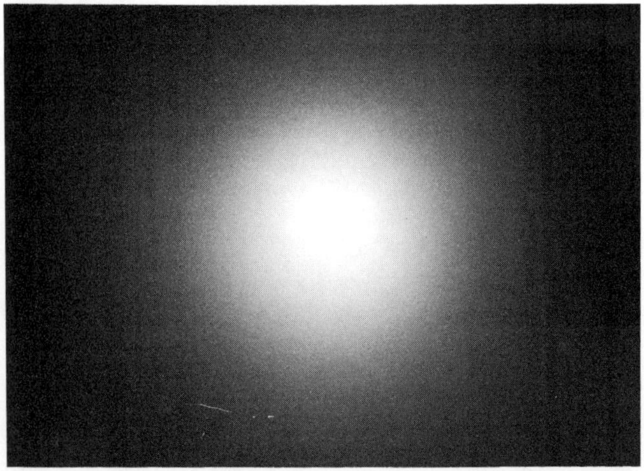

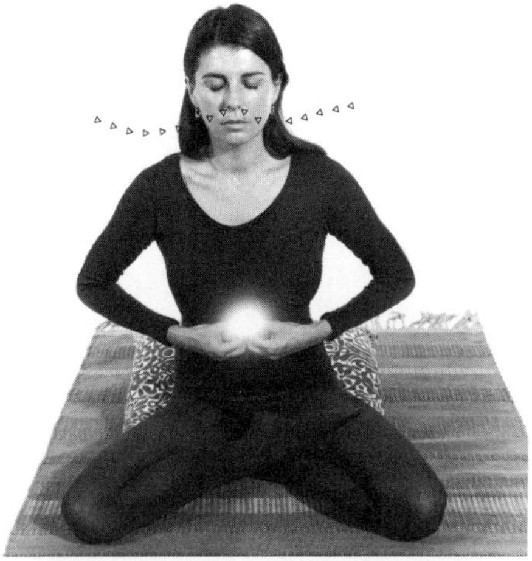

199

Wenn Sie mit dem Ausatmen fertig sind, *hören Sie* einen Augenblick *zu atmen auf,* derweil die Fingerspitzen langsam zum Sonnengeflecht zurückkehren.
Beginnen Sie wieder einzuatmen und wiederholen Sie das Ganze.
Unnötig zu sagen, daß die ganze Übung hindurch Ihre Aufmerksamkeit völlig auf die Vorstellung des weißen Lichts gerichtet sein muß. Während der 10-Minuten-Übung sollten Sie etwa 20 Wiederholungen durchführen können. Wenn Sie jedoch noch ein paar zusätzliche machen möchten, um die heilende Wirkung auf Ihre Schulter (oder eine andere kranke Stelle) zu verstärken, so sollten Sie es tun. Sie können sich nach den ersten 10 Übungsminuten kurz ausruhen, um dann eine oder zwei weitere 10-Minuten-Übungen folgen zu lassen. Sie können diese Übung noch zu anderen Zeiten des Tages wiederholen.

Entsprechend, wie wir die Schulter eben als Beispiel genommen haben, kann *prana* in jede Region Ihres Körpers geleitet werden. Wenn eine Stelle Ihres Rückens *prana* benötigt, können Sie Ihre Hände auch getrennt von links und rechts zu der schmerzenden Stelle im Rücken bringen, während Sie die Luft anhalten. Während des Ausatmens wird das weiße Licht dann zu der schmerzenden Stelle geleitet. Danach kehren Ihre Fingerspitzen zum Sonnengeflecht zurück, während Sie die Luft anhalten, und die Prozedur wird wiederholt. Wenn es Ihnen wegen einer Krankheit unmöglich ist, im Lotussitz zu verweilen, kann dieses Verfahren auch im Liegen angewandt werden. Mit etwas Überlegung werden Sie diese Technik den notwendigen Gegebenheiten anpassen können, um sich dieser Methode in jeder Situation zu bedienen.

200 *Prana* wird während des langsamen Ausatmens in die kranke Körperregion geleitet.

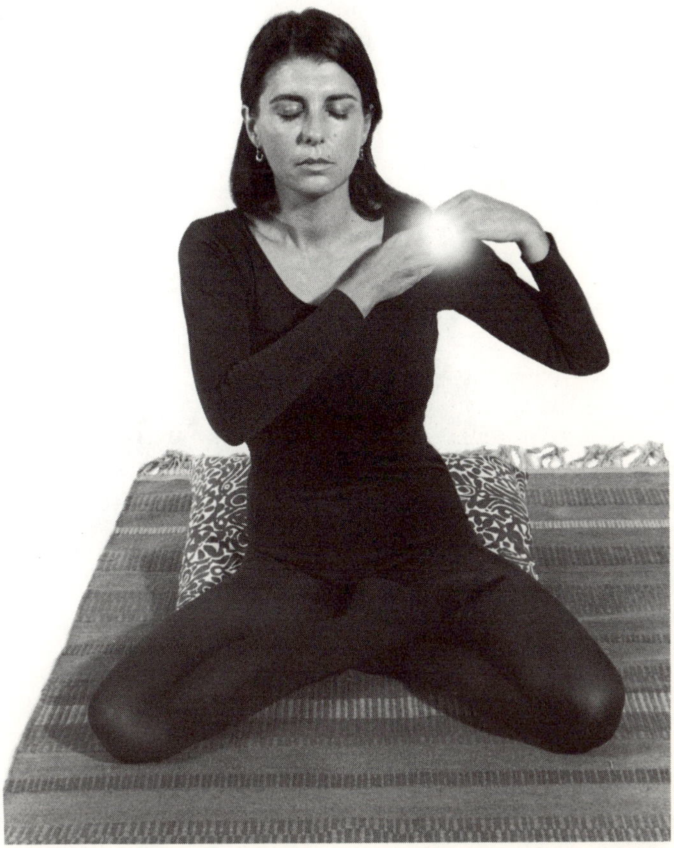

200

Wenn die Zeit von 10 Minuten vorbei ist, halten Sie die Augen weiterhin geschlossen. Lassen Sie die Hände (in der *mudra*) auf den Knien ruhen und entspannen Sie sich einen Augenblick. Richten Sie Ihr Bewußtsein auf die kranke Körperstelle und beobachten Sie, ob sich da inzwischen nicht etwas verändert hat (Abb. 201).
Öffnen Sie die Augen und strecken Sie langsam die Beine aus. Damit ist Ihre heutige Meditationsübung beendet. (Machen Sie sich Notizen.)

201 Der verstärkte Zustrom an Lebenskraft bleibt in der kranken Körperregion.

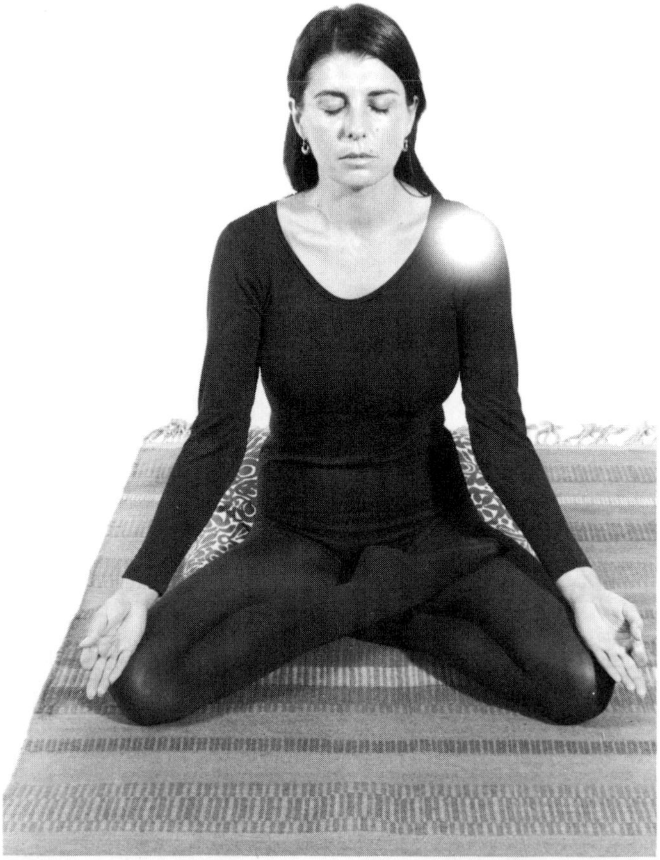

201

Yantra (6)

Unser heutiges Yantra, das Symbol des OM, befindet sich im sechsten Zentrum *(ajna chakra).* Abb. 202 zeigt seinen Sitz. Dieses Zentrum ist der Sitz* des spirituellen Wissens, wo die Anweisung des Guru empfangen wird. Um Zugang zu solchem Wissen und solcher Anweisung zu bekommen, richtet der Meditierende sein Bewußtsein auf dieses Zentrum zwischen den Augen, das sogenannte »dritte Auge«, durch Vergegenwärtigung des OM-Symbols. Mit seinem dorthin gerichteten Bewußtsein lernt der Schüler, wie man auf Weisung horcht. Sein Hinhorchen und Lauschen geschieht mit dem inneren Ohr, das allmählich eingestimmt wird und empfindlich reagiert auf die innere Stimme. Manchmal ist die Anweisung sofort da; manchmal kommt sie langsam. Aber der Schüler versteht dieses Beispiel und wartet, wenn es nötig ist, geduldig ab, weil er weiß, sie *wird* kommen.

Die Form, die diese innere Anweisung aufnimmt, kann nicht beschrieben werden; sie ist unfaßbar, sublim und transzendiert total jenes Wissen, welches gewöhnlich in der alltäglichen Geistesverfassung gesucht wird. Dies ist nicht ein Wissen und Verstehen des Zeitlichen, sondern des Ewigen.

202 Der Sitz des OM-*chakras*, Zentrum des inneren Sehens und spirituellen Wissens, wo die Weisung des Gurus empfangen wird.

202

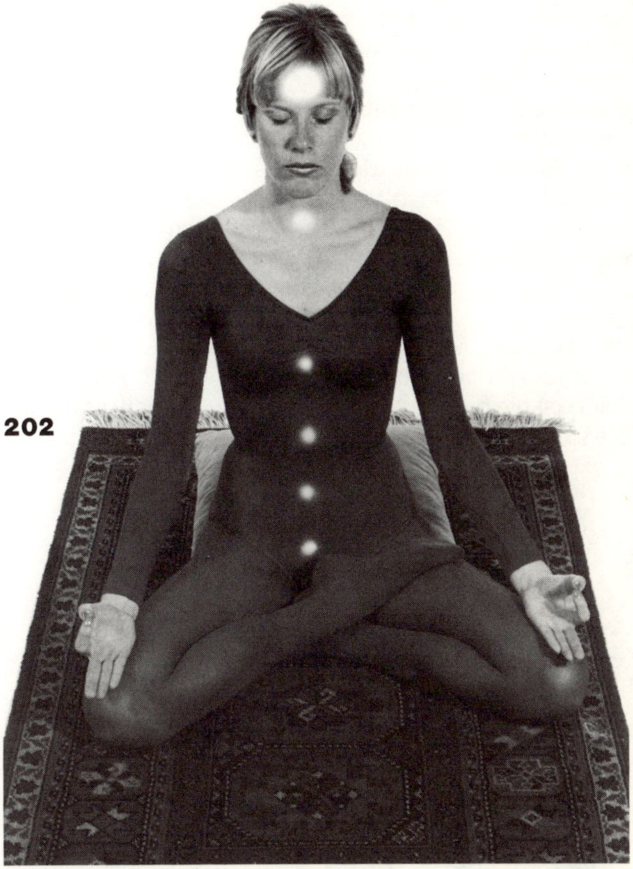

* Anmerkung des Übersetzers: *Ajna* bedeutet: Befehl, Weisung, Auftrag, Gebot. Es geht um geistige Kommunion.

Anweisungen

Führen Sie das Hatha-Yoga-Übungsprogramm der Oberstufe Übungsreihe A auf Seite 149 durch

Bleiben Sie im Lotussitz. Öffnen Sie die Augen.
Legen Sie das Buch so hin, daß Sie bequem Abb. 204 anschauen können. (Falls Sie aufstehen mußten, um das Buch in die richtige Lage zu bringen, nehmen Sie nun die Sitzhaltung mit gekreuzten Beinen wieder ein, bevor Sie mit Ihrer Meditation beginnen.)
Richten Sie Ihren Blick 5 Minuten lang unverwandt auf die Abbildung. (Die heutige Übung ist in zwei 5-Minuten-Abschnitte aufgeteilt.) Beides, Ihr Blick und Ihre Aufmerksamkeit, muß voll auf das Zeichen gerichtet sein.
Wie es schon beim Herzzentrum (21. Tag) der Fall war, befassen wir uns nicht länger mit der Gestaltung des Yantras im einzelnen, sondern nehmen es während der 5-Minuten-Phase als Ganzes in uns auf.
Nun schließen Sie die Augen und vergegenwärtigen sich 5 Minuten lang das gleiche Zeichen. Kein anderer Gedanke sollte in Ihnen aufsteigen. Wenn das Bild schwach wird oder wenn Sie merken, daß Ihre Aufmerksamkeit nachläßt, holen Sie es wieder heran, so daß es deutlich erscheint. Wenn nötig, verstärken Sie das Bild, indem Sie die Augen öffnen und das Zeichen im Buch noch einmal einen Augenblick anschauen. Dann schließen Sie die Augen und fahren fort, sich das Zeichen zu vergegenwärtigen.
Wenn die 5 Minuten vergangen sind, öffnen Sie die Augen und strecken langsam die Beine aus.
Damit ist die heutige Meditationsübung beendet. (Machen Sie sich Notizen.)

(Für die morgige Meditationsübung benötigen Sie einen Gegenstand, den Sie anfassen und befühlen können. Es kann irgendein kleiner Gegenstand sein, den Sie gerne anfassen und in Händen halten mögen. Halten Sie ihn für Ihre morgige Meditation bereit.)

203 Vergegenwärtigung des OM.

203

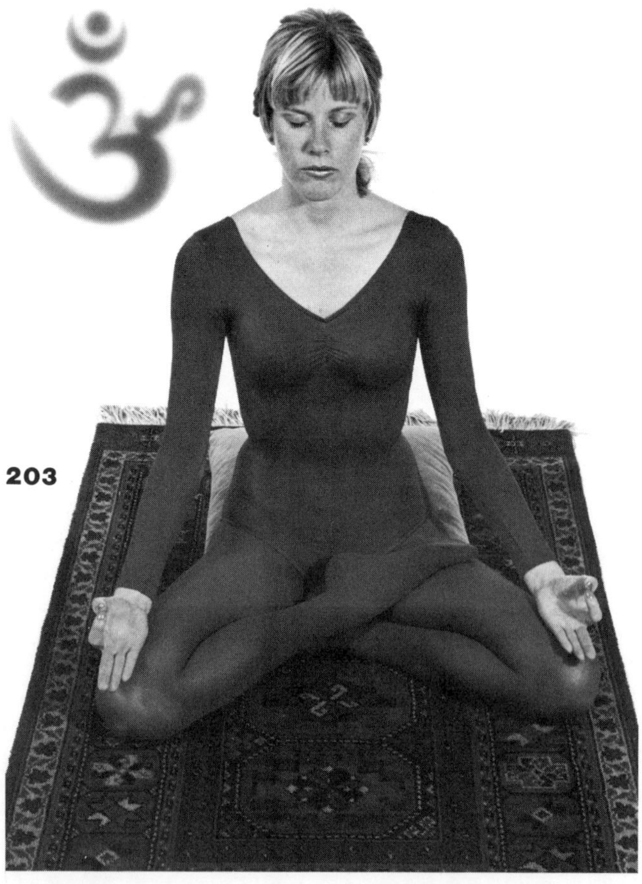

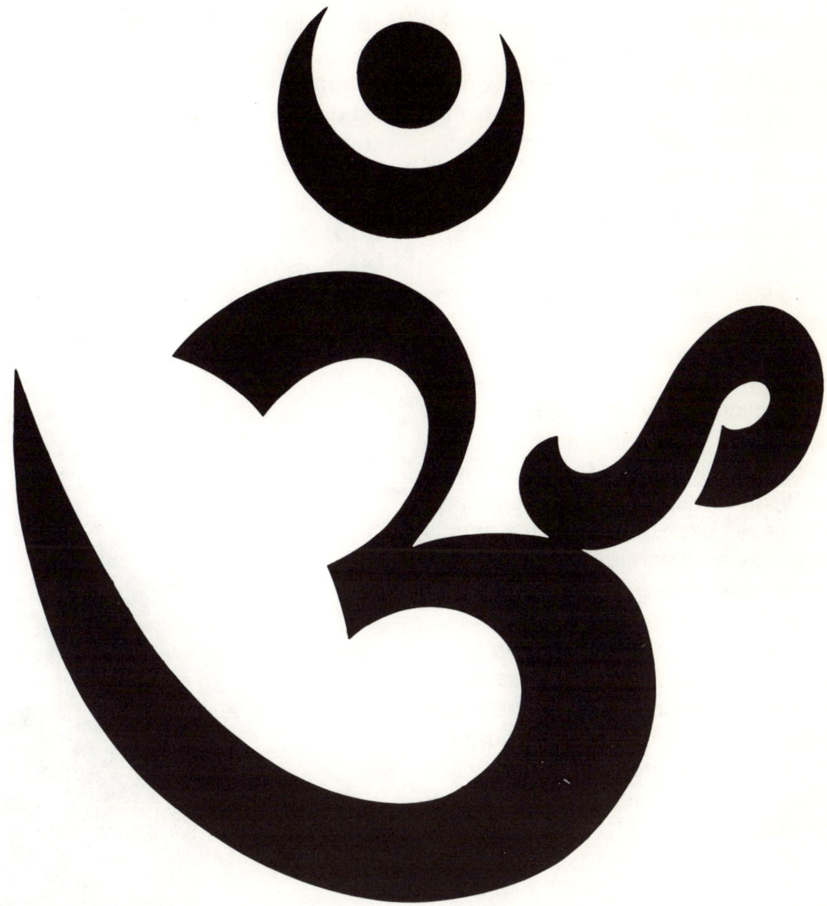

204 Das Symbol des OM.

26. Tag Berühren

Der Tastsinn ist einer unserer Sinne, der sich ausgezeichnet für Meditation bewährt hat.
Im Laufe eines Tages berühren wir zwar hunderte von Gegenständen, aber genaugenommen *fühlen* wir nur wenige richtig. Das kommt wohl daher, daß wir zu den meisten Gegenständen nur ein sehr oberflächliches Verhältnis haben. Wir machen uns selten die Mühe, wirklich *Kontakt* mit den Dingen aufzunehmen, uns wirklich mit ihnen zu verbinden, sie als totales Sein zu erfahren.
Kinder und Jugendliche machen Erfahrungen mit ihren fühlenden Händen und beziehen viel Vergnügen und Wissen daraus, aber Erwachsene, besonders Erwachsene der sogenannten »zivilisierten« Länder haben dieses Gebiet oft sehr vernachlässigt und scheinen ihre Fühlfähigkeit nahezu verloren zu haben. Der Tastsinn hat sich als ein sehr fruchtbarer Ansatzpunkt für die Meditation erwiesen, weil der Schüler, wenn er mit einem Gegenstand Kontakt aufnimmt und diesen nach den für die heutige Übung gegebenen Anweisungen untersucht, wieder einmal gewahr wird, was es heißt, richtig zu *fühlen.* Seine Faszination über diese neue Ausweitung seines Bewußtseins dient insofern der Sache, als sie ihn veranlaßt, sich einmal völlig seinen Tasteindrücken während der Meditationsübung zu überlassen und seine Aufmerksamkeit in dieser intensiven, einpunktigen Weise darauf zu richten, die eine Vorbedingung für produktive Meditation ist. In diesem einpunktig ausgerichteten Zustand kann er ebenso das Einswerden erreichen, welches ein Hauptziel so mancher unserer vorhergehenden Meditationsübungen gewesen ist. In diesem verschmelzenden *Einssein* (Yoga) begreift der Schüler, daß vermittels eines wirklichen Kontaktes mit einem einzigen Ding er mit *allen* Dingen Kontakt hat. Ob dies Einswerden nun erfolgt oder nicht, die Anwendung der heutigen Technik des Kontaktfühlens läßt neben anderen Vorteilen den Tastsinn neu erwachen, und das ist von großer Bedeutung. Die während der Übungsphase gewonnene Erfahrung wird auf den Alltag mit seinem Tun ausgeweitet, und der Schüler wird auf eine ganze Dimension seiner Existenz, die ihm vorher größtenteils verborgen war, bald feinfühlig reagieren.

Für die heutige Meditation benötigen wir einen Gegenstand, den wir ertasten und befühlen können. Es kann irgendein kleiner Gegenstand sein, den Sie auch früher schon gern in der Hand hielten. Haben Sie diesen Gegenstand an Ihrem Meditationsplatz, bevor Sie mit dem heutigen Hatha-Yoga-Übungsprogramm beginnen.

205 bis 206 Die Aufmerksamkeit völlig und unerschütterlich auf einen Punkt gerichtet, verbindet sich der Meditierende mit dem Gegenstand, den er in der Hand hält, führt damit Yoga aus.

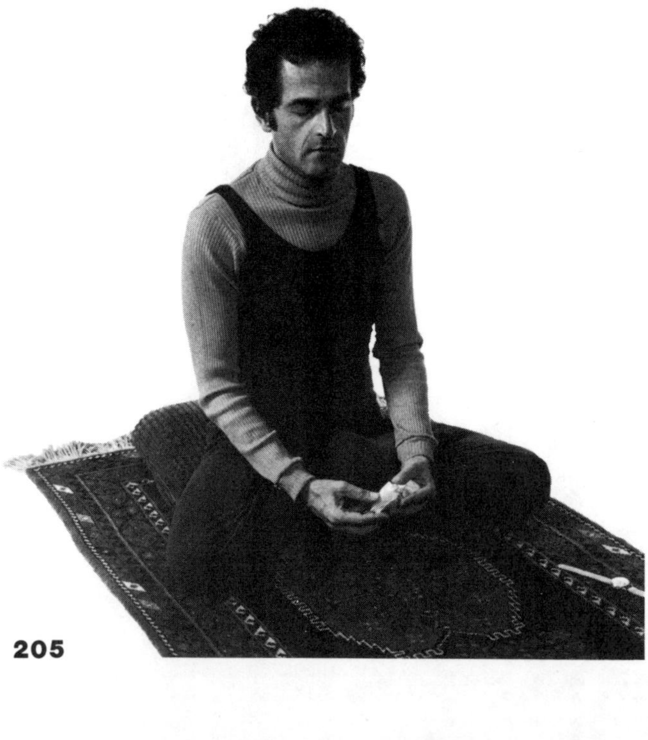

205

Anweisungen

Führen Sie das Hatha-Yoga-Übungsprogramm der Oberstufe Übungreihe B auf Seite 155 durch

Bleiben Sie im Lotussitz. Öffnen Sie die Augen. Heben Sie den Gegenstand auf, den Sie gewählt haben, und nehmen Sie ihn so in die Hände, daß Sie ihn mit allen Fingern berühren können (Abb. 205–206).
Schließen Sie die Augen.
Während der nächsten 10 Minuten richten Sie Ihre Aufmerksamkeit auf diesen Gegenstand und erlauben Sie nicht, daß Ihre Aufmerksamkeit durch irgend etwas abgelenkt wird. Lassen Sie sich völlig auf diesen Gegenstand ein. Untersuchen Sie seine Eigenschaften. Fühlen Sie Gewicht, Beschaffenheit, Form und Temperatur. Nehmen Sie sich bei jeder Eigenschaft Zeit und gebrauchen Sie bei Ihrer Untersuchung beide Hände und so viele Finger wie möglich. Sie müssen völlig konzentriert sein. Wenn Sie merken, daß Ihre Aufmerksamkeit nicht ganz da ist, kehren Sie zu Ihrem Gegenstand zurück und fahren Sie mit Ihrer Untersuchung fort.
Sie werden imstande sein, soweit mit Ihrem Gegenstand *eins* zu werden, daß Ihre Aufmerksamkeit auf ihn gerichtet bleibt. Das heißt, wenn Ihr Geist und Tastsinn sich einige Minuten ohne Unterbrechung auf den Gegenstand eingelassen haben, beginnen Sie dieser Gegenstand zu *werden*. Die Subjekt-Objekt-Beziehung hat aufgehört. Es gibt nicht länger ein »Sie«, welcher einen Gegenstand fühlt. Ihre Identität ist nicht länger von Ihrem Gegenstand getrennt. Sie *werden* der Gegenstand und bewirken damit Yoga. Sie und der Gegenstand sind *eins*. Und in diesem *Einssein* ist kein »Sie« und kein Gegenstand mehr da. Da gibt es nur noch *»Ist«*.
Versuchen Sie, diesen Zustand des *Einsseins* für den Rest der Übungszeit zu bewahren. Wann immer dieser Zustand während Ihrer Übung sich auflöst und die Subjekt-Objekt-Lage wieder da ist, versuchen Sie erneut, sich zu verbinden und *eins* zu werden durch die Methode totaler, unerschütterlicher Konzentration auf Ihren Gegenstand.
Wenn die 10 Minuten vorüber sind, öffnen Sie die Augen und strecken langsam die Beine aus.

Damit ist Ihre heutige Meditationsübung beendet. (Machen Sie sich Notizen.)

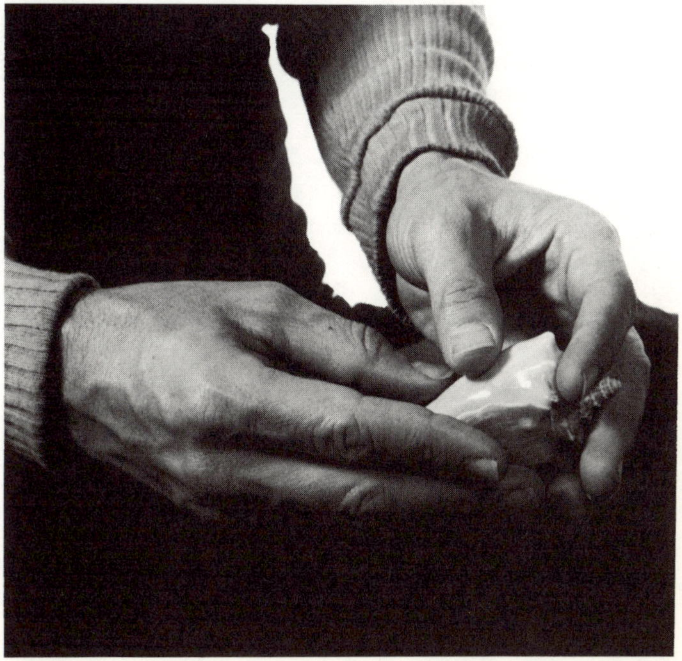

206

27. Tag Asana-Meditation (3)

Sie kennen nun die *asanas* der Übungsreihe C so gut, daß Sie sie für Ihre Meditationsübung verwenden können. Die Technik ist die gleiche, die wir bei der Übungsreihe A am 7. Tag und bei der Reihe B am 14. Tag angewandt haben. Die *asana* wird aus einer körperlichen Übung in eine meditative umgewandelt, indem der Geist sich völlig in das *Fühlen* der Bewegungen versenkt und ihre Auswirkung auf die beteiligten Körperpartien deutlich wahrnimmt. Zusätzlich ist während der regungslosen »Halte«-phase die Aufmerksamkeit völlig auf den Körperbereich gerichtet, der die größte Belastung erfährt.
Diese Methode richtet den Geist auf einen Punkt aus und beschleunigt durch die intensive Konzentration auch den Fortschritt bei den *asana*-Übungen. Am Ende dieses Kurses wird Ihnen geraten, dieses Verfahren bei jeder Hatha-Yoga-Stellung anzuwenden, so daß Ihr gesamtes Üben von der ersten bis zur letzten Bewegung zu einer Form der Meditation wird.

Anweisungen

Führen Sie das Hatha-Yoga-Übungsprogramm der Oberstufe Übungsreihe C auf Seite 161 durch

Wiederholen Sie die gleiche Reihe von Hatha-Yoga-*asanas,* die Sie heute ausgeführt haben. Wenn Sie nun die Stellungen ausführen, ist *Ihre ganze Aufmerksamkeit auf jede einzelne Bewegung gerichtet.* Sie müssen die Wirkung in den angesprochenen Körperpartien *spüren.* Die Pfeile zeigen jene Körperstellen an, die während der Haltephase besonderer Belastung ausgesetzt sind. Lenken Sie Ihr Bewußtsein zu dem angegebenen Bereich und lassen Sie es dort, solange die Haltephase währt. Wenn Sie merken, daß Ihre Aufmerksamkeit nachläßt, bringen Sie diese sofort wieder zu den Bewegungen oder der Haltephase zurück.
Ruhen Sie sich zwischen den *asanas* kurz aus. Die Zahl der Wiederholungen für die *asanas* in dieser Meditationsübung unterscheidet sich von der Ihrer normalen Yogapraxis.

Stehen Sie jetzt auf, kehren Sie Ihre Aufmerksamkeit nach innen und führen Sie dann die Übungen aus.

207 Haltephase 10 Sekunden nach jeder Seite hin. Führen Sie die Übung zweimal nach jeder Seite aus, abwechselnd links-rechts.

208 Haltephase 20 Sekunden. Gehen Sie zweimal in diese Stellung.

209 Haltephase eine Minute.

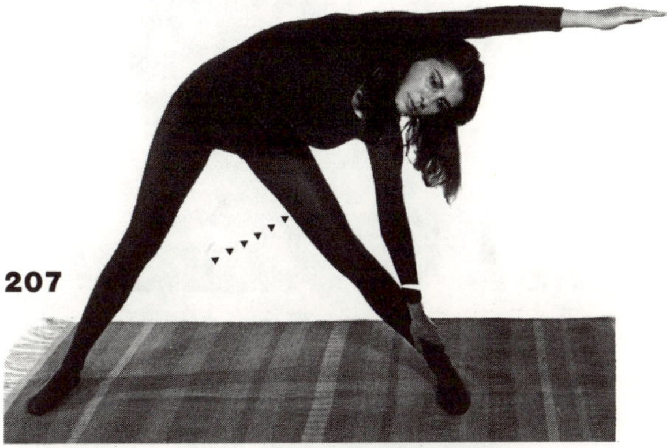

207

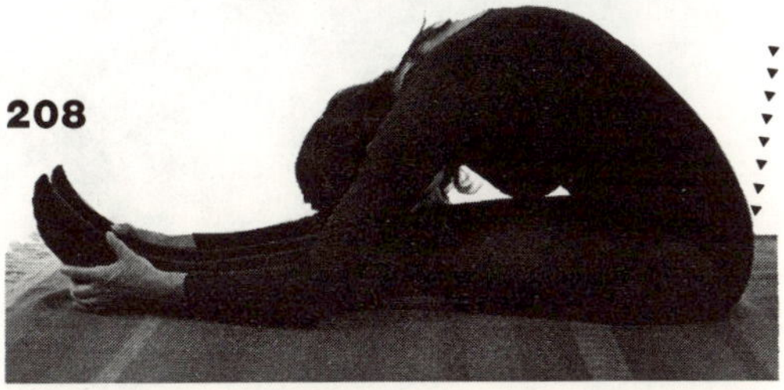

208

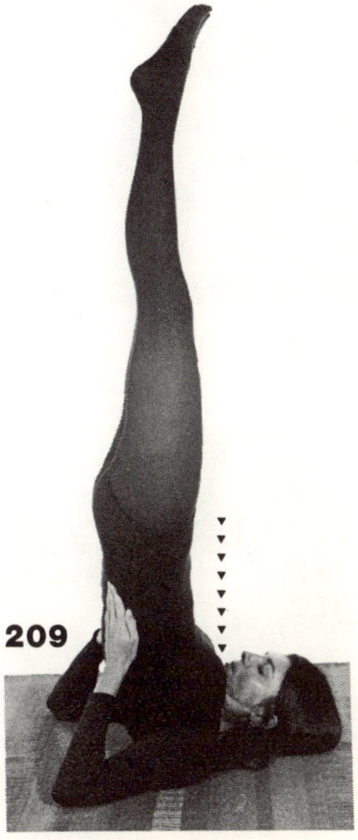

209

210 Haltephase für die Position der Mittelstufe 1 Minute.

211 Haltephase für die Stellung der Oberstufe 1 Minute.

212 bis 213 Die Haltephase für jede dieser 4 Stellungen dauert 20 Sekunden.
Nachdem Sie die Übungen beendet haben, nehmen Sie den Lotussitz ein und ruhen sich etwa eine Minute lang aus. Die Augen sind halb geschlossen. Nehmen Sie wahr, wie Ihr Körper sich jetzt fühlt.
Öffnen Sie die Augen und strecken Sie langsam die Beine aus.
Damit ist Ihre heutige Meditationsübung beendet. (Machen Sie sich Notizen.)

210

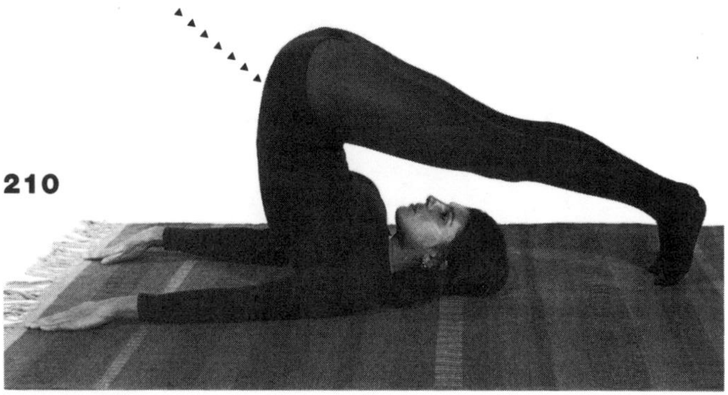

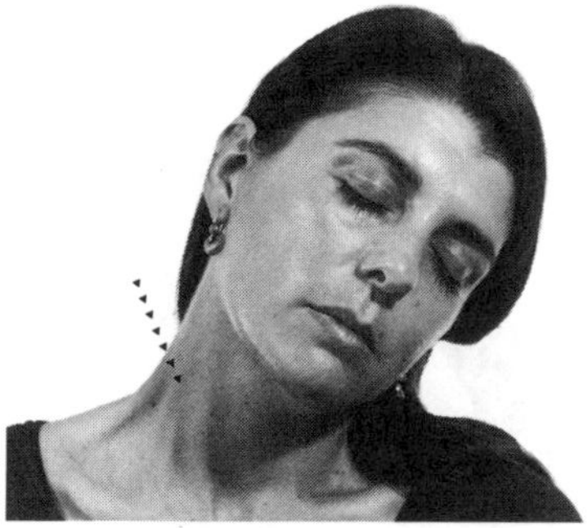

212

211

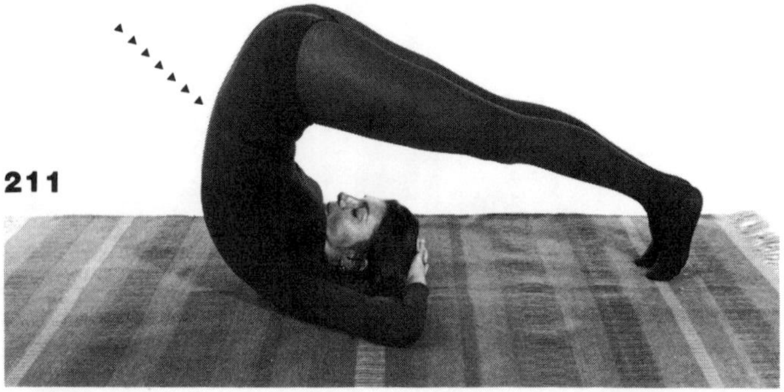

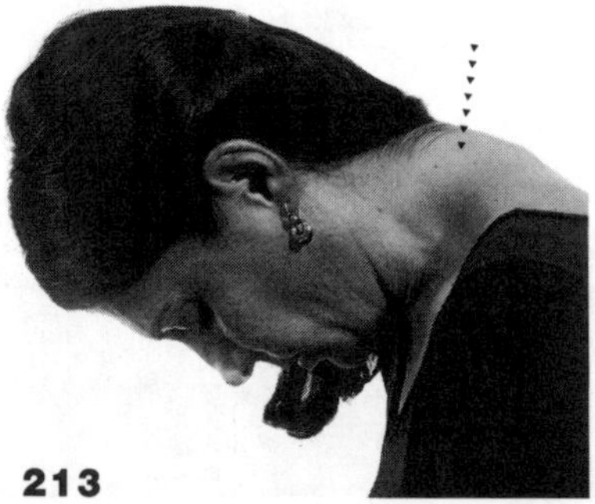

213

Hansa-Soham: Die spontanen Mantras

An drei vorhergehenden Tagen haben wir das Mantra OM intoniert. Ob OM oder irgendein anderes Mantra hörbar oder schweigend intoniert wird, es verlangt immer des Schülers völlige Aufmerksamkeit. Obgleich der ernsthafte Schüler mit seinem Mantra so übt, daß er sich mit seinem ganzen Sein da hineinbegibt, so daß es fortwährend erklingt und zu einem konstanten Unterton in all seinem Tun wird, muß die Mantra-Meditation im Anfangsstadium mit vollem *Bewußtsein* ausgeführt werden.
Immerhin gibt es zwei unbewußte, automatisch und unwillkürlich ausgeführte Mantras, die zum Prozeß der Atmung gehören: *jedes Einatmen und jedes Ausatmen ist ein Mantra!* Die Silben dieser Mantras sind *aham-sah:* »ich bin *das*« (*Das = Selbst*), und das Gegenstück *sah-aham:* »*Das* bin ich«. Das erste Mantra gehört zum Einatmen, das andere zum Ausatmen. Wenn es zum Einatmen verwandt wird, klingt *aham-sah* wie *hansa;* beim Ausatmen wiederum klingt *sah-aham* wie *soham.* (Jedes »a« wird wie in »Ah!« ausgesprochen.)

Bis heute ging das Beobachten des Atems der Meditation voraus. Heute ist die Beobachtung des Atems der Meditationsgegenstand. Statt einfach den Atem zu beobachten – daß heißt, die Aufmerksamkeit auf den Atemvorgang und den Atemrhythmus zu richten –, stellen wir nun das innere Ohr so ein, daß es die der Atmung innewohnenden Laute vernimmt. Wir *hören* die Mantras *hansa – soham:* »Ich bin *das*« – »*Das* bin ich«. Diese Übung bringt dem Schüler ins Bewußtsein, daß er unbewußt *japa* ausführt, wenn er atmet, und daß er ungefähr 15mal in der Minute oder 21 600 mal am Tag es immer wieder neu bestätigt und versichert, daß er sich immer im Zustand des Yoga befindet, daß da keine Trennung von dem *Einen* sein kann.

In der Reihenfolge der Bedeutung steht *hansa-soham* an zweiter Stelle nach OM. OM ist das höchste einsilbige Mantra. *Hansa-soham* sind die wichtigsten zweisilbigen Mantras.

Anweisungen

Führen Sie das Hatha-Yoga-Übungsprogramm der Oberstufe Übungsreihe A auf Seite 149 durch. Beobachtung des Atems ist der Gegenstand der heutigen Meditationsübung und wird darum aus der Hatha-Yoga-Übung herausgenommen. Gehen Sie von der Bogen-Asana direkt zur Meditation über.

Begeben Sie sich in den Lotussitz. Senken Sie die Augenlider. Atmen Sie normal.
Richten Sie Ihre Aufmerksamkeit auf Ihre Atmung und beobachten Sie einfach das Ein- und Ausatmen, wie Sie es vorher auch getan haben. Bleiben Sie 3 Minuten bei diesem Beobachten.
Nun stellen Sie das innere Ohr darauf ein, daß es die Atem-Mantras *hört.* Hören Sie *hansa* (»Ich bin *Das*«) während des Einatmens und *soham* (»*Das* bin ich«) während des Ausatmens. Jedes »a« soll wie »Ah!« gehört werden. Diese Mantras werden mit dem inneren Ohr *gehört.* Ihre Lippen bewegen sich nicht. Selbstverständlich muß Ihre Aufmerksamkeit völlig auf die Silben gerichtet sein. Fahren Sie mit dieser bewußten *japa* für die verbleibenden 7 Minuten der Übungszeit fort.
Wenn die 7 Minuten verstrichen sind, öffnen Sie die Augen und strecken langsam die Beine aus.
Damit ist Ihre heutige Meditationsübung beendet. (Machen Sie sich Notizen.)

214 Die unwillkürlichen Mantras. *Hansa* ist das der Einatmung innewohnende Mantra und *soham* das der Ausatmung.

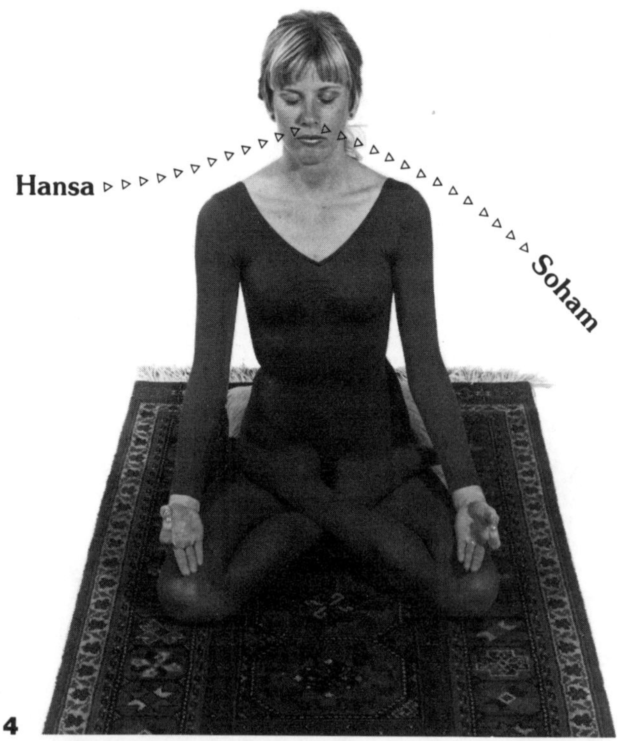

214

Abwechselndes Atmen durch die Nase (4)

Heute wollen wir das abwechselnde Atmen durch die Nase in seiner vollständigen Form üben.
Zum Einatmen, Anhalten und Ausatmen fügen wir nun ein viertes Glied hinzu: die Atempause oder das Nichtatmen. Es hat seinen Platz nach jedem Ausatmen, wenn die Lungen leer sind, und dauert 4 Sekunden. Deshalb ist der endgültige Rhythmus 4–16–8–4. Dies ist ein anspruchsvoller Rhythmus, aber es wird sich zeigen, daß er am wirksamsten die Atmung verlangsamt, den Geist beruhigt und das Bewußtsein in den Zustand versetzt, das Ego zu transzendieren.

Anmerkung des Übersetzers und Bearbeiters der deutschen Ausgabe zur abwechselnden Nasenatmung (3) und (4)

Das Luftanhalten bei vollen Lungen ist nicht ungefährlich (Überdruck in den Lungen, Stauungen). Ich schlage deshalb vor, die Übung in der Weise zu modifizieren, daß *das lange Anhalten des Atems bei leeren Lungen nach dem Ausatmen* geschieht. Dies ist völlig ungefährlich und außerdem eine Weise, die uns westlichen Menschen gemäßer ist, da wir in dieser Form der abwechselnden Nasenatmung mehr das lange Ausatmen und das Nichtatmen, den Zustand der Leere nach dem Ausatmen, betonen. Das Hergeben und Leerwerden ist die Übung, die der westliche, dem Materialismus verhaftete Mensch braucht. Der östliche Mensch muß andersherum üben, da er sowieso zu dieser Haltung neigt. Der Rhythmus der abwechselnden Nasenatmung in ihrer vollständigen Form lautet dann:

links einatmen	bis 4 zählen
Luft anhalten	bis 4 zählen
rechts ausatmen	bis 8 zählen
nicht atmen	bis 16 zählen

rechts einatmen	bis 4 zählen
Luft anhalten	bis 4 zählen
links ausatmen	bis 8 zählen
nicht atmen	bis 16 zählen

Die Übung (3) sollte dann in der Weise verändert werden, daß Sie die Phase »Luft anhalten« auf 4 Sekunden verkürzen, statt auf 16 zu verlängern. Der Rhythmus lautet dann: 4–4–8.

Anweisungen

Führen Sie das Hatha-Yoga-Übungsprogramm der Oberstufe Übungsreihe B auf Seite 155 durch

215 bis 216 Bleiben Sie im Lotussitz und mit der linken Hand in der *mudra*-Stellung. Halten Sie Ihre Augen halb geschlossen (nur durch einen kleinen Spalt sollte noch etwas Licht eindringen).

Legen Sie die Kuppe Ihres rechten Daumens leicht an den rechten Nasenflügel und den Ringfinger und den kleinen Finger leicht an den linken. Zeige- und Mittelfinger bleiben zusammen und werden an die Nasenwurzel gelegt (den Bereich des »dritten Auges«).
Langsam und so geräuschlos wie möglich atmen Sie durch beide Nasenlöcher tief aus.

217 Sobald das Ausatmen beendet ist, schließen Sie durch Andrücken des Daumens das rechte Nasenloch. Langsam und ruhig atmen Sie tief durch das linke Nasenloch ein und zählen dabei gleichmäßig bis 4.

218 Das rechte Nasenloch bleibt geschlossen, und nun halten Sie auch das linke Nasenloch zu, so daß beide verschlossen sind. Halten Sie den Atem an, während Sie gleichmäßig bis 16 zählen.

219 Geben Sie den rechten Nasenflügel frei (der linke bleibt geschlossen) und atmen Sie langsam, tief und ruhig aus, wobei Sie gleichmäßig bis 8 zählen.

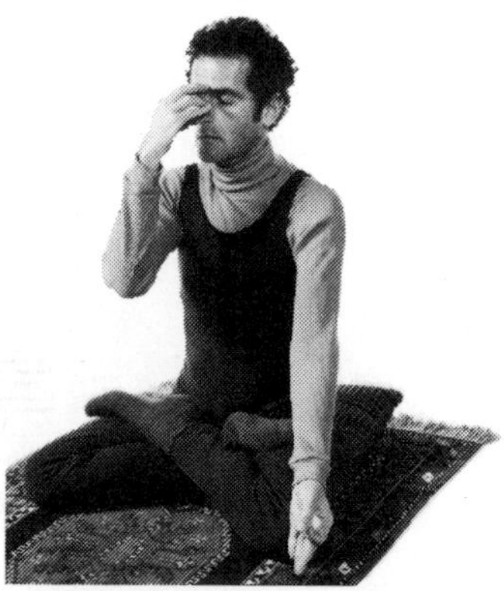
215

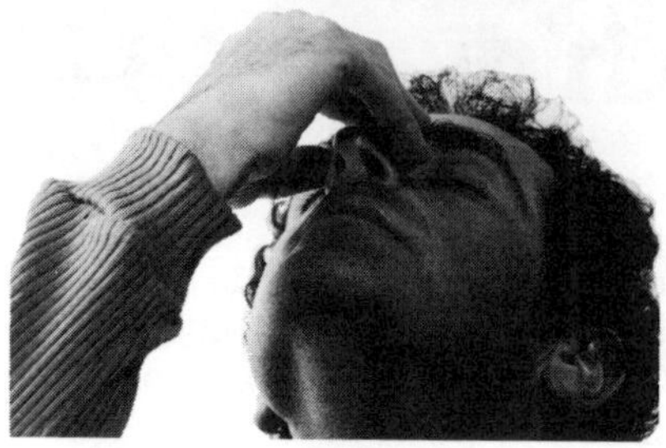
216

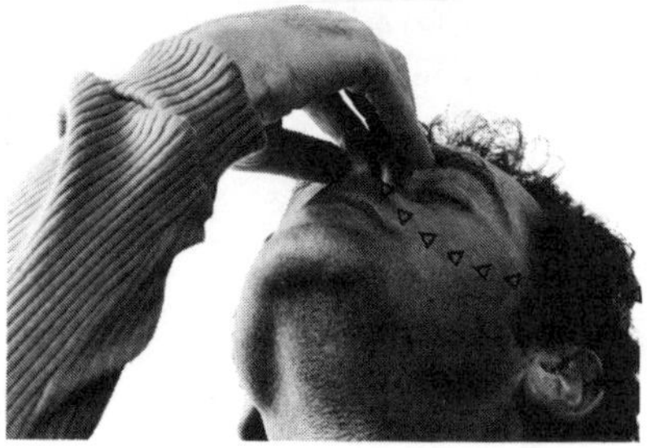
217

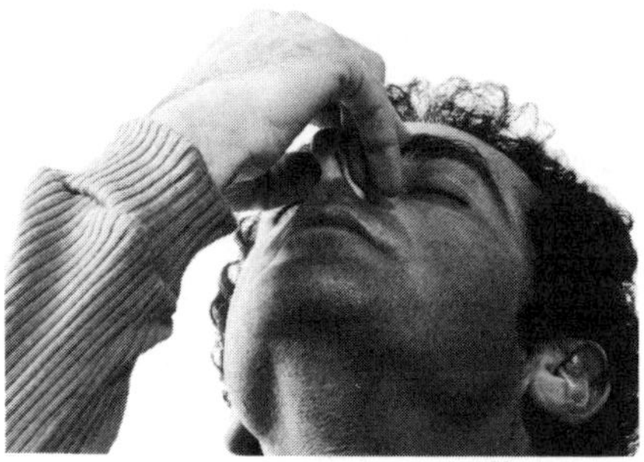
218

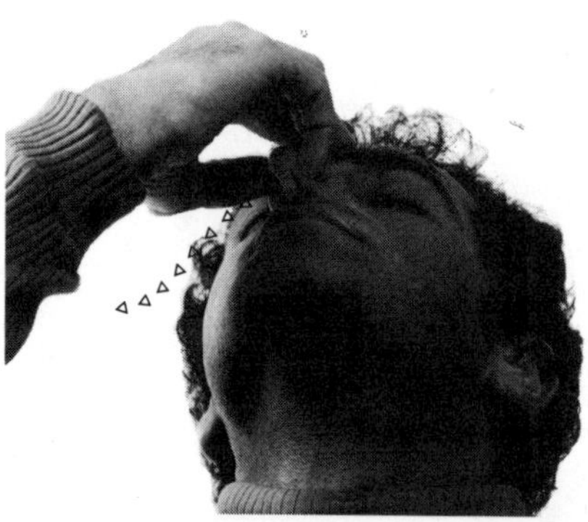
219

220 Wenn Sie völlig ausgeatmet haben, drücken Sie gegen den rechten Nasenflügel, so daß die Nase nun ganz geschlossen ist, und überlassen sich der *Pause,* die sich nach dem Ausatmen ganz natürlich einstellt. Das *Atmen ist eingestellt.* Keine Luft sollte in Ihre Lungen dringen, während Sie gleichmäßig bis 4 zählen.

221 Geben Sie das rechte Nasenloch nun frei und atmen Sie tief und ruhig durch das rechte Nasenloch ein. Zählen Sie dabei gleichmäßig bis 4.

222 Das linke Nasenloch bleibt geschlossen, und nun halten Sie das rechte ebenfalls zu, so daß beide geschlossen sind. Behalten Sie die Luft tief in den Lungen, während Sie gleichmäßig bis 16 zählen.

223 Geben Sie das linke Nasenloch frei (das rechte bleibt verschlossen) und atmen Sie langsam, tief und ruhig aus, während Sie gleichmäßig bis 8 zählen.

224 Das rechte Nasenloch bleibt geschlossen, und nun halten Sie das linke ebenfalls zu, so daß beide geschlossen sind. *Überlassen Sie sich der Pause und atmen Sie nicht.* Während Sie gleichmäßig bis 4 zählen, soll keine Luft in Ihre Lungen gelangen.

Damit ist eine Runde beendet.
Ohne Pause geht es weiter. Lassen Sie das rechte Nasenloch geschlossen und beginnen Sie die nächste Runde mit einem tiefen, ruhigen Einatmen durch das linke Nasenloch, wobei Sie gleichmäßig bis 4 zählen.
Führen Sie 7 Runden aus.
Nehmen Sie Ihre rechte Hand herunter und lassen Sie sie (in der *mudra*-Stellung) auf dem rechten Knie oder Oberschenkel ruhen (Abb. 225, s. Seite 190).

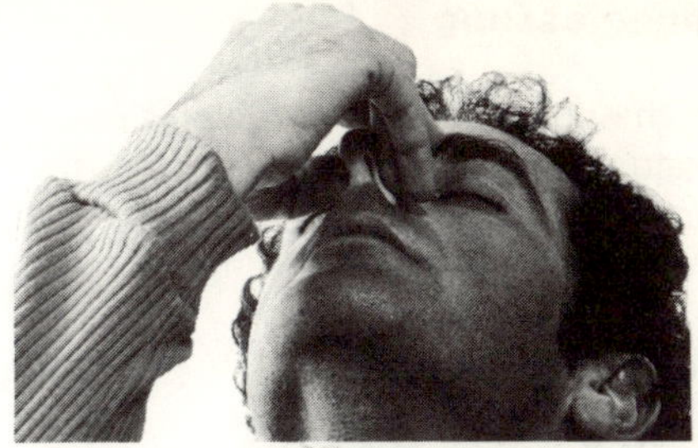
220

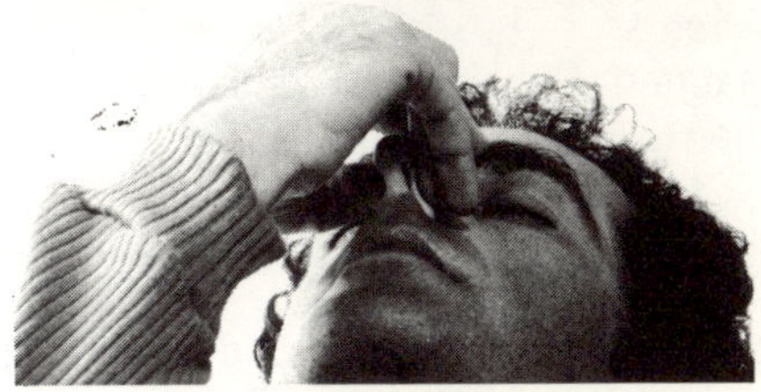
221

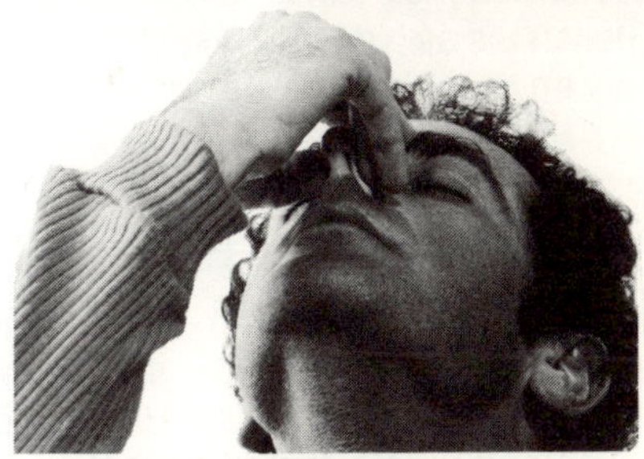
222

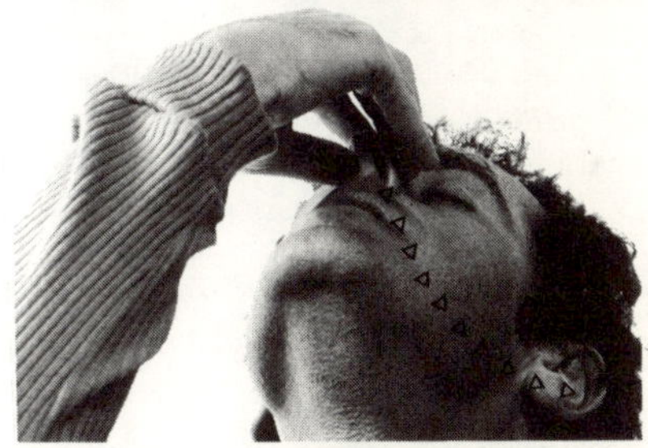
223

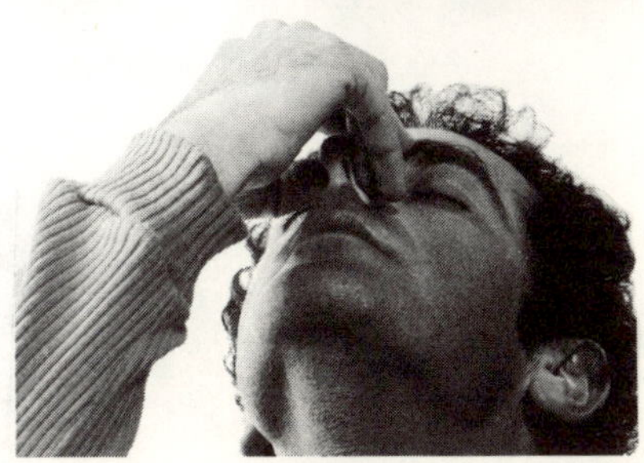
224

29. Tag

Zusammenfassung

links einatmen	bis 4 zählen
Luft anhalten	bis 16 zählen
rechts ausatmen	bis 8 zählen
nicht atmen	bis 4 zählen

ohne Pause

rechts einatmen	bis 4 zählen
Luft anhalten	bis 16 zählen
links ausatmen	bis 8 zählen
nicht atmen	bis 4 zählen

Damit haben Sie eine Runde ausgeführt. Beginnen Sie ohne Pause gleich die nächste.
Vermeiden Sie Zischen, Pfeifen und andere Geräusche beim Ein- und Ausatmen. Atmen Sie, so ruhig es geht, ein und aus. Stellen Sie sich die Atmung als einen Vorgang vor, der mehr im Hals als in der Nase stattfindet.

Das Zählen geschieht rhythmisch und gleichmäßig und wird nie unterbrochen. Wenn Sie einmal mit dem Zählen begonnen haben, lassen Sie es wie ein Metronom stetig und rhythmisch weitergehen.
Während der ganzen Übung muß Ihre Aufmerksamkeit völlig auf das Zählen gerichtet sein. Es darf nicht automatisch erfolgen, wobei Ihre Aufmerksamkeit leicht abschweifen kann. Völlige Konzentration auf das Zählen in Verbindung mit der Atmung ist das Ziel dieser Meditationsübung.
Wenn Sie die 7 Runden beendet haben, bleiben Sie noch so lange, wie Sie mögen, still sitzen. Sie werden bemerken, daß sich Ihre Atmung verlangsamt hat, Ihre Gefühle zur Ruhe gekommen sind und Ihr Geist fest und einpunktig ausgerichtet ist. Dies ist der Zustand, in dem man beginnt wahrzunehmen, was im Yoga mit *sat-chit-ananda* gemeint ist: wissende Daseinsfreude (Abb. 225).
Öffnen Sie die Augen und strecken Sie die Beine aus. Damit ist die heutige Meditationsübung beendet. (Machen Sie sich Notizen.)

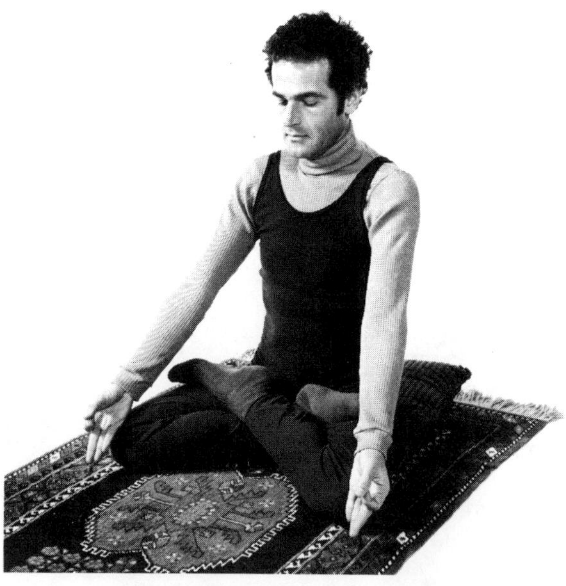
225

OM (Mantra-Yantra)

Wir beschließen unser 30-Tage-Programm mit der wirksamen OM-Mantra-Yantra-Kombination. Der Wert jeder einzelnen Methode ist schon früher dargestellt worden.
Wenn wir nun die beiden, Mantra und Yantra, kombinieren, werden große Energiemengen erzeugt, die das Bewußtsein nicht nur während der Meditation erheben, sondern noch eine beträchtliche Nachwirkung haben. Diese Tatsache wird gewöhnlich vom Schüler gleich von seiner ersten Übung mit der kombinierten OM-Mantra-Yantra-Methode an erfahren.
Beide Möglichkeiten, das äußere und das innere Sehen, werden für das Yantra benutzt und mit beiden Möglichkeiten der hörbaren und schweigenden Intonation des Mantra kombiniert. Die Wirksamkeit dieser Methode wird sich in dem Maße verstärken, wie Sie Ihre Fähigkeit der dauernden, einpunktigen Vergegenwärtigung entwickeln und Stimme und Atmung unter Kontrolle haben, um das Mantra mit genügender Kraft intonieren zu können.
Weil die innere Wahrnehmung durch das OM-Mantra-Yantra derartig erhöht wird, halten viele fortgeschrittene Schüler diese Technik für die höchste Stufe der Meditation »mit einem Gegenstand«.

Anweisungen

Führen Sie das Hatha-Yoga-Übungsprogramm der Oberstufe Übungsreihe C auf Seite 161 durch

Bleiben Sie im Lotussitz. Öffnen Sie die Augen.
Legen Sie das Buch so, daß Sie bequem Abb. 227 anschauen können. Dies war auch der Meditationsgegenstand am 25. Tag.
Lassen Sie den Blick stetig 5 Minuten lang auf dem Zeichen ruhen. Gleichzeitig beginnen Sie *hörbar* mit der Intonation des OM, so wie Sie es am 20. Tag gelernt haben (Abb. 226). Der Rhythmus des Mantra bleibt 4, 4–4–8, 2.
Jedesmal, wenn Sie langsam und vollständig einatmen, fahren Sie fort, auf das Zeichen zu blicken. Ihre Aufmerksamkeit kann abwechselnd auf das Zeichen und den Klang gerichtet sein. Schließlich werden Zeichen und Klang verschmelzen und Ihre Aufmerksamkeit wird auf diesen Punkt der Verschmelzung gerichtet sein.

Nach 5 Minuten schließen Sie die Augen und vergegenwärtigen sich das OM-Zeichen. Gleichzeitig und ohne den Rhythmus zu unterbrechen, den Sie für die hörbare Intonation des OM etabliert haben, fahren Sie mit schweigenden Wiederholungen des OM fort, wie Sie es am 20. Tag gelernt haben. Ihr inneres Ohr sollte den gleichen Klang des OM hören, wie Sie ihn hörbar ausführten. Der Rhythmus bleibt der gleiche. Ihre Aufmerksamkeit kann zwischen Zeichen und Klang abwechselnd hin und her gehen. Schließlich verschmelzen beide miteinander und Ihre Aufmerksamkeit richtet sich auf diesen Punkt der Verschmelzung.

226 Die hörbar-äußere Übung. Der Blick ist auf das OM-Symbol geheftet und das OM-Mantra wird *hörbar* intoniert.

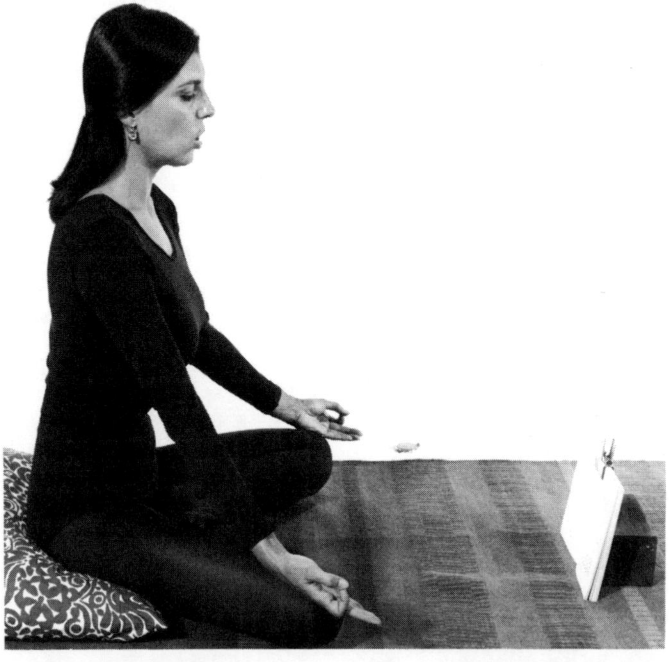
226

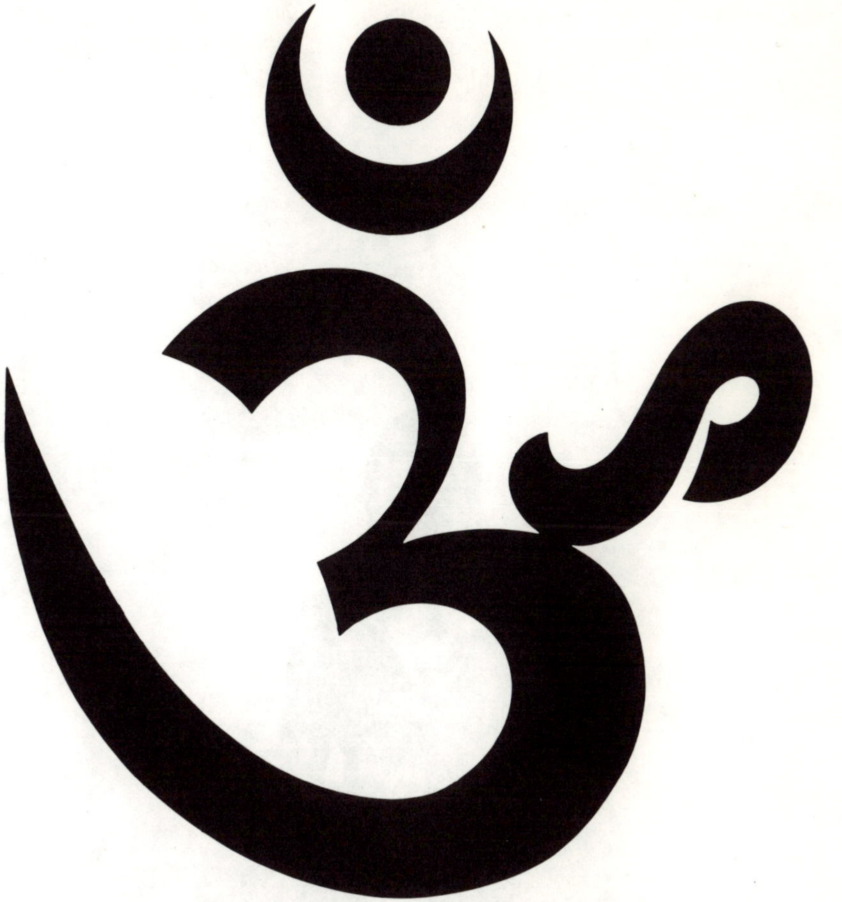

227 Das Symbol des OM.

Selbstverständlich erfordert diese Methode große Konzentration. Wenn Sie Bild oder Klang verlieren, machen Sie einen Augenblick Pause, dann beginnen Sie erneut mit Einatmen, vergegenwärtigen sich das Zeichen und fahren mit der Übung fort. Der innere, schweigende Teil der Mantra-Yantra-Technik wird ebenfalls 5 Minuten lang geübt (Abb. 228).
Nach 5 Minuten öffnen Sie die Augen und strecken langsam die Beine aus.

Damit ist Ihre heutige Meditationsübung beendet. (Machen Sie sich Notizen.)

Wichtig: Nachdem Sie sich ihre Notizen gemacht haben, sollten Sie die nächste Seite lesen.

228 Die schweigende-innere Übung. Das OM-Symbol wird vergegenwärtigt, während das Mantra *schweigend* intoniert wird.

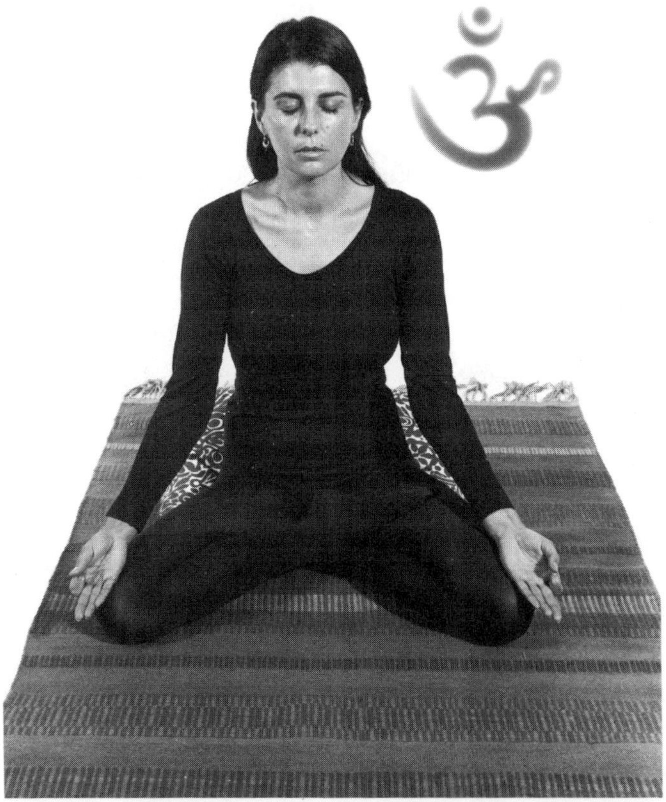

228

Während der letzten 30 Tage haben Sie sich
auf eine Reise von höchster Wichtigkeit begeben,
die Reise nach innen.
Wahrscheinlich hat es für Sie unterwegs
hin und wieder genügend Licht gegeben,
daß Sie Blicke in die innere Landschaft werfen konnten,
und Sie werden erkannt haben,
daß keine Übung in diesem Leben
bedeutungsvoller oder von größerem Wert ist,
als die, welche den Geist beruhigt und ihn dazu bringt, den Pfad
nach innen zu betreten.
Wenn Sie die Wichtigkeit dieser Anstrengung
erkannt haben, werden Sie auch verstehen,
wie notwendig es ist, *ohne Unterbrechung* weiterzumachen.
Dies bedeutet: Wenn Sie heute einen Teilabschnitt
der Reise vollendet haben, werden Sie *morgen*
mit einem neuen Abschnitt beginnen.
Die Form, die dieser nächste Abschnitt annehmen sollte,
wird von Ihnen bestimmt werden.
Dazu ist nötig, daß Sie die folgenden Seiten lesen,
bevor Sie morgen mit Ihrer Übung beginnen.
Aber wie immer die Form aussehen mag,
die Botschaft ist klar:
Zur täglichen Übung sind Sie aufgerufen.
Nichts ist wichtiger und lohnender.

Weiterführende Meditation

(1) Die Auswahl von drei Techniken

Ziehen Sie Ihre Notizen und Ihr Gedächtnis zu Rate, welche *drei* Meditationstechniken für Sie am bedeutungsvollsten und am wirksamsten waren. Der Grund, an dieser Stelle drei Techniken zu benutzen, ist der, zu einer intensiveren Kräftekonzentration (infolge der reduzierten Zahl) zu gelangen, während weiterhin Vielfalt bei den Übungen vorgesehen ist. Diese Vielfalt erlaubt Ihnen, mit den Nuancen mehrerer Meditationsformen weitere Erfahrungen zu sammeln. Jedoch gibt es bestimmte Techniken, die Sie während unseres 30-Tage-Programms angewandt haben, die aus Gründen, die wir in dem nächsten Abschnitt erläutern, nicht für die weiterführende Meditation geeignet sind und in Ihre Auswahl der drei nicht einbezogen werden können. Darum müssen Sie jetzt diesen Abschnitt lesen und sich dann dem zweiten Abschnitt zuwenden, einer Zusammenfassung der Techniken und Methoden, bevor Sie sich entscheiden.

Obgleich es Schüler gibt, die nach den ersten 30 Tagen Ihre Wahl mit großer Gewißheit treffen können, hat die Mehrzahl gewöhnlich das Empfinden, daß zusätzliche Übungen mit fast allen Techniken nötig sind, um die Wirkungen dieser Verfahren noch zu verstärken. Wenn das letztere auf Sie und Ihre Situation zutrifft, *sollten Sie nicht zögern, den ganzen Kurs, so wie er ist, zu wiederholen, und alle Anweisungen vom 1. bis zum 30. Tag genau, wie es dasteht, befolgen.* Auch wenn Sie sich hier mit Techniken befassen, die Sie in Ihre endgültige Wahl nicht einschließen können, so haben sie doch alle ihre bestimmte Aufgabe und sollen als Teil des 30-Tage-Programms geübt werden. Wenn Sie nach Beendigung der zweiten 30 Tage noch immer unsicher sind, können Sie fortfahren, diesen Kurs zu wiederholen, bis die drei für die weiterführende Meditation geeigneten Techniken klar hervorgetreten sind.

Auch wenn Sie den Kurs mehrere Male wiederholen, wird das in keiner Weise Ihren Fortschritt hindern oder aufhalten. Genaugenommen setzen Sie bei der Wiederholung Ihr Meditieren fort, lernen weiterhin die Kräfte kennen, die Ihren Geist festigen und beruhigen, während Sie gleichzeitig herausfinden, welche drei Meditationsweisen für Sie die bedeutungsvollsten sind. Es hat wenig Sinn, mit dem Übungsplan der weiterführenden Meditation fortzufahren, welcher die drei Techniken voraussetzt und auswertet, solange Sie nicht ganz sicher sind, daß Sie die drei gefunden haben, welche Ihre ganze Zuwendung im Sinne ernsthaften, regelmäßigen Übens auf einer erweiterten Basis verdienen. Solch eine regelmäßige Übung ist wesentlich, wenn die Meditation Ihnen auf die Dauer nützen soll. Darum müssen Sie jetzt entscheiden, ob Sie drei Meditationsweisen mit der Sicherheit, die wir eben beschrieben haben, auswählen können. Wenn Sie das nicht können, beginnen Sie (nach dem 30. Tag *ohne Unterbrechung*) beim 1. Tag und wiederholen Sie in den nächsten 30 Tagen den ganzen Kurs. Bei jeder *asana* der Hatha-Yoga-Übungsreihen führen Sie jeweils die fortgeschrittenste Stufe aus, die Sie jetzt können. Fahren Sie auch damit fort, sich am Ende Ihrer täglichen Meditation Notizen zu machen. (Bei vielen Techniken können die neuen Notizen sich von den alten durchaus unterscheiden. Im Laufe Ihrer Übungen haben Sie sich verändert und darum werden Ihre Erfahrungen mit den verschiedenen Techniken sich gleichermaßen verändert haben. Ihre Notizen können immer ein wichtiger Faktor sein, wenn Sie über die Wahl der Methoden für die weiterführende Meditation nachdenken. Sooft Sie auch den Kurs wiederholen, führen Sie ein Tagebuch Ihrer Erfahrungen. Dies sollte gleich im Anschluß an jede Meditationsübung geschehen, und auch dann, wenn Sie denken, daß die Technik dieses Tages sich nicht für die Weiterführende Meditation eignet.) Wenn es Ihnen heute *möglich* ist, die Wahl Ihrer drei Meditations-

weisen vorzunehmen, wenden Sie sich dem nächsten Abschnitt zu, einer Zusammenfassung der Techniken und Methoden, um festzustellen, ob alle drei geeignet sind für die Weiterführende Meditation. Wenn eine (oder alle) ungeeignet sind, ist Ersatz nötig. Wenn Sie den Ersatz nicht mit der gleichen Gewißheit bestimmen können, wie Ihre erste Wahl, zögern Sie nicht, diesen Kurs zu wiederholen, bis Sie die benötigten drei Techniken gefunden haben.
Im nächsten Abschnitt finden Sie die Methode, die wir mit jeder Technik, die für solche Übung geeignet ist, für die weiterführende Meditation benutzen. Wenn Sie Ihre endgültige Wahl der drei Techniken getroffen haben (jetzt, oder in 30, 60, 90, 120 usw. Tagen), wenden Sie sich den betreffenden Seiten im nächsten Abschnitt zu, die die Anweisungen für die Weiterführende Meditation mit den von Ihnen gewählten Techniken enthalten, und fahren Sie dementsprechend mit Ihren Übungen fort.
Nehmen wir an, Sie hätten den Kurs zweimal absolviert, und obgleich Sie ihre Fähigkeit im Meditieren weiterentwickelt und zu Ihrem Nutzen gelernt haben, wie Sie Ihren Geist beruhigen und nach innen lenken können, ist es Ihnen immer noch nicht möglich, eine endgültige Auswahl von drei Meditationsweisen vorzunehmen. Vielleicht haben sich ein oder zwei herausgeschält, aber nicht drei. Daher wiederholen Sie den Kurs noch einmal. Als Sie ihn das dritte Mal beendet haben, hat sich klar herausgestellt, daß die Kerze (2), Om (3) und Yantra (5)* am bedeutungsvollsten und wirksamsten für Sie sind. (Die Begriffe »bedeutungsvoll« und »wirksam« werden hier nur gebraucht, um verschiedene mögliche Effekte der Techniken aufzuzeigen, die Ihre Wahl beeinflussen können. Es ist auch möglich, daß Sie nicht in Ausdrücken beschreibender Terminologie über Ihre Meditationserfahrung nachdenken möchten. Wenn dies der Fall ist, stellen Sie einfach fest, zu welchen drei Meditationsweisen Sie sich intuitiv hingezogen fühlen. Ein solches intuitives Vorgehen wird, wenn die Anziehung eindeutig ist, eine ausreichende Grundlage sein, nach der Sie Ihre Wahl treffen können. Ihrer Intuition sollten Sie immer vertrauen.) Sie würden dann diese drei Meditationsweisen zusammen mit den *asana*-Übungen in einen umlaufenden Plan für Ihre Weiterführende Meditation einsetzen.

* Es handelt sich um eine völlig willkürliche Auswahl des Autors, die nur den Zweck hat, ein Beispiel für den Übungsplan anzubieten, und in keiner Weise des Lesers Auswahl beeinflussen sollte.

Hier ist ein Beispiel eines solchen Plans:

Tag	**Asana-Übungsreihe**	**Meditation**
1. Juni	A	Kerze (2)
2. Juni	B	OM (3)
3. Juni	C	Yantra (5)
4. Juni	A	Kerze (2)
5. Juni	B	OM (3)
6. Juni	C	Yantra (5)
7. Juni	A	Kerze (2)
usw.	usw.	usw.

1. Sept. An diesem Tag (also drei Monate, nachdem Sie mit dem obigen Übungsplan begonnen haben) müssen Sie den dritten Abschnitt auf Seite 204 beachten und Ihre Meditation entsprechend fortsetzen.

Machen Sie sich nach dem obigen Beispiel eine Tabelle, die Ihre eigenen richtigen Daten und Techniken enthält, so daß Sie an jedem Tag Ihren genauen Übungsplan kennen. Fügen Sie das Datum ein, an dem die drei Monate der Praxis nach diesem Plan verstrichen sind (von welchem Zeitpunkt an Sie den Übungsplan übernehmen, der im dritten Abschnitt dargestellt wird).

Die folgende Information gehört mit beiden Plänen, dem obigen Plan (Gebrauch von drei Meditationstechniken) und dem Grundplan, der der Gegenstand des dritten Abschnitts ist, zur weiterführenden Meditation. Bestimmte Informationen, die schon früher im Text gegeben worden sind, erscheinen um der Klarheit willen hier noch einmal, so daß der Schüler über den Fortgang nicht im Zweifel zu sein braucht. Sie sollten diese Information sorgfältig durchlesen!

Es ist möglich, daß Sie die fortgeschrittenen Positionen einiger *asanas* ausführen können, bei anderen jedoch noch bei den Grundübungen oder den Übungen der Mittelstufe sind. Fahren Sie fort, auf die Oberstufe aller *asanas* hinzuarbeiten, was auch das Gelingen des halben und ganzen Lotussitzes einschließt und die Fähigkeit, in dieser Stellung ohne Schwierigkeit während der Meditation zu sitzen.
Falls Sie einem Hatha-Yoga-Übungsplan aus einem meiner anderen Bücher gefolgt sind, fahren Sie damit fort.

Jede Hatha-Yoga-Übungsreihe, die sich für Sie als wirkungsvoll erwiesen hat, ist annehmbar. Sie schließen jetzt einfach die jeweiligen Meditationsübungen an Ihr Yoga-Programm an. Aber denken Sie daran, daß das Beobachten des Atems immer unmittelbar vor der Meditation geschehen sollte.

Wenn Sie zweimal am Tag meditieren, brauchen Sie die *asana*-Übungen nur einmal zu machen (es ist gleich, zu welcher Meditation). Ein Yogaprogramm vor beiden Meditationsübungen wäre ein freiwilliges Extra. Wenn Sie allerdings ein Yogaprogramm verwenden, das länger ist als das in diesem Buch, können Sie die Übungen zwischen den beiden Meditationssitzungen aufteilen. Denken Sie aber wiederum daran, daß die Beobachtung des Atems beiden Meditationen unbedingt vorausgehen muß.
Von Zeit zu Zeit bekommen Sie vielleicht Zweifel, ob die Wahl Ihrer Meditationstechniken richtig war. Sie fragen sich, ob Ihre Wahl immer noch Ihren jetzigen Bedürfnissen entspricht, und Sie denken vielleicht an einen Wechsel Ihrer Techniken. In solchen Zeiten sollten Sie sich daran erinnern, daß Ihre Wahl nach einer beträchtlichen Zeit der Einübung und des Lernens geschah. Deshalb können Sie ganz sicher sein, daß Ihre Wahl die richtige war. Genaugenommen haben Sie zu diesem fortgeschrittenen Zeitpunkt Ihrer Meditationspraxis nicht allzuviel von Techniken und Methoden; sie dienen jetzt lediglich als Vehikel für die fortwährende Weiterentwicklung und Verfeinerung des Empfindungsvermögens, der Wahrnehmung und Bewußtheit. Wenn Ihnen Zweifel über den Wert der Methode kommen, kann es auch deshalb geschehen, weil Sie glauben, Sie machen keine befriedigenden Fortschritte mehr, oder weil bestimmte, erhoffte Ergebnisse nicht eingetroffen sind. Aber der ernsthaft Meditierende sollte bei seiner Meditationsübung nicht nach Erfolgen schielen. Dem Anfänger mag diese Aussage seltsam erscheinen, weil man bei allen weltlichen Aktivitäten auf der Suche nach Erfolg ist. Die Leute benehmen sich so und so und hoffen dabei, daß ihre Aktionen den erwünschten Erfolg bringen. Aber unsere Ziele in der Meditation unterscheiden sich ganz und gar von solchen, die wir durch unsere Unternehmungen im täglichen Leben zu erreichen suchen. Meditation bringt etwas hervor, das wir als Metamorphose beschreiben können, eine Umwandlung durch *Nichthandeln.* Wenn der Meditierende dies versteht, werden ihm wegen des Erfolgs keine Zweifel mehr kommen. Er weiß, daß nicht ein Wechsel der Techniken vonnöten ist, sondern sein fortgesetztes, geduldiges, ernsthaftes und regelmäßiges Üben mit den Techniken, die er nun einmal gewählt hat.
Sie sollten nicht versuchen, Ihren Fortschritt in der Meditation zu beurteilen oder zu bewerten. Stufen des Erfolgs *können* im Blick auf die *asana*-Übungen festgestellt werden, da Ihnen ja die Kondition Ihres Körpers ständig bewußt ist. Wie weit Sie Ihren Körper jetzt beherrschen, ist offenkundig, und es ist darum eine ganz einfache Sache, zu beurteilen, wie weit Sie fortgeschritten sind und wieviel Sie immer noch zu üben haben, um die Stellungen der Oberstufe erreichen zu können. Aber in der Meditation hat der Begriff des Fortschritts ebenso wie der der Aktion keinen Platz. Sie *werden* schrittweise etwas von der *Umwandlung* merken, die von bestimmten Lehrern als »Bewußtseinserweiterung« bezeichnet wird, und Sie werden feststellen, daß es absolut unmöglich ist, diesen Zustand zu beschreiben oder ihn gar zu Definitionen des Normalbürgers wie Erfolg und Fortschritt in Beziehung zu setzen. Auch der Faktor Zeit ist nicht mehr anwendbar, obgleich es so aussieht, als ob alles, was wir tun, Yoga und Meditationsübung eingeschlossen, in Zeitphasen geschieht, und obgleich die Anweisungen in diesem Buch selbst kleinste Zeitabschnitte genau angeben. Mit wachsender Einsicht versteht der Meditierende, daß »Zeit« ein Begriff des gewöhnlichen Denkens ist, und daß er, im Einklang mit dem Ewigen (Yoga), nicht in der Zeit existiert. Ich weise hier darauf hin, um dem Schüler einzuprägen, daß Fortschritt und Erfolg eine Illusion des gewöhnlichen Denkens ist, und die Menge der Zeit, die er der Meditation zu widmen meint, überhaupt keine Rolle spielt und völlig belanglos ist. Der ernsthafte Schüler fragt nicht danach, wie viele Tage, Monate, Jahre er mit Meditation zugebracht hat. Es ist die *Übung,* nicht die Illusion des Fortschritts, dem sein Hauptinteresse gilt.

Es liegt nun auf der Hand, daß die tägliche Übung unerläßlich ist. Jedermann weiß, daß regelmäßiges Üben und Hingabe auf fast jedem Gebiet erforderlich sind, um das notwendige Können zu entwickeln. Wieviel mehr muß das der Fall sein, wenn man die Fähigkeit gewinnen möchte, seinen Geist zu beruhigen und ihn nach innen zu kehren. Tägliche Übung, möglichst gleich nach dem Aufstehen und dann später am Tag noch einmal, sollten ein fester Bestandteil in Ihrem Tagesplan werden. Während der Anfangsmonate Ihres Übens wird Ihr Geist Ihnen jede erdenkliche Ausrede liefern, um Sie an der regelmäßigen täglichen Übung zu hindern. Der gewöhnliche Geist spürt die große Bedrohung seiner beherrschenden Position,

die diesen Übungen innewohnt, und er wird alle Kräfte aufbieten, um Sie davon abzuhalten. Wenn die Übungsstunde da ist, bekommt plötzlich die allerunwichtigste Sache die größte Dringlichkeit, so daß die Übung verschoben werden muß oder ausfällt. Wenn Sie aber solche Kunstgriffe Ihres gewöhnlichen Bewußtseins durchschauen und zur festgesetzten Zeit an Ihrer Übung festhalten und dies etwa sechs Monate lang durchführen, werden Sie nicht länger das Opfer der Ablenkungen und Störmanöver Ihres vom Intellekt beherrschten Alltagsbewußtseins sein, weil sich an dieser Stelle die Situation grundlegend gewandelt und in ihr Gegenteil verkehrt hat: *Nichts ist jetzt wichtiger, als Ihre Meditationsübung.*
Zusätzlich zu den Ablenkungsmanövern Ihres gewöhnlichen Bewußtseins, die wir eben beschrieben haben, wird es Tage geben, an welchen es während der Meditationssitzung besonders schwer zu sein scheint, den Geist unter Kontrolle zu halten und in der angestrebten einpunktigen Weise auszurichten. Gleich einem wilden Hengst, der sich wahnsinnig gebärdet und nach allen Seiten hin auszubrechen versucht, wenn er merkt, daß ihm Zaum und Zügel angelegt werden sollen, benimmt sich auch Ihr Geist, wenn er von Zeit zu Zeit »er mitkriegt«, daß Sie sein wildes Umherschweifen ernsthaft zu unterbinden suchen, und rebelliert besonders heftig gegen solche Beschränkung. Diese Situation finden Sie überall bei Anfängern in der Meditation, und es ist von besonderer Wichtigkeit, daß Sie solche Phasen – die über mehrere aufeinanderfolgende Meditationssitzungen anhalten können – nicht als Rückschlag im Erreichen Ihres einpunktigen Zieles ansehen, sondern als einen fast unvermeidlichen Aspekt, der zu dem Prozeß des »Zähmens Ihres Geistes« hinzugehört. Fahren Sie einfach mit noch größerer Geduld in solchen etwas schwierigen Zeiten mit Ihren Übungen fort. Die Schwierigkeiten verschwinden bald, und Sie werden sehen, daß Ihr Geist eher unter Kontrolle zu bringen ist, als vor der Zeit des Aufruhrs! Ich weise Sie auf diesen Punkt besonders hin, damit Sie niemals entmutigt werden, wenn Ihr gewöhnlicher Geist, Ihr Alltagsdenken, wenn Sie wollen – das einzige Wesen, das den Aufruhr verursacht –, das, was Sie erfahren, als Hemmung und Mangel an Fortschritt zu interpretieren versucht.

Umstände können auftreten (Krankheit, Reisen usw.), wo es Ihnen unmöglich ist, den Lotussitz einzunehmen und Ihre Übung in der gewohnten Weise zu machen. In solchen Situationen können Sie Ihre Übungen auch so der Gegebenheit anpassen, daß Sie im Bett liegen, die Augen schließen und die betreffende Meditationsweise in tiefer Stille nach besten Kräften ausführen. Wenn Sie Blumen, Weihrauch, Tastsinn, Kerzen oder andere Gegenstände für Ihre Meditation verwenden, mag es sich als notwendig erweisen, daß Sie diese eine Weile lassen und durch das Atembeobachten, innere Bilder oder das schweigende OM ersetzen. Durch solchen Ersatz oder kleinere Anpassungen sollte es Ihnen möglich sein, unter fast allen Umständen zu meditieren.
Wenn Sie gelegentlich tief in Meditation versunken sind und merken, daß Sie abbrechen müssen, öffnen Sie einfach Ihre Augen und machen ein paar tiefe Atemzüge. Vermeiden Sie ein abruptes Abbrechen der Meditation.
Wenn Sie durch irgend etwas aufgeschreckt wurden, was während der Meditation geschah, geraten Sie nicht in Panik. Sie können entweder Ihre Meditation beenden, indem Sie die Augen öffnen und mehrmals tief ein- und ausatmen, oder Sie können auch das Vorkommnis zu Ihrem Vorteil wenden, indem Sie fragen: »*Wer* ist es eigentlich, dem dies widerfahren ist?« Mit dieser Frage leiten Sie sogleich die Aufmerksamkeit von dem Vorgang ab in eine andere Richtung. Sie treiben den Geist nach innen, wo er die Natur des Ego untersucht und entdeckt, daß das »Ich« eine Illusion und irrtümliche Annahme ist. Wenn es kein »Ich« gibt, wer kann dann aufgeschreckt sein oder in Panik geraten? Wenn die Störung vorüber ist, nehmen Sie Ihre Übung wieder auf.
Gibt es besondere Lebensgewohnheiten, die dem Meditierenden helfen, sein Ziel leichter zu erreichen? In anderen Büchern habe ich Lebensstil, Verhalten, Moral und dergleichen, wie es zum Alltag eines Yogaschülers gehört, behandelt, und ich habe immer darauf hingewiesen, daß diese Dinge nicht nach vorgefaßter Meinung über das, was der richtige oder falsche Weg ist, konstruiert werden können, sondern sie müssen sich auf ganz natürliche Weise als Folge und Resultat ergeben, wenn der Kontakt mit dem Selbst wieder hergestellt ist. Durch diesen Kontakt mit dem Selbst wird dem Meditierenden die Richtung für alle Aspekte seines Lebens klar gegeben. Er wird bald zu dem Wissen kommen, daß im Verlauf geduldiger Meditation seine Fragen beantwortet und seine Probleme gelöst werden. Es gibt keine Führung, die gewisser und sicherer wäre, als die, die aus dem beruhigten und nach innen gewandten Geist kommt.

Wiederum gebe ich Ihnen den Rat, über Ihre Meditation mit niemandem zu reden. Solche Diskussionen haben keinen Wert und verbrauchen nur die vitalen Kräfte. Die

Umwandlung des Bewußtseins geschieht im tiefsten Schweigen, und dies muß man nicht stören. Was Sie für Ihre Übungen weiterhin an fruchtbarer Führung benötigen, wird aus dieser Stille kommen und Ihnen zur Verfügung stehen.
Bei einem Anfänger benutzen wir den Ausdruck »Meditationsübung«. Aber der erfahrenere Schüler sieht in der Meditation seinen natürlichen und *einzigen* Lebensgrund. Der Anfänger unterscheidet zwischen seinen regelmäßigen Aktivitäten und der Zeit, in der er meditiert. Der erfahrene Meditierende kann keinen Unterschied machen, denn er weiß, daß alles, was er tut, einzig und allein aus dem meditativen Zustand kommt.

(2) Eine Zusammenstellung der Techniken und Methoden

Dieser Abschnitt beschreibt die Techniken und Methoden, die für die Weiterführende Meditation geeignet sind, und diejenigen, die in einem anderen Zusammenhang benutzt werden können. Studieren Sie diese Zusammenstellung sorgfältig, bevor Sie die endgültige Wahl Ihrer drei Meditationsweisen treffen.

Tiefe Entspannung (1., 15. und 22. Tag)
Das Gefühl der tiefen Entspannung (1. Tag)

Diese Technik ist mehr zur *Vorbereitung* für die Meditation gedacht, als daß sie selbst eine Meditationsübung auf erweiterter Basis wäre. Es ist von großem Nutzen, körperliche, gefühlsmäßige und seelische Verspannungen und Ängste loszulassen. Zu diesem Zweck kann sie immer, wenn nötig, gebraucht werden, ebenso wie Sie Ihnen auch helfen kann, tiefen, ruhevollen Schlaf zu finden, und mit Schmerzen oder Depressionen fertig zu werden. Sie hilft Ihnen, wenn Sie sich auf eine schwierige Aufgabe vorbereiten, vor einem Vortrag oder vor einer gesellschaftlichen oder sportlichen Veranstaltung.
Wir haben am 1. Tag darauf hingewiesen: Wenn Sie einmal die tiefe Entspannung erfahren haben und wissen, woher das *Gefühl* der Entspannung kommt, können Sie diesen Punkt immer öfter und leichter erreichen. Sie sind vielleicht schon imstande, zu dieser Entspannung zu kommen, wenn Sie sich einfach einen Augenblick hinsetzen oder hinlegen, Ihre Sinne zurückziehen und sich an das Gefühl der tiefen Entspannung erinnern. In dem Augenblick, wo der Kontakt hergestellt ist, fühlen Sie sich entspannt. Am Ende kann dieser entspannte Zustand Ihr ganz *natürlicher* Zustand werden; seine sofortige Wirkung und seine Tiefe nehmen mit dem Üben immer mehr zu.
Wenn Sie auch nicht in die Auswahl von Techniken für Ihre Weiterführende Meditation aufgenommen ist, werden Sie die tiefe Entspannung immer, wenn nötig, für die oben beschriebenen Zwecke gebrauchen können, und Sie sollten sie deshalb als Übung auch von Zeit zu Zeit in Ihr Hatha-Yoga-Übungsprogramm aufnehmen.
Wenn Sie diese Entspannungsmethode in die *asana*-Übungen mit einbauen, muß sie genau nach der am 1. Tag gegebenen Anweisung ausgeführt werden. Der Teil des »Fühlens« dauert 5 Minuten. Wenn Sie sie aber als Therapie anwenden (Loslassen von Verspannungen zum Beispiel) oder zu einem speziellen Anlaß im Laufe Ihrer täglichen Aktivitäten (vor einem wichtigen Treffen, Examen, Tennisspiel), ist jede Position (Sitzen oder sogar Stehen) akzeptabel, und der Teil des »Fühlens« kann je nach den Umständen ausgedehnt oder abgekürzt werden. Mit etwas Übung lernen Sie, in fast jeder körperlichen Stellung und, wenn die Umstände es verlangen, sogar mit offenen Augen, diesen Kontakt herzustellen und zur Entspannung zu kommen.

Tiefe Entspannung – ein Pfad in die Leere (15. Tag)

Diese Methode ist für die Weiterführende Meditation geeignet. Sie sollte genau nach der am 15. Tag gegebenen Anweisung angewandt werden. Der Teil der »Leere«, der mit 5 Minuten angegeben war, kann verlängert werden, wenn Sie es wünschen. Sie sollten sich über beides, Ziele und Anweisungen, immer wieder informieren und die betreffenden Abschnitte regelmäßig durchlesen.

Vergegenwärtigung der vollkommenen Gesundheit während der tiefen Entspannung (22. Tag)

Wie beim Gefühl der tiefen Entspannung wird diese Methode hauptsächlich für therapeutische Zwecke angewandt. Sie kann für die Erhaltung und Wiederherstellung der Gesundheit sehr wirksam sein und sollte, wenn nötig, in diesem Zusammenhang gebraucht werden. Sie ist nicht für die Weiterführende Meditation geeignet.

Kerze (2. und 19. Tag)

Die Kerzen-Meditation des 2. Tages ist Vorbereitung für fortgeschrittenere Arbeit. Für die Weiterführende Meditation ist nur die Methode des 19. Tages zu gebrauchen. Üben Sie damit genauso, wie in den Anweisungen angegeben. Über Ziele und Anweisungen sollten Sie sich immer wieder informieren und die betreffenden Abschnitte regelmäßig durchlesen.

Das weiße Licht (3. und 24. Tag)

Von den beiden Meditationsweisen, das weiße Licht zu vergegenwärtigen, ist die Technik des 3. Tages für die Weiterführende Meditation geeignet. Obgleich wir diese Methode am 3. Tag als wirksam im Sinne einer Neubelebung und »Revitalisierung« bezeichnet haben, sollten Sie, wenn Sie weiter damit üben wollen, keinen Gedanken an den Revitalisierungseffekt verschwenden und ihre Aufmerksamkeit völlig auf die Vergegenwärtigung des weißen Lichtes richten. Die Wirkung stellt sich automatisch ein. Lassen Sie darum den Revitalisierungsgedanken einfach unberücksichtigt und üben Sie genau nach den Anweisungen des 3. Tages.
Die Methode des 24. Tages wird zur Heilung und Wiederherstellung der Gesundheit angewandt. Wenn Sie es für diesen Zweck gebrauchen, muß das weiße Licht so vergegenwärtigt werden, daß es zu den angegriffenen Körperstellen hinfließt und diese überflutet.

Yantras (4., 8., 12., 16., 21. und 25. Tag)

Alle Yantras können für die Weiterführende Meditation benutzt werden.
Wenn Sie ein Yantra für diesen Zweck aussuchen, üben Sie damit in der Weise, daß Sie allmählich folgende Ziele erreichen: 1. Während des ersten Teils der täglichen Übung (wenn Sie den Blick auf das Yantra heften) sehen Sie das Bild *in seiner Ganzheit.* Verzichten Sie auf das Beobachten von Einzelheiten der Struktur – Linien, Kreise, Punkte – und nehmen Sie während der gesamten Phase das *ganze* Yantra in sich auf. (Die Anweisung für diese Technik finden Sie am 21.und 25. Tag.)
2. Mit fortgesetzter Übung wird das Yantra schließlich so fest in das Bewußtsein eingedrückt, daß die Hilfe des äußeren Bildes nicht mehr nötig ist und als erster Teil der Übung auch wegfallen kann. Sie können dann Ihre Meditation damit beginnen, daß Sie einfach die Augen schließen und das ganze Yantra vor dem inneren Auge erscheinen lassen. Die gesamte Meditation, wie lang Sie sie auch auszudehnen wünschen, wird einzig und allein dieser inneren Vorstellung gewidmet.
(Beide obigen Ziele werden *allmählich* erreicht. Während Sie auf diese Ziele hinarbeiten, machen Sie weiterhin Gebrauch von allen Hilfsmitteln, die Ihnen in den verschiedenen Yantra-Anweisungen gegeben wurden, damit sie Ihnen zur Entwicklung und Stärkung des Vorstellungsvermögens dienen.)
Yantra-Meditation erfordert intensive Konzentration, und bei längeren Sitzungen sollte die Übung beendet werden, wenn Sie Müdigkeit spüren. Unruhe oder Ablenkung ist kein Grund. Es gibt hier eine feine Grenze, und Sie werden lernen, zwischen beiden zu unterscheiden. Sie werden auch merken, daß Ihre Fähigkeiten, diese Konzentration durchzuhalten, von Tag zu Tag wechselt. Das ist ganz natürlich, und Sie müssen sich niemals entmutigen lassen, wenn Ihr inneres Bild an einem bestimmten Tag einmal schwach sein sollte. Üben Sie an solchen Tagen einfach so gut, wie Sie können, und beachten Sie, daß eine gelegentliche schwache Meditation ein natürliches Glied im Wachstumsprozeß ist, das dazugehört.

Es wird Zeiten geben, wo es nur geringer Anstrengung bedarf, das Yantra erscheinen zu lassen. Wenn Sie Ihre Augen schließen, ist es schon da, oder es wird fast augenblicklich auftauchen. Wenn das so ist, lassen Sie das Yantra einmal tun und lassen, was es will. Es kann sich farbig zeigen, es kann groß oder klein sein, es kann sich

bewegen oder vibrieren. Beobachten Sie einfach, was geschieht. Wenn es Sie einlädt, mit ihm zu verschmelzen, tun Sie das. Die allgemeine Wichtigkeit und der Wert der Yantra-Meditation sind zum ersten Mal am 4. Tag zusammengefaßt dargestellt worden. Sie sollten diesen Abschnitt regelmäßig lesen, zusammen mit den Anweisungen und Zielen des betreffenden Yantras, das Sie für Ihre Meditation gewählt haben.
Yantras sind ebensogut zur Meditation geeignet für Zeiten des Tages, wo sich eine Wartesituation ergibt, oder wenn Sie einen Augenblick der Entspannung benötigen. Wo immer Sie sich auch befinden, schließen Sie einfach die Augen und üben Sie die Vergegenwärtigung des inneren Bildes. Das Yantra, das Sie gewählt haben, wird allmählich zu einer Quelle der Kraft und Erleuchtung, und Sie freuen sich schon im voraus darauf, die Verbindung mit ihm aufzunehmen.

Abwechselnde Nasenatmung (5., 11., 18. und 29. Tag)

Die endgültige Form dieser Methode, wie sie in den Anweisungen des 29. Tages steht, ist die eine für die Weiterführende Meditation geeignete. Aber Sie dürfen die abwechselnde Nasenatmung auch für Ihre Weiterführende Meditation auswählen, wenn Sie die Methode noch nicht ganz perfekt beherrschen. In diesem Falle arbeiten Sie nacheinander mit den drei vorausgehenden Formen (5., 11. und 18. Tag), um das notwendige Können für die vollendete Form zu erarbeiten.
(Es sei erwähnt, daß die abwechselnde Nasenatmung von ernsthaften Schülern des Laya-Kundalini-Yoga als eine Methode zur Vereinigung des *prana* und *apana*-Stromes benutzt wird (*vayus*), um sie dann in den *sushumna*-Kanal zu leiten.)
Die Ziele der abwechselnden Nasenatmung, die uns in diesem 30-Tage-Programm interessieren, erscheinen in den Texten der obengenannten Tage. Diese, zusammen mit den Anweisungen für die Form, mit der Sie gerade arbeiten, sollten Sie regelmäßig lesen.

OM (6., 13. und 20. Tag)

Die vervollständigte Methode, wie Sie sie in den Anweisungen des 20. Tages finden, ist für die Weiterführende Meditation geeignet. Die hörbare und schweigende Phase wird in jeder Sitzung geübt, und beide Teile können um so viele Wiederholungen *(japa)* ausgedehnt werden, wie Sie wünschen. Die »stille Beobachtungsphase«, die der Übung folgt, kann ebenfalls verlängert werden.
Die innere Intonation ist für jede Zeit des Tages geeignet, in der Sie sich in einer Wartesituation befinden, oder wenn Sie einen Augenblick der Entspannung brauchen. Schließen Sie einfach die Augen und intonieren Sie das OM-Mantra.
Die Anweisungen des 20. Tages und die Informationen im Text des 6., 13. und 20. Tages sollten regelmäßig gelesen werden.

OM (Mantra-Yantra) (30. Tag)

Fahren Sie mit dieser Methode genauso fort, wie Sie am 30. Tag angewiesen wurden.
Zu jeder Meditationsübung gehört sowohl der hörbar-äußere, als auch der schweigend-innere Teil. Der letztere ist auch für solche Situationen geeignet, wie sie am 20. Tag beschrieben wurden.
Die Ziele und Anweisungen sollten regelmäßig gelesen werden.

Asana-Meditation (7., 14. und 27. Tag)

Während Sie fortfahren, Ihre *asanas* zu üben, werden Ihnen die Bewegungen immer leichterfallen. Wenn Sie sich nicht mehr damit befassen müssen, die Bewegungen zu lernen, ist Ihre Aufmerksamkeit frei und kann auf eine Weise ausgerichtet werden, die nicht nur die Wirksamkeit der *asanas* steigert, sondern auch eine hochbedeutsame Form der Meditation wird. Sie haben diese Weise der *asana*-Meditation bereits am 7., 14. und 27. Tag angewandt. Wir empfehlen Ihnen nun, daß Sie diese Methode auf jede *asana* anwenden, sobald Sie die Bewegungen mühelos ausführen können. Auf diese Weise wird Ihr *gesamtes Hatha-Yoga-Üben meditativ.* Alle sachdienlichen Informationen erscheinen im Text des 7. Tages und sollten regelmäßig gelesen werden.
Asana-Meditation kommt für die Weiterführende Meditation nicht in Betracht und kann dafür nicht ausgewählt werden. Sie wird bei Ihrer täglichen Hatha-Yoga-Übung angewandt und bringt Ihnen sowohl den Nutzen einer zu-

sätzlichen Meditation, wie sie auch die Wirkung der *asanas* steigert.

Aktive Meditation (9. und 23. Tag)

Die Bewegungen – und Vorstellungen – der *asana* des vollständigen Atems sollen als *Erfahrung des zyklischen Fortgangs* dienen. Der Wert dieser Übungen ist im Text des 9. und 23. Tages erklärt. Aktive Meditation ist nicht geeignet für die Weiterführende Meditation, aber es ist eine wertvolle Methode, die Sie nun in Ihre Hatha-Yoga-Übungen aufnehmen sollten. Wenn Ihre Zeit es erlaubt, sollte sie als eine *asana* in eine oder alle drei der täglichen Übungsreihen aufgenommen werden. Damit Sie diese Methode nicht vergessen, schreiben Sie: »Aktive Meditation: Das vollkommene Atmen im Stehen« an die Stelle Ihrer Übungen, wo Sie sie ausführen wollen. Das ist ganz dem Schüler überlassen. Aber denken Sie daran, daß es zwei verschiedene Vorstellungen gibt (9. und 23. Tag) und daß Sie eine davon wählen können oder alle beide im Wechsel. Wenn sie als eine der *asanas* in Ihrem täglichen Yogaprogramm vorkommt, braucht nur der erste Teil der aktiven Meditation ausgeführt werden. Wenn Ihre Zeit es erlaubt, kann der passive Teil natürlich auch hinzugenommen werden.
Lesen Sie regelmäßig nach, was über Ziele und Anweisungen für die Vergegenwärtigung gesagt ist.

Meditation mit den Sinnen (10., 17. und 26. Tag)

Blumen, Weihrauch und Tastsinn sind geeignet für die Weiterführende Meditation.

Blume (10. Tag)

Üben Sie genau, wie Sie am 10. Tag angewiesen wurden. Obgleich es ideal wäre, die gleiche Blumenart für jede Sitzung zu benutzen, so dürfen Sie von Zeit zu Zeit die Sorte wechseln (Saison, die Frage, ob man sie immer bekommt usw.). Hierbei ist jede Blume zufriedenstellend, die Sie gerne mögen. Sie sollten dann versuchen, die Blume so lange zu benutzen, wie die Umstände es erlauben. Die Blume, die Sie für Ihre Meditationsübung benutzen, kann entweder an Ihrem Übungsplatz stehen oder dort, wo Sie sie gelegentlich im Laufe des Tages sehen können.
Die Abschnitte über Ziele und Anweisungen sollten regelmäßig gelesen werden.

Weihrauch (17. Tag)

Üben Sie genauso, wie Sie am 17. Tag angewiesen wurden. Obgleich es ideal ist, den gleichen Duft und die gleiche Sorte Weihrauch für jede Sitzung zu benutzen, ist es möglich, daß Umstände (vielleicht kriegen Sie das gleiche nicht mehr) einen Wechsel nötig machen. In diesem Fall ist jeder Weihrauch, den Sie mögen, recht. Wenn Sie Ihren Weihrauch einkaufen, besorgen Sie sich eine so große Menge, wie es für Sie angebracht ist. Ihr Meditationsweihrauch kann auch zu jeder Tageszeit in Ihrer Wohnung benutzt werden.
Die Abschnitte über Ziele und Anweisungen sollten regelmäßig gelesen werden.

Tastsinn (26. Tag)

Üben Sie genauso, wie Sie am 26. Tag angewiesen wurden. Der Gegenstand, den Sie zu Anfang gewählt haben, sollte in jeder Sitzung benutzt werden. Nach der Übung sollte er zugedeckt oder in einen Behälter gelegt werden. Niemand anders sollte diesen Gegenstand berühren dürfen. Für den Fall, daß er verlorengeht, suchen Sie sich einen Gegenstand aus, der dem ersten so ähnlich wie möglich ist.
Den Text für den 26. Tag sollten Sie regelmäßig lesen.

Hansa-Soham: Die spontanen Mantras (28. Tag)

In der Weiterführenden Meditation wird diese Technik auf das Beobachten des Atems angewandt, das bisher jeder Meditationssitzung vorausging. Zusammen mit dem *hansa-soham* wird das Beobachten des Atems nun zur Meditation und kann für den täglichen Abschluß Ihrer Hatha-Yoga-Übung benutzt werden. Gehen Sie dabei genauso vor, wie wir es Ihnen am 28. Tag beschrieben haben.
Die Beobachtung des Atems ist aber auch geeignet, zu jeder Tageszeit angewandt zu werden, um den Geist zu beruhigen. Ganz gleich, wo Sie sich befinden: richten Sie

Ihre Aufmerksamkeit auf Ihren Atem und hören Sie die Mantras *hansa-soham.*

Für die Weiterführende Meditation

Tiefe Entspannung: Ein Pfad ins Leere - 15. Tag (siehe auch Seite 200).
Kerze (2) - 19. Tag (siehe auch Seite 201).
Das Weiße Licht (1) - 3. Tag (siehe auch Seite 201).
Blume - 10. Tag (siehe auch Seite 203).
Weihrauch - 17. Tag (siehe auch Seite 203).
Tastsinn - 26. Tag (siehe auch Seite 203).
Abwechselnde Nasenatmung (4) - 29. Tag (siehe auch Seite 202).
Yantras (alle; siehe auch Seite 201).
OM (3) - 20. Tag (siehe auch Seite 202).
OM Mantra-Yantra - 30. Tag (siehe auch Seite 202).
Hansa-soham: Die spontanen Mantras - 28. Tag (siehe auch S. 203).

Zum Gebrauch, wenn die Umstände es erfordern

Das Gefühl der tiefen Entspannung - 1. Tag (siehe auch Seite 200).
Vergegenwärtigung der vollkommenen Gesundheit während der tiefen Entspannung - 22. Tag (siehe auch Seite 201).
Das Weiße Licht (2) - 24. Tag (siehe auch Seite 201).

Verschiedenes

Aktive Meditation - 9. und 23. Tag: kann in eine oder mehrere der täglichen *asana*-Übungen aufgenommen werden (siehe auch S. 203).
Asana-Meditation - 7., 14. u. 27. Tag: kann bei allen *asanas* angewandt werden (siehe auch Seite 202).

(3) Auswahl der Hauptmethode

Nachdem Sie jetzt drei Monate mit den drei von Ihnen gewählten Methoden nach dem Plan geübt haben, sind Sie jetzt in der Lage, noch einmal zu wählen. Von den drei Methoden wählen Sie jetzt die *eine* aus, die sich am wirksamsten und bedeutsamsten für Sie erwiesen hat, oder zu der Sie sich einfach am meisten hingezogen fühlen. Diese *eine* wird Ihre Hauptmethode, und von jetzt ab arbeiten Sie nur noch mit dieser. Sie dient als das Vehikel, durch welches das letzte Ziel der Meditation erreicht wird. Lassen Sie uns annehmen, daß von den drei Methoden, die Sie vor drei Monaten gewählt und für Ihre Übungen benutzt haben, OM (3) Ihre Wahl als Hauptmethode ist.* Sie fügen also diese Methode in Ihren Plan der Weiterführenden Meditation ein, der aber nach wie vor die täglichen *asana*-Übungen enthalten muß.

Tag	**Asana-Übungsreihe**	**Meditation**
1. Sept.	A	OM
2. Sept.	B	OM
3. Sept.	C	OM
4. Sept.	A	OM
usw.	usw.	usw.

Die Information auf Seite 196–200 bezieht sich ebenfalls auf diesen Plan der Hauptmethode und sollte regelmäßig gelesen werden. Was Sie an zusätzlicher Führung brauchen, wird aus Ihrer geduldigen, regelmäßigen Meditation erwachsen. Menschen, die ernsthaft meditieren, finden immer die Führung, die sie brauchen. Sie können in dieser Hinsicht ganz sicher sein.

* Eine willkürliche Auswahl des Autors, welche des Lesers Wahl nicht beeinflussen sollte.

Über den Autor

Richard Hittleman ist in der englischsprachigen Welt einer der meistgelesenen Autoren auf dem Gebiet des Yoga. Nach vielen Jahren intensiver Studien und Übungen in Orientalistik und anderen Disziplinen begann er in den frühen fünfziger Jahren Yoga zu lehren. Er hat über verschiedenste Aspekte des Yoga zwölf Bücher geschrieben, und sein Fernsehprogramm »Yoga für die Gesundheit« wurde in den Vereinigten Staaten und in vielen anderen Ländern gezeigt.
Mehrmals im Jahr führt er intensive Yoga-Workshops in seiner nordkalifornischen Heimat durch. Zur Zeit bereitet er eine neue Fernsehserie vor, die in Techniken und Methoden der Meditation einführt.
Leser, die an seinen Meditationsschallplatten Interesse haben, schreiben an: Yoga for Health, P.O. Box 475, Carmel, California 93921.

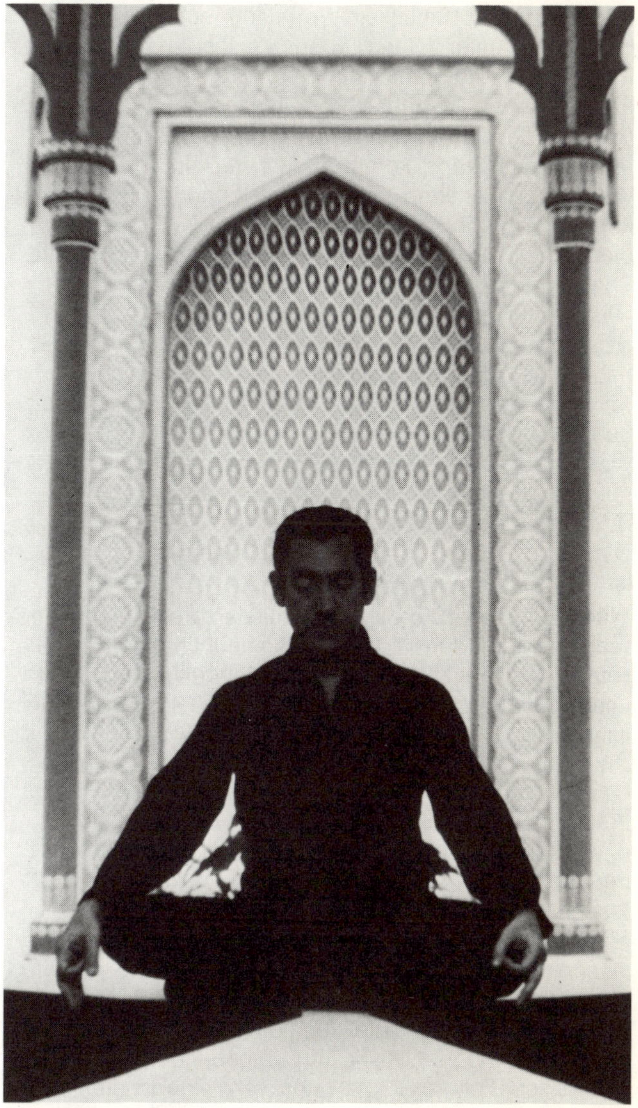

Nachwort des deutschen Übersetzers

Vielleicht ist am Schluß ein Wort der Ermutigung angebracht. Wer unter seinen Lebensumständen ein 30-Tage-Programm in der geforderten Form nicht durchführen kann, dem sei Mut gemacht, auch nach einer Pause das Buch wieder zur Hand zu nehmen und weiterzumachen. »Wer langsam fährt, kommt auch zum Ziel.«
Wenn Sie mit einigen Hatha-Yoga-Übungen nicht zurechtkommen, zum Beispiel den Streckübungen, haben Sie die Freiheit, die Übung zu modifizieren, wie ich es für die Phase des Atemanhaltens bei der abwechselnden Nasenatmung vorgeschlagen habe, oder auf Übungen ganz zu verzichten, die unangenehme Wirkungen für Sie haben. Grundsätzlich sollten Sie immer nur bis an die Schmerzgrenze gehen. Der Schmerz ist rotes Signallicht und bedeutet »halt!«.
Wer sich durch das Buch vielleicht weltanschaulich oder religiös eingeengt fühlt, sei daran erinnert, daß er die Übungen durchaus auf dem Boden eines christlichen Glaubens machen kann – oder was immer sein Glaube ist.
Wer sich hier in anderer Weise eingeengt fühlt und die Anweisungen für die weiterführende Meditation zu formalistisch findet, den möchte ich auf die Möglichkeit eines freien Übens hinweisen, bei dem sich ein weites Feld auftut. Die Möglichkeiten der Meditation sind mit diesem Buch, das sich vorwiegend mit den Meditationsweisen befaßte, die aus der Yogatradition kommen, keineswegs erschöpft. *Der persönliche Meditationsweg,* der sich an dieses Buch anschließen könnte, sei im folgenden näher beschrieben.
Machen wir eine ganz kleine Übung. Dazu ist nicht mehr nötig, als daß Sie sich im Lotussitz auf dem Boden niederlassen oder, wenn Sie auf dem Stuhl sitzenbleiben wollen, von der Lehne ein wenig abrücken, wodurch Sie gezwungen sind, sich aufzurichten, und die vielleicht flott übereinandergeschlagenen Beine parallel nebeneinanderzusetzen. Legen Sie Ihre Hände, und zwar die geöffneten Hände, mit der Handinnenfläche nach oben auf die Knie bzw. auf Ihre Oberschenkel. Sie wissen aus dem Buch, diese Haltung nennt man im Indischen ein *»mudra«.*

Was ist das für eine Haltung? Bleiben Sie einfach einmal so sitzen, dann sprechen vielleicht die Hände. Sie zeigen an: Jetzt bin ich offen – vielleicht auch leer. Vielleicht warte ich darauf, daß in meine leeren Hände etwas gelegt wird. Das könnte es sein.
Aber meine Hände könnten auch etwas anderes sein. Meine Hände könnten Blumen sein, irgendwelche, Tulpen, Rosen ... Aber nein, nehmen wir lieber eine Seerose. Haben Sie einmal an einem Teich die Seerosen beobachtet? Es sind sehr empfindliche Gebilde. Wenn die Sonne scheint, dann sind sie ganz geöffnet, so wie jetzt unsere Hände – öffnen Sie sie weit. Aber wenn dann Wolken kommen, Regen und Unwetter, und wenn die Dunkelheit hereinbricht, dann schließen sie sich. – Schließen Sie einmal langsam Ihre Hände –, langsam, immer mehr, bis Ihre Hände ganz geschlossen sind. Das ist auch eine Haltung: jetzt bin ich verschlossen. – Wenn dann die Sonne wieder durchbricht, dann öffnet sich die Seerose wieder, und so öffnen sich auch wieder unsere Hände. Machen wir noch einmal diese Gebärde des Sich-Öffnens und des langsamen Sich-Verschließens ...
Manchmal bin ich verschlossen und gehemmt, und manchmal bin ich offen und kann auch auf andere zugehen. Wenn ich fast nur noch verschlossen bin, ist das krank und nicht gut. Aber wenn ich ständig offen bin, wenn sozusagen alles durch mich hindurch kann und auf mir herumtrampelt, wenn ich gegen nichts mehr abgeschirmt bin, ist das auch nicht gut, gehe ich dabei vielleicht zugrunde. Übend, meditierend kann ich erfahren, daß es diese beiden Haltungen gibt, und daß beide notwendig sind. Aber es ist verkehrt, wenn man nur verschlossen ist, und es ist genauso verkehrt, wenn man nur noch offen ist.
Dies sollte also das Prinzip unseres persönlichen Meditationswegs sein. Es geht darum, daß man versteht, daß der Mensch immer zwei Dinge braucht, nie nur eins. Wir brauchen beides, so wie wir das eben mit unseren Händen geübt haben: *Sich öffnen – und wieder sich zurücknehmen.* Im Grunde sind dies auch die Prinzipien des 30-Tage-Programms, das *asanas,* Körperübungen aus dem

Hatha Yoga, mit Meditation verbindet, wobei die *asanas* durch ihre Einwirkung auf das Drüsensystem, aber auch durch die mit ihnen erzielte Körperbeherrschung im Sinne einer Verlebendigung und Aktivierung wirken, während die verschiedenen Meditationstechniken den Menschen wieder zur Ruhe bringen und nach innen führen. Es gibt aber auch *asanas*, wie der Lotussitz, die den Menschen beruhigen und unmittelbar den Boden bereiten für die Meditation. Darum wurde Ihnen zur Meditation die Sitzhaltung mit gekreuzten Beinen empfohlen.
Wenn wir nun vom persönlichen Meditationsweg sprechen, so wird hier *der Alltag* sichtbar, unser Alltag und unsere Arbeit. Es wird darum gehen, daß mein Meditieren und mein Alltag keine Gegensätze sind, die auseinanderklaffen, sondern daß ich das einbringen kann in den Alltag, daß da Sinn im Alltag und in der Arbeit gefunden wird, daß der Alltag durchseelt wird. Ich meine, dazu sollte auch dieses 30-Tage-Programm mithelfen. Es geht nicht so sehr darum, daß Sie es genauso machen, wie es das Buch vorschreibt, sondern daß Sie ein, zwei oder drei Dinge gefunden haben, die Ihnen helfen können auf *Ihrem* Weg. Und noch einmal: *Mein Meditationsweg ist der Alltag.* Und der Alltag wird mein Meditationsweg. Und alles Üben nach dem 30-Tage-Programm kann nur den Sinn haben, daß wir diese Dinge dann auch in die zwölf oder achtzehn Stunden unseres Alltags einbringen. Zum Beispiel müßte es irgendwann am Tag möglich sein, Zeit zu haben für sich. Zeit, zu sich zu kommen – das wäre wichtig! Wir sind dabei wahrscheinlich darauf angewiesen, daß unsere Umgebung uns hier Verständnis entgegenbringt, daß sie versteht. Aber zunächst muß ich es selbst verstehen, daß ich ab und zu mich mal zurückziehen muß. Ich kann nicht immer nur für andere da sein, man muß mir auch einmal erlauben, daß ich die Tür hinter mir zumache, um mich zu finden, mich zu sammeln. Unendlich wichtig, daß wir das in unserem Leben und in unserem Alltag durchführen können! Darum würde es bei unserem persönlichen Meditationsweg gehen. Also Zeit haben – nicht immer nur die Getriebenen und Gehetzten sein. Zeit, sich zu freuen, aber auch Zeit, einmal traurig zu sein. Zeit, einmal sich auszuweinen.

Und wenn ich von Zeit rede, dann denke ich an die vielen Zeitschnipsel, die unbeachtet unter den Tisch fallen: Wartezeiten, während einer Bahnfahrt, in der Mittagspause usw. Die sollten wir aufheben und damit könnten wir etwas machen. Mit diesen Zeitschnipseln könnte man ganze Bücher durchlesen. Und man könnte auch meditieren und seine Übung machen, die einem hilft, wieder zur Ruhe und ins Gleichgewicht zu kommen.
Es würde dabei um den geordneten Tag gehen, damit ich nicht von allen Terminen überrannt werde und immer in der Hetze bin. Dazu könnte so etwas wie eine Vorausmeditation* dienen, wo man schon im voraus meditierend den Tag durchgeht, der kommt. Spät am Abend, wenn der Tag »gelaufen« ist, käme dann die Rückmeditation. Als letztes, ehe ich mich zu Bett lege, gehe ich noch einmal prüfend und dankbar den Tag durch und sehe auch die Dinge an, die mißlungen sind, und schließe das alles vielleicht mit einer kurzen Meditation ab, oder mit einem Gebet.
Zu meinem persönlichen Meditationsweg würde noch etwas gehören, das ich für sehr wichtig halte: nämlich, daß wir das Lächeln üben.* In der Freizeit und in den Ferien stellt es sich vielleicht von selber ein, aber im Alltag ist es manchmal schwer. Wir wissen trotzdem, was es bedeutet, wenn uns einer zulächelt. Wieder die Übung, von der ich am Anfang ausging: Warum öffnet sich die Seerose? Weil die Sonne sie bescheint. Wenn uns ein Mensch anlächelt, scheint die Sonne. Dann können wir uns öffnen. Das kann jeder an sich selber erfahren. Das wirkt. Lächeln wir. Man kann es üben. Man kann es vor einem Spiegel üben wie ein Schauspieler. Lächeln wir einmal uns selber zu, nehmen wir uns selber nicht immer so ernst – das wäre eine gute Übung. Es gibt im Grunde zwei Arten des Lächelns: das In-sich-hinein-Lächeln – das man bei Buddhastatuen, aber auch bei alten Marienbildern sehen kann – und das Dem-andern-Zulächeln. Beides läßt sich vor dem Spiegel üben, wobei letzteres am besten gelingt, wenn man dabei an einen lieben Menschen denkt, und das kann dann bei dem nächsten Menschen, dem man begegnet, einsetzen.
Meditation ist kein Lehrprogramm, das man in 30 Tagen absolviert – das wird Ihnen spätestens am Ende des Kurses deutlich werden. Wer sich darauf einläßt, wird sich auch um Gestaltung seines Lebens bemühen. Das geht durch oft recht notvolle innere Klärungen und Entscheidungen. Das Buch konnte Sie auf den Weg der Übung bringen, aber der Weg der Übung geht weiter, auch wenn Sie das Buch beendet haben, und währt eigentlich ein ganzes Leben.

Johannes F. Boeckel.

* Ausführlich dargestellt in meinem Buch »Meditationspraxis – Techniken und Methoden«, Mosaik-Verlag, München 1979. Siehe dort auch den großen Abschnitt: »Der Alltag als Übungsfeld«, S. 95 ff.